Manual de Investigaciones
Clínicas y Farmacológicas

Eduardo Mario Kerzberg
Gabriel Sequeira

Manual de Investigaciones **Clínicas y Farmacológicas**

CORPUS
www.corpuslibros.com

La presente es una publicación de:

CORPUS

Kerzberg, Eduardo - Manual de Investigaciones Clínicas y Farmacológicas
Eduardo Kerzberg y Gabriel Sequeira
1a ed. - Rosario: Corpus Libros Médicos y Científicos, 2008.
336 p.; 24 x 16 cm.
ISBN 978-950-9030-62-6
1. Farmacológica. I. Sequeira, Gabriel II. Título
CDD 615.1

editorial@corpuslibros.com
ekerzberg@corpuslibros.com
gsequeira@corpuslibros.com
www.corpuslibros.com
Suipacha 581 - Tel/Fax: (+54 341) 439 4978 / 437 1327
(S2002LRK) Rosario - Argentina

Editor: Esteban Oscar Mestre

Nota: La traducción del Código de Regulaciones Federales de EE.UU. es no-oficial y tiene un caracter orientativo y aproximado. Cada punto contiene el vínculo http hacia el original en inglés, que es el que el lector deberá atender. La editorial deslinda su responsabilidad sobre la interpretación que se haga de esta traducción.

Tirada: 1000 ejemplares
Se terminó de imprimir en Julio de 2008
Rosario - Argentina

NOTA

La medicina es una ciencia en constante desarrollo. Conforme surjan nuevos conocimientos, se requerirán cambios de la terapéutica. Los autores y los editores se han esforzado para que los cuadros de dosificación medicamentosa sean precisos y acordes con los establecidos en la fecha de publicación. Sin embargo, ante los posibles errores humanos y cambios en la medicina, ni los editores, ni cualquier otra persona que haya participado en la preparación de la obra garantizan que la información contenida en ella sea precisa o completa.
Convendría recurrir a otras fuentes de datos, por ejemplo, y de manera particular, habrá que consultar la hoja de información que se adjunta con cada medicamento, para tener certeza de que la información de esta obra es precisa y no se han introducido cambios en la dosis recomendada o en las contraindicaciones para su administración. Esto es de particular importancia con respecto a fármacos nuevos o de uso no frecuente. También deberá consultarse a los organismos de control de medicamentos de cada país para obtener información sobre los valores normales y medicamentos permitidos o recomendados.

A mis padres, con mi constante agradecimiento
A Tamy y Magda, mis dos soles
A los amigos

EDUARDO M. KERZBERG

A Eri y Marcela, por su paciencia

GABRIEL SEQUEIRA

Los autores y coautores de esta obra
han donado la totalidad de los derechos de autor
a la Facultad de Medicina de la Universidad de Buenos Aires.

AUTORES

Prof. Dr. Eduardo Kerzberg

Médico especialista en Farmacología, Reumatología y Osteología
Profesor Adjunto en Medicina Interna, Facultad de Medicina, UBA
Director de la carrera de Médico Especialista en Reumatología, Facultad de Medicina, UBA
Director del Centro de Farmacología Clínica e Investigaciones Clínico-Farmacológicas, Facultad de Medicina, UBA
Director del Centro de Osteoporosis y Enfermedades Osteoarticulares, Facultad de Medicina, UBA
Coordinador del Centro de Referencia en Osteoporosis y del Programa de Prevención de Osteoporosis y Fractura de Cadera
Director del Curso Superior en Monitoreo e Investigaciones Clínicas y Farmacológicas, Facultad de Medicina, UBA
A cargo del Servicio de Reumatología y Colagenopatías del Hospital J. M. Ramos Mejía

Dr. Gabriel Sequeira

Médico Reumatólogo. Hospital J. M. Ramos Mejía
Ex Director del Curso Superior en Monitoreo e Investigaciones Clínicas y Farmacológicas, Facultad de Medicina, Escuela de Salud Pública, UBA

COLABORADORES

INÉS MARÍA ISABEL BIGNONE
Jefa del Departamento de Fármacovigilancia - ANMAT 2004 a la fecha

JAVIER GASCÓ
RAVE Trainer & IMPACT Superuser Latin America
Bayer Schering Pharma Argentina - Bayer S.A

CLAUDIO DANIEL GONZÁLEZ
Profesor Titular de Farmacología. Universidad del Salvador e Instituto Universitario CEMIC
Profesor de Farmacología. Universidad Favaloro
Director de la Maestría en Investigaciones Clínicas y Farmacológicas. Universidad Austral

GABRIELA GUERRINI
Senior R&D Manager Argentina & Andes. GLOBAL CLINICAL OPERATIONS
JANSSEN-CILAG Farmacéutica S.A.

MARCELO H. LOSSO
Médico, Servicio de Inmunocomprometidos, Hospital J. M. Ramos Mejía
JTP, Departamento de Farmacología, Facultad de Medicina, UBA
Miembro del Comité Central de Bioética en Investigación, Ministerio de Salud, GCBA
Investigador Clínico, Miembro del Comité Ejecutivo de INSIGHT, NIAID, NIH

PABLO MATEOS, MSC, MBA
Clinical Study Manager
ICRO South LatAm Sub region
Novartis Argentina S.A.

HERBER MONTERO
Instructor de Mercancías Peligrosas por Vía Aérea, Comando de Regiones Aéreas
(Fuerza Aérea Argentina, autorizado por O.A.C.I.) 06-2002/ Actual
Instructor World Courier SA

LEONARDO PERELIS
Psicólogo de la UBA
Certificado de Estudios Superiores en Bioética de FLACSO
Coordinador de la Comisión de Bioética de la Investigación del
Hospital General de Agudos José María Ramos Mejía
Psicólogo de Planta del HGAJMRM

JORGE L. REBOREDO
Fue abogado de ANMAT y co redactor de la disposición ANMAT N° 5330/1997. Actualmente es asesor de la industria famacéutica y las CRO's de mayor actuación en el país. Asimismo asesora diversos centros de investigación en Argentina

PATRICIA SAIDÓN
Especialista en Neurología. Docente adscripta a la Cátedra de Famacología de la UBA y del Curso Superior de Médicos neurólogos
Asesora Independiente en Asuntos Regulatorios en Investigación Clínica
Ex evaluadora en la Dirección de Evaluación de Medicamentos, a cargo del Servicio de Ensayos Clínicos, Administración de Medicamentos y Tecnología Médica (ANMAT)
Coordinadora del grupo de Buenas Prácticas Clínicas de la Red Panamericana para la Armonización de la Reglamentación Farmacéutica, Organización Panamericana de la Salud (OPS)
Ex miembro del grupo de expertos convocados por la Organización Mundial de la Salud (OMS) para redactar el Manual de Buenas Prácticas de Investigación Clínica y del grupo de expertos convocado por el Consejo Internacional de Organizaciones de Ciencias Médicas (CIOMS) para la redacción del libro: CIOMS VI sobre Seguridad de drogas en estudios clínicos
Directora del Curso de Posgrado en Investigación Clínica dependiente del IBYME Universidad de Buenos Aires, CONICET

ANDRÉS SCHEIMBERG
Director Regional de Investigación y Desarrollo para Argentina, Chile y Perú. Laboratorio Wyeth

MARTÍN SEOANE
Médico UBA
Doctor en Medicina UBA, Master en Salud Pública
Cardiólogo Universitario (UBA)
Médico del Trabajo y Médico Legista (UBA)
Actualmente es Coordinador de la Comisión de Ensayos Clínicos de la ANMAT del Ministerio de Salud de la Nación

GUILLERMINA STEVENS
Médica especialista en Tocoginecología – Hospital J. M. Ramos Mejía
Asesora Pedagógica en la Secretaría de Educación Médica del Decanato de la Facultad de Medicina de la UBA
Curso Posgrado en Medicina Interna. Facultad de Ciencias Médicas. Universidad Católica Argentina

JOSÉ LUIS VELASCO ZAMORA
Médico Reumatólogo
Investigador clínico
Coordinador de reclutamiento y adherencia
Instituto Médico CER, Quilmes – Argentina

ÍNDICE

Capítulo 14

Capítulo 15

Capítulo 16

Capítulo 17

Apéndice 1

Apéndice 2

Apéndice 3

INTRODUCCIÓN

Desde fines del siglo XIX y comienzos del siglo XX, cuando la química farmacéutica comenzó a reemplazar a la botánica médica en la producción de medicamentos, las farmacologías básica y clínica han adquirido una importancia creciente en la terapéutica.

Hasta que la utilización de un fármaco determinado es autorizada para su aplicación clínica en los pacientes, debe pasar por una serie de etapas sucesivas donde se analizan sus propiedades terapéuticas, su inocuidad y posibles efectos indeseables o colaterales, primero en animales de experimentación y luego en seres humanos. Los ensayos clínicos, a su vez, transcurren en diferentes y progresivas fases, hasta su aprobación final por la ANMAT.

En este Manual de Investigaciones Clínicas y Farmacológicas, *el Prof. Dr. Eduardo Mario Kerzberg, el Dr. Gabriel Sequeira y sus colaboradores enfocan en forma pormenorizada la temática referida en los párrafos anteriores en un texto de diecisiete capítulos y siete apéndices.*

En el capítulo 1, titulado "El Método Científico", el Dr. Eduardo Kerzberg expone las características de este método, el desarrollo farmacológico y las reglas generales de la investigación clínica.

En el capítulo 2 se hace una introducción a las buenas prácticas clínicas, y su autora, la Dra. Patricia Saidón estudia el proceso de armonización, así como los participantes y actividades clave del ensayo clínico.

En el capítulo 3, la Dra. Gabriela Guerrini analiza el desarrollo de un producto farmacéutico y en el capítulo 4 el Dr. Gabriel Sequeira define el proceso de consentimiento informado.

El Dr. Marcelo H. Losso y el Lic. Leonardo Perelis realizan, en el capítulo 5, una revisión de los comités de ética en investigación y en el capítulo 6 el Dr. Martín R. Seoane presenta una perspectiva de los ensayos clínicos en la República Argentina desde la agencia regulatoria.

El Dr. Claudio Daniel González describe el protocolo del ensayo clínico en el capítulo 7 y el Lic. Javier Gascó relata la tecnología informática en la investigación clínica en el capítulo 8.

En el capítulo 9, los Dres. Kerzberg y Sequeira definen el perfil del investigador y los principios de la investigación clínica y en el capítulo 10 el Dr. Sequeira analiza el papel y las funciones de los coordinadores de estudios clínicos.

El monitoreo en los estudios clínicos es estudiado en el capítulo 11 por el Lic. Pablo Mateos y en el capítulo 12 el Dr. Andrés Scheimberg expone el rol del patrocinante en el control y seguimiento de los estudios clínicos en el marco del desarrollo de un medicamento.

En el capítulo 13 el Dr. Herber Montero presenta la reglamentación para el transporte de muestras infecciosas y especímenes de diagnóstico por vía aérea y en el capítulo 14 el Dr. José Luis Velasco Zamora discute el reclutamiento y adherencia en ensayos clínicos.

En el capítulo 15 la Dra. Inés Bignone explica Fármacovigilancia; los Dres. Kerzberg y Stevens analizan en el capítulo 16 las organizaciones de investigación por contrato y en el capítulo 17, el abogado Jorge L. Reboredo describe la previsión y limitación de contingencias legales en investigación clínica.

Los siete apéndices incluyen, sucesivamente, la Declaración de Helsinki, la Conferencia Internacional de Armonización, la Disposición 5330/1997 ANMAT, la Disposición 690/2005 ANMAT, la Disposición 2424/2005 ANMAT, el informe Belmont y los Códigos de Regulaciones Federales.

Esta obra de los Dres. Kerzberg y Sequeira y sus colaboradores constituye un aporte sobresaliente para nuestra bibliografía, tanto por la claridad y concisión de su redacción, como por el nivel científico y la posición académica de sus autores y el enfoque original de un tópico cuya relevancia está creciendo aceleradamente en la terapéutica médica.

Dr. Alfredo Buzzi
Profesor Emérito de Medicina Interna
Decano de la Facultad de Medicina de la UBA

PRÓLOGO

La investigación clínica en medicamentos es una actividad indispensable que permite obtener información necesaria, que no puede ser obtenida por otros medios; contribuye al progreso de la ciencia, salva vidas y mejora la calidad de vida de las personas.

Sin embargo la información que el común de las personas recibe acerca del desarrollo de los medicamentos es contradictoria: en los medios de comunicación se saluda la aprobación de nuevos fármacos, más seguros y eficaces, pero a la vez, los mismos medios señalan que la investigación y desarrollo en medicamentos es una actividad inhumana, *con intereses poco claros y que existe un aprovechamiento de los pacientes.*

La investigación clínica no formaba parte de la currícula de la Facultad de Medicina y por ello los médicos actuales también tienen poca información acerca de los procedimientos para el desarrollo y la aprobación de fármacos.

A continuación presentamos algunas de las opiniones que se escuchan a diario sobre la investigación científica.

1. No se debe realizar investigación de nuevos fármacos en personas: *durante los primeros 1950 años de la era cristiana, prácticamente no se hizo investigación sobre medicamentos. En la era moderna solo se usaban 5 fármacos, mercurio, tintura de opio, quinina, digital e ipecuana. Millones de personas en el mundo morían o sufrían enormes padecimientos por pestes o enfermedades tales como lepra, sífilis y tuberculosis.*

Durante cientos de años el tratamiento de esta última enfermedad fue variando, basado en ideas proporcionadas por el ***sentido común****. Así, este mal epidémico era enfrentado con* ***terapias naturales*** *y los pacientes se trasladaban a zonas de aire puro, como sierras, montañas o balnearios. Las terapias inútiles no fueron consideradas cruentas y el daño provocado por la enfermedad, en todo caso, era inevitable y debía ser aceptado por las personas con coraje y resignación.*

En el año 1947 el Consejo Británico de Investigaciones Médicas inició un ensayo clínico dirigido por Austin Bradford Hill, Tratamiento de la Tuberculosis Pulmonar con Estreptomicina, *considerado el paradigma del rigor científico en la investigación biomédica. Este estudio demostró que solo el 7% de los pacientes tratados con fármacos moría y el 51% mejoraba mientras que en las personas que no recibían tratamiento el 27% moría y solo el 8% mejoraba.*

Obtenemos información investigando en humanos porque no es posible obtenerla de otra forma. Los estudios in vitro, *en cultivos, en animales, no nos aseguran, en última instancia, que un medicamento sea seguro o eficaz.*

2. Los pacientes que participan en estudios de investigación son chanchitos de la India y los médicos hacen experimentos con la gente, como hacían los nazis en la segunda guerra mundial: *esta comparación es, en primer* *lugar, injusta con las víctimas y los familiares de víctimas del holocausto. Es injusta con los que llevaron a cabo el juicio de Nuremberg, y condenaron a los responsables en un juicio justo y ejemplar. Es injusta con la Asociación Médica Mundial que creó la Declaración de Helsinki, declaración fundacional, piedra basal de los principios éticos en la investigación. Es injusta con todos los documentos y regulaciones que vinieron después. Es injusta con los miles de profesionales que, siguiendo esas regulaciones, a lo largo de todos estos años, con aciertos y errores, han obrado, soñando con un mundo mejor. Las desviaciones no constituyen la regla. El fin de la ciencia es el hombre.*

3. Se prueban los medicamentos en los países pobres y luego se venden en los países ricos: *la investigación con fármacos se realiza en su mayoría en Europa, Estados Unidos, Japón y Oceanía. Son estos países los que acordaron una regulación común, la* **Conferencia Internacional de Armonización (ICH)**. *En breve, China se convertirá, también, en un actor principal.*

Para realizar investigación clínica se necesita desarrollo científico. En nuestra Latinoamérica desigual la investigación clínica se desarrolla predominantemente en México, Brasil y Argentina. Y dentro de estos países, en las zonas económicamente más favorecidas (o menos castigadas).

4. **Ellos** ***investigan y no nos necesitan:*** *cada vez se invierte más dinero en investigación clínica y cada vez se aprueban menos fármacos. Las agencias regulatorias son cada vez más estrictas y exigen más estudios de seguridad y eficacia.*

Ningún país puede llevar adelante la investigación clínica de todos los medicamentos en todas las áreas, porque no tiene ni tendrá los recursos disponibles.

El trabajo conjunto permite, además, que los medicamentos se aprueben más rápido, algo esencial cuando tenemos que enfrentar a enfermedades nuevas, como lo fue recientemente el SIDA o pudiera ser en el futuro la gripe aviar, por ejemplo.

5. Se hace investigación clínica en Argentina porque es más barato: *la investigación clínica en la Argentina tuvo un crecimiento exponencial entre 1994 y 1999, gracias a la existencia de buenos profesionales y una buena regulación y no a los menores costos. Recién a partir de 2005, se fueron recuperando las cifras de crecimiento previas a la devaluación.*

En investigación clínica farmacológica el producto de exportación son los datos de calidad, certeros, veraces y verificables. Se invierten sumas millonarias en el desarrollo de un medicamento para demostrar su eficacia y seguridad. Cuando un medicamento es aprobado, sale a la venta y se observa una toxicidad que no había sido detectada o que fue soslayada en su proceso de investigación, las pérdidas (desde todo punto de vista) son inconmensurables.

El conocimiento científico declara que la verdad no puede ser alcanzada mientras el hombre continúe encerrado dentro del estrecho círculo de su ex-

periencia inmediata, de sus hechos observables. En lugar de describir hechos dispersos y aislados la ciencia trata de proporcionarnos una visión comprehensiva de la naturaleza y el cosmos.

El conocimiento científico nunca considera una afirmación como una verdad absoluta o un dogma. Se corrige, reconoce errores. Acepta, solo transitoriamente, las ideas que no pueden ser refutadas.

El conocimiento científico es natural, porque es natural que el hombre piense. El hombre piensa, luego existe.

Un hombre de ciencia ha escrito que "...el buen sentido está repartido en todo el mundo y la diversidad de opiniones no proviene de que unos sean más razonables que otros, sino de que dirigimos nuestros pensamientos por derroteros diferentes y no consideramos las mismas cosas; y que (...) no todos los que piensan de un modo contrario al nuestro son por ello bárbaros y salvajes, sino que muchos hacen tanto o más uso que nosotros de la razón...".

Criticar es examinar, poner a prueba.

No cabe duda de que se necesitan mejores regulaciones que defiendan los derechos de las personas y que permitan seguir avanzando.

Se sabe que hay conflictos de intereses. Somos humanos en nuestras grandezas y virtudes, así como en nuestros errores y miserias.

Por ello, a nuestro modesto entender y luego de evaluar las opciones, ciertas ofertas disponibles en el mercado *que se entrometen en forma prepotente en nuestra vida diaria imponiendo sus opiniones por la fuerza, ciertos dogmas que limitan y cercenan los derechos del otro y entorpecen sin obtener consentimiento previo, la innovación y la búsqueda de la felicidad, la ciencia sigue siendo una de las herramientas más eficaces que tenemos, para aumentar la prosperidad y el bienestar de la gente.*

Prof. Dr. Eduardo Mario Kerzberg
Dr. Gabriel Sequeira

CAPÍTULO 1

EL MÉTODO CIENTÍFICO

Prof. Dr. Eduardo Mario Kerzberg

1.1 FUENTES DE CONOCIMIENTO

A lo largo de la historia de la humanidad, diferentes han sido las fuentes del conocimiento.

Descartes decía que "...el buen sentido está repartido en todo el mundo y que la diversidad de opiniones no proviene de que unos sean más razonables que otros, sino de que dirigimos nuestros pensamientos por derroteros diferentes y no consideramos las mismas cosas"; y que "…no todos los que piensan de un modo contrario al nuestro son por ello bárbaros y salvajes, sino que muchos hacen tanto o más uso que nosotros de la razón...".

Probablemente, la primera fuente de conocimiento haya sido la tradición porque brinda una base común de verdades aceptadas y forma parte de la herencia social del individuo. Además, no exige al individuo que comience de nuevo en el intento de comprender el mundo o algunos de sus aspectos.

Por ello, en general, nadie puede poner en duda los conocimientos transmitidos por la tradición.

Ingenieros menciona que "El estudioso, si duda de las supersticiones vulgares, no omite sacrificios para emanciparse del error. Rectifica sus creencias con amor y firmeza...".

Dice además que "...el que en nombre de errores tradicionales se opone a la libre investigación de la verdad, conspira contra la dignificación de su pueblo...".

Otra fuente de conocimiento ha sido la autoridad. Parece lógico confiar en el juicio de personas autorizadas para la toma de decisiones. Aún hoy se recurre a la opinión de expertos para obtener respuestas.

Sin embargo las personas no son infalibles, tienen intereses personales que pueden influir en sus decisiones y, con frecuencia, tal como se observa en la tradición, los juicios emitidos por los expertos no son sometidos a una valoración crítica. Descartes señalaba que "...las almas más grandes son capaces de los mayores vicios, como de las mayores virtudes...".

Schopenhauer ha mencionado que lo que se llama *opinión general* se reduce, si se examina bien, a la opinión de dos o tres personas. Una vez que la opinión tiene un número aceptable de voces que la aceptan los que vienen detrás suponen (pero no confirman) el peso concluyente de los argumentos. Y más de una vez se observa que cien historiadores citan un hecho nada más que porque todos se han copiado unos a otros, con lo que finalmente todo se reduce a un testimonio.

Una tercera fuente de conocimiento es la experiencia y error. Es una fuente familiar de conocimientos. No habría autoridad ni tradición sin experiencia.

Sin embargo la experiencia de un individuo es bastante restringida para realizar generalizaciones.

El conocimiento puede obtenerse también a través del razonamiento lógico, que puede ser inductivo, es decir, que a partir de una observación específica se hacen generalizaciones, o deductivo, donde a partir de un principio general se soluciona un caso particular.

Por último cabe mencionar que, en la búsqueda del conocimiento, el individuo no siempre es honrado y muchas veces las disputas que suelen practicarse no nacen del afán de descubrir una verdad ignorada.

Dice Schopenhauer "...nuestra congénita vanidad, especialmente susceptible en todo lo concerniente a la capacidad intelectual, no quiere aceptar que lo que en primer momento sostuvimos como verdadero aparezca falso, y verdadero lo que sostuvo el adversario...".

1.2
CARACTERÍSTICAS DEL MÉTODO CIENTÍFICO

Etimológicamente *método* significa camino para llegar a la meta (*meta* = después; *hodos* = camino). Se tiene un método cuando se sigue un cierto camino para alcanzar un cierto fin, propuesto de antemano como tal.

El método científico tiene ciertas características:

- Fáctico
- Analítico
- Especializado
- Fundamentado
- Claro y preciso
- Explicativo
- Verificable
- Experimental
- Sistematizado
- General
- Legal
- Predictivo
- Útil

Fáctico: parte de los hechos; los modifica en algunos casos, siempre con un afán de obtener una explicación a lo que observa. Sin embargo va más allá; descarta algunos hechos y a otros los considera relevantes. La ciencia modifica la experiencia e incluso produce nuevos hechos (partículas elementales, productos químicos, especies vegetales, etc.).

Analítico: divide las dificultades que examina en cuantas partes sea posible. Descompone el objeto a fin de determinar su mecanismo. Así, sus problemas son parciales al igual que sus soluciones.

Especializado: es una consecuencia de lo anterior. Sin embargo esto no impide la existencia de campos multidisciplinarios.

Fundamentado: cada afirmación debe ir acompañada por una justificación. Se descarta el principio de autoridad, valoración subjetiva, conveniencia o dogma.

Claro y preciso: el conocimiento ordinario es vago o difuso. El conocimiento científico distingue y define los problemas. Precisa sus conceptos y crea símbolos o lenguajes si fuera necesario. De esta manera los fenómenos se pueden medir y registrar.

Explicativo: no se contenta con describir los hechos, procura responder los porqués.

Verificable: toda hipótesis debe aprobar el examen de la experiencia.

Experimental: los hechos deben probarse prácticamente, por su suceder en circunstancias controladas, ya sea mediante modificaciones de la naturaleza provocadas a tal fin o eligiendo las circunstancias sin intervenir sobre los hechos naturales.

La ***observación*** es también un método experimental. Puede ser:

Observación simple: cuando se realiza sobre los hechos tal como se presentan. No hay hipótesis previa ni una metodología, aunque puede hacerse según determinadas técnicas. Constituye un elemento valioso, indispensable en el ejercicio de la medicina y también en el avance de la misma.

Observación científica: sirve a un objetivo ya formulado de investigación. Se planifica sistemáticamente. Es controlada y relacionada con proposiciones más generales, en vez de ser presentada como una serie de curiosidades interesantes. Está sujeta a la verificación.

Observación científica y experimentación: los dos procedimientos son experimentos sistemáticos, siguiendo una hipótesis, y verificables.

Sin embargo, en la experimentación el investigador intenta modificar los hechos naturales. Por ejemplo:

Un estudio para determinar el papel de la edad como factor de riesgo para fracturas vertebrales (Observación)

Un estudio doble ciego, controlado para demostrar la eficacia de un nuevo antiinflamatorio en la Artritis reumatoidea (Experimentación)

Sistematizado: la ciencia no es una lista o reunión de hechos al azar sino que constituye un sistema de ideas. Implica un orden en el saber, consistente, no contradictorio, y expresado por explicaciones coherentes de fenómenos.

General: ubica los hechos singulares y genera enunciados universales. Sin embargo no es dogmática; es absurda la noción de principios absolutos e invariables. No es hombre de ciencia aquél que padezca de las supersticiones trascendentales de los teólogos y metafísicos.

Legal: busca leyes que expliquen la naturaleza y la sociedad y, una vez obtenidas, las aplica.

Predictivo: imagina lo que puede haber pasado y lo que sucederá en el futuro. La predicción científica es perfectible y nunca constituye del todo una certeza.

Útil: provee al hombre herramientas para hacer el bien (o el mal).

De esta forma se elaboran teorías, es decir, un sistema deductivo, integrado por un conjunto de hipótesis.

La medicina se presenta como un conjunto de teorías, relacionadas entre sí, que alcanza sus máximas posibilidades cuando éstas pueden ser unificadas por teorías más extensas que las abarcan.

Desde David Hume en adelante, el paradigma inductivo-verificacionista ha sido el proceso racional para el hallazgo de explicaciones generales. El proceso se inicia con la observación de lo particular, sigue con la generación de la hipótesis y se cierra verificándolo con la experiencia.

Karl Popper ha refutado estos principios sosteniendo que todo conocimiento es conjetural, provisional e hipotético. Nunca podemos probar una hipótesis científica. En cambio, se puede refutar definitivamente una teoría.

Por ejemplo: Si "…Todos los cuervos son negros…" el hallazgo de millones de cuervos negros no prueba la hipótesis. Pero el hallazgo de un solo cuervo de otro color la descarta para siempre.

Según Popper, el escepticismo debe resguardar al científico de la tentación de dar por cierto algo, por el mero hecho de haberlo observarlo muchas veces. También menciona que las hipótesis más atractivas son aquellas que se alejan del conocimiento actual, sobre todo si no se pueden refutar.

Los críticos de Popper han señalado que su posición condena a la ciencia a la inmovilidad. Así, por ejemplo, como menciona Silva: "...para la visión inductivo-verificacionista, el fumar es perjudicial para la salud. En cambio, para los refutacionistas la hipótesis de que el hábito de fumar es perjudicial para la salud es de momento la mejor explicación para lo que se ha observado, pero tal y como ocurre con todas las teorías, ésta no debe considerarse como inequívocamente cierta...".

Desde un punto de vista estadístico, cuando en un ensayo clínico se comparan dos tratamientos (A y B) las posibilidades que tenemos son:

Hipótesis nula: que A y B son iguales.

Hipótesis alternativa: que A y B no son iguales.

Cuando las diferencias estadísticas observadas son mayores a un valor decidido *a priori* (por ejemplo $p < 0.05$) se procede a rechazar la hipótesis nula, que no es lo mismo que demostrar la hipótesis alternativa.

Thomas Kuhn, en su famoso libro *La Estructura de la Revolución Científica*, describió al *paradigma*, es decir, a la teoría general o conjunto de ideas aprobadas o sostenidas por una generación.

Un paradigma es un modelo geocéntrico alrededor del que giran la formulación de las hipótesis y la resolución de los problemas.

Todo paradigma genera una cantidad de cuestiones sin resolver, que se acumulan y que a la larga generarán una revolución y el cambio del paradigma.

Harris ha señalado que el investigador, en definitiva, es un empirista convencido, que nunca se preocupa por la lógica de lo que está haciendo, pero que no tiene dudas acerca de que sus actividades generan información sobre el mundo real. Sabe que comete errores, pero también sabe que a veces hace las cosas bien. No tiene dudas acerca de la capacidad de sus procedimientos científicos para verificar y falsificar proposiciones científicas. Se esmera en la selección de hipótesis fructíferas para investigar y hace esfuerzos enormes para poner a prueba sus ideas antes de darlas a conocer. Publica sus trabajos en forma tal que permite a otros científicos verificarlos y, aunque con frecuencia vaya en contra de su gusto, al final acepta el veredicto de sus colegas.

1.3 CAUSA

Se mencionó anteriormente que el conocimiento científico no se contenta con describir la realidad sino que busca sus causas.

La definición de causa es controvertida pero podría resumirse como "cualquier factor, condición o característica, cuya supresión elimina la posibilidad de que se produzca el efecto".

Desde un punto de vista biomédico se asocia causa a etiología.

Siempre se parte de que se ha observado una asociación definida entre dos fenómenos y que se descarta la posibilidad de que ella se deba exclusivamente al azar.

Existen ciertas pautas de causalidad:

1. ***Fuerza de asociación:*** a mayor fuerza de asociación mayor verosimilitud. Si la correlación es intensa, la posibilidad de explicarse por factores confusores es baja.
2. ***Consistencia:*** debe verificarse en cualquier entorno socioeconómico y cultural.
3. ***Especificidad:*** el factor es causal si está asociado específicamente con el fenómeno que se estudia.
4. ***Secuencia temporal correcta:*** la causa debe ser previa a la consecuencia. Por ejemplo: un estudio muestra que la prevalencia de enfermedad pulmonar obstructiva crónica es mayor en las sierras de Córdoba que en Nueva York. Habría que cerciorarse de que la gente con diagnóstico de EPOC no haya decidido mudarse a lugares con aire puro.
5. ***Gradiente biológico:*** la observación de una dosis-respuesta aumenta el grado de confianza.
6. ***Plausibilidad biológica:*** es conveniente que la hipótesis sea verosímil.
7. ***Coherencia con lo que ya se conoce:*** este ítem es bastante discutible. Galileo Galilei fue perseguido por oponerse a lo conocido.
8. ***Indicios experimentales:*** el investigador reproduce el fenómeno en condiciones controladas y registra el efecto de su intervención.
9. ***Analogía:*** si otros factores siguen caminos causales análogos a los de la hipótesis que ahora se valora, la convicción de que ella sea válida se incrementa.

1.4
DESARROLLO DE LOS FÁRMACOS EN MEDICINA

Desde Hipócrates hasta fines del siglo XVIII se utilizaron solo 5 fármacos: mercurio, tintura de opio, quinina, digital e ipecacuana.

Médicos como Jenner o Pasteur realizaron su investigación clínica esperando hasta que los pacientes presentasen síntomas de enfermedad para luego administrarles un tratamiento que registraban en forma detallada.

Recién en 1947 Austin Bradford Hill y sus colegas condujeron el primer ensayo clínico aleatorizado, *Tratamiento de la Tuberculosis Pulmonar con Estreptomicina*, considerado el paradigma del rigor científico en la investigación biomédica.

Observaron que 7% de los pacientes tratados murieron y 51% mejoraron *vs.* 27 y 8% del grupo sin tratamiento, respectivamente.

1.4.1
REGLAS GENERALES DE LA INVESTIGACIÓN CLÍNICA

1. Planteo del problema: Es el primer paso operativo, inevitable en toda investigación científica. Es el planteo de una pregunta acerca de una incógnita, de algo que no se conoce y que se quiere conocer.

Puede surgir de la curiosidad, de la observación de un hecho que contradice la teoría aceptada o de la investigación aplicada.

2. Hipótesis: Es la unidad conceptual más simple. Se define como toda explicación propuesta, más o menos comprensiva, más o menos compleja.

Tienen diferentes grados de extensión pudiendo deducirse unas de otras.

De ellas se derivan proposiciones singulares capaces de ser sometidas a la verificación, también denominadas hipótesis de trabajo.

Una buena hipótesis debe ser lógicamente correcta, permitir y facilitar que se la contraste de modo experimental. Debe ser atingente, es decir, con conexión al hecho que se quiere explicar y consistente con hipótesis previas confirmadas.

Mucho mejor si además es simple y con poder predictivo o explicatorio.

3. Información bibliográfica: Los objetivos de la búsqueda bibliográfica son:

- Saber si la respuesta a nuestra pregunta ha sido dada por otros
- Reunir información actualizada acerca de la teoría involucrada del problema
- Comprender acabadamente el tema en general
- Ayudar a la selección de técnicas, planteos estadísticos, etc.

Con esta información podemos contestarnos las siguientes preguntas:

¿El problema ya ha sido planteado?

¿Cuáles son las hipótesis que estructuran la teoría involucrada en el problema?

¿Cuáles son las hipótesis relacionadas directa o indirectamente con el problema?

¿Cuáles son los planteos estadísticos más adecuados para el diseño?

¿Cuáles son las técnicas experimentales para este tipo de trabajos en la actualidad?

¿Dónde y cómo podremos comunicar mejor los resultados?

La información o evidencia que se obtiene de la búsqueda bibliográfica se puede ordenar en 4 niveles de mayor a menor:

Nivel 1: la información se obtiene de al menos un ensayo clínico controlado y randomizado o un metaanálisis.

Nivel 2: la información se obtiene de estudios controlados sin randomización o estudios cuasiexperimentales.

Nivel 3: la información se obtiene de estudios descriptivos no experimentales: estudios comparativos, de correlación, de casos y controles.

Nivel 4: la información se obtiene de opiniones o reportes de Comités nacionales o internacionales, basados en la experiencia de autoridades en la materia.

4. ***Diseño un Protocolo de investigación:*** el Protocolo de investigación es el documento que establece los antecedentes, racionalidad y objetivos del ensayo y describe su diseño, metodología y organización, incluyendo consideraciones estadísticas y las condiciones bajo las que se ejecutará el estudio clínico. Incluye generalmente:
   - Título
   - Resumen
   - Fundamento teórico
   - Hipótesis
   - Objetivos
   - Población del estudio
   - Metodología
   - Análisis estadístico
   - Evaluación y estadística

- Aspectos legales y éticos
- Presupuesto
- Anexos
- Referencia bibliográficas

Cuando se evalúa un ensayo clínico es necesario considerar los siguientes puntos:
La población elegida en el estudio, ¿es la indicada?
El número de pacientes incluido, ¿es suficiente?
¿Cuál es el objetivo primario del trabajo?
El método de evaluación elegido, ¿es el adecuado?
La estadística seleccionada, ¿es la correcta?
El tiempo de seguimiento realizado, ¿es el necesario?
El ensayo randomizado, ¿es controlado con placebo y doble ciego?
¿Existe correlación entre el resumen y los resultados?
¿Son significativas las diferencias estadísticas?
Las diferencias estadísticas, ¿tienen significación clínica?
Se recomienda tener precaución en la interpretación de los gráficos.
¿Existen conflictos de intereses entre el autor del trabajo y alguna compañía farmacéutica?

5. Realización del ensayo y recogida de datos
6. Interpretación de los datos y comunicación de los resultados

Tras un breve repaso hemos mencionado las principales características del método científico dando una introducción para algunos conceptos que se tratarán con amplitud más adelante.

Finalmente recordamos a Einstein cuando se preguntaba: "¿Por qué esta magnífica tecnología científica, que ahorra trabajo y nos hace la vida más fácil, nos aporta tan poca felicidad? La respuesta es ésta, simplemente: porque aún no hemos aprendido a usarla con tino…".

BIBLIOGRAFÍA

1. Bazerque P, J Tessler. *Métodos y técnicas de la investigación clínica.* Ed. Toray, Buenos Aires, 1982.
2. Bunge, M. *La ciencia, su método y su filosofía.* 5ª Ed. Editorial de Bolsillo, Buenos Aires, 2005.
3. Descartes, R. *El discurso del método.* Reysa Ediciones, Buenos Aires, 2005.
4. Ingenieros, J. *Las fuerzas morales.* Editorial Altamira, Buenos Aires, 1999.
5. Schopenhauer, A. *El arte de tener razón.* 10ª Ed. Editorial Edad, Buenos Aires, 2005.
6. Silva Ayçaguer, L C. *Cultura estadística e Investigación científica en el campo de la salud: Una mirada crítica.* Ed. Díaz de Santos, Madrid, 1997.

CAPÍTULO 2

INTRODUCCIÓN A LAS BUENAS PRÁCTICAS CLÍNICAS

DRA. PATRICIA SAIDÓN

2.1 GENERALIDADES

"La Investigación Clínica se define como todo estudio relacionado con seres humanos voluntarios (ya sean sanos o enfermos) que no es considerado como un elemento del manejo clínico o de la práctica habitual de la salud pública y que implica observación o intervención física o psicológica, o colección, almacenamiento y diseminación de información relacionada con los individuos. Esta definición incluye no solo los estudios en los que se involucran seres humanos sino además las investigaciones en las cuales son manipulados factores ambientales que puedan accidentalmente exponer a riesgo a los sujetos". (Organización Mundial de la Salud - World CALT *Organization Gobernance, Rules and Procedures*, WHO Manual XVII) [(1)]

En sentido amplio, la Investigación Clínica se define como la disciplina que se encarga de estudiar la prevención, diagnóstico, pronóstico y tratamiento de las enfermedades humanas.[(1)]

Durante los Estudios Clínicos es necesario siempre observar dos elementos fundamentales: la protección de los sujetos y la calidad de los datos obtenidos.

La calidad de los datos es necesaria, ya que los mismos son el principal determinante para la toma de decisiones, por ejemplo: la aprobación de productos.

Todas las investigaciones que envuelven seres humanos deben ser conducidas en concordancia con el respeto de tres principios éticos básicos que rigen la realización de los ensayos clínicos:[(2)]

• Respeto por las personas: Respeto por la autonomía que requiere que aquellos que son capaces de deliberar acerca de sus propias decisiones, deben ser tratados con respeto por su capacidad de autodeterminación. En los estudios clínicos se aplica al consentimiento informado con información, comprensión y voluntariedad.

• Beneficencia: La investigación no debe dañar y debe maximizar los posibles beneficios y minimizar los riesgos. En los estudios clínicos se aplica a la evaluación del beneficio-riesgo.

• Justicia: Los beneficios y el disconfort deben tener una distribución justa. En los estudios clínicos se aplica a la selección de sujetos teniendo en cuenta la diversidad.

Un Ensayo Clínico con medicamentos es un estudio sistemático, que sigue en un todo las pautas del método científico en seres humanos voluntarios, realizado con medicamentos y/o especialidades medicinales. Tiene como objetivo descubrir o verificar los efectos y/o identificar las reacciones adversas del producto de investigación y/o estudiar la farmacocinética de los principios activos, con el objetivo de establecer su eficacia y seguridad.[(3)]

Es un tipo de estudio clínico que presupone una intervención, lo que lo diferencia de los estudios clínicos observacionales.

Los ensayos clínicos son imprescindibles si necesitamos establecer la seguridad y eficacia de un producto medicinal.

La demostración previa de eficacia y seguridad de un medicamento (ya sea para aprobar su comercialización, o para aprobar una nueva indicación) es actualmente una exigencia de las diferentes regulaciones en el ámbito internacional. Pero la demostración de eficacia y seguridad solo puede realizarse a través de los ensayos clínicos controlados.

Los Ensayos Clínicos deben cumplir con Buenas Prácticas en todas las etapas de su desarrollo. Durante los estudios *in vitro* y en animales se debe cumplir con Buenas Prácticas de Laboratorio. Al manufacturar los productos se deben seguir Buenas Prácticas de Manufactura. Para desarrollar los estudios en seres humanos se deben seguir Buenas Prácticas Clínicas.

Se define como Buenas Prácticas Clínicas (BPC) a una serie de estándares éticos y científicos establecidos de calidad, que permiten diseñar, conducir, registrar y reportar los estudios clínicos que involucran seres humanos.

El cumplimiento de las BPC asegura la integridad de los datos y que se protejan y respeten la seguridad y el bienestar de las personas que participan en la investigación, consistentemente con la Declaración de Helsinki (*ver Apéndice* 1) y otros principios éticos internacionalmente reconocidos.[4]

Los Ensayos Clínicos deben ser adecuados en relación a su diseño científico y deben ser conducidos de acuerdo a principios éticos básicos que tienen su origen en la Declaración de Helsinki. Deben realizarse sólo si los beneficios previstos para cada sujeto del ensayo y para la sociedad superan claramente a los riesgos que se corren y, aunque los beneficios de los resultados del ensayo clínico para la ciencia y la sociedad son importantes y deben tenerse en cuenta, las consideraciones fundamentales son las relacionadas con los derechos, la seguridad y el bienestar de los sujetos del ensayo.[4]

Se describen en un Protocolo claro y detallado, y se realizan cumpliendo con dicho Protocolo. Este Protocolo, a su vez, debe recibir previamente la aprobación o la opinión favorable del Comité de Ética Independiente (CEI).[1,4,5,6]

Antes de comenzar los estudios en seres humanos se debe contar con estudios en animales (estudios preclínicos).[1,4,5,6]

Cada persona que es invitada a participar en un Ensayo Clínico debe previamente ser informada y otorgar su consentimiento a participar en el mismo (consentimiento informado).

En un Ensayo Clínico es necesario proteger la confidencialidad de los datos de los sujetos, respetando las reglas de privacidad y de confidencialidad de acuerdo con los requisitos normativos de los países.[4]

2.2 PROCESO DE ARMONIZACIÓN

Las estructuras regulatorias de medicamentos han aumentado en complejidad para cubrir necesidades de la sociedad y de un sector farmacéutico cada vez más sofisticadas. Las agencias regulan la aprobación de Medicamentos y algunas, además, incorporan la regulación de Alimentos y Tecnología Médica.

Dentro del área Medicamentos, las funciones de una agencia son, entre otras, la revisión para el Registro de productos, el control de las Buenas Prácticas de Manufactura, la Fármacovigilancia, la clasificación de los productos en relación a qué tipo de expendio tendrán (venta libre, bajo receta, bajo receta archivada); la evaluación de los prospectos, los estudios de Biodisponibilidad y Bioequivalencia y los demás Ensayos Clínicos con medicamentos (que presenten ámbito de aplicación según la normativa vigente); la importación y exportación de productos médicos, el control de la propaganda de productos de venta libre (OTC) y el control para erradicar posibles falsificaciones de medicamentos.[7]

Una característica en la aprobación de medicamentos es que los datos con los que se aprueban los productos proceden de estudios que se desarrollan en diferentes regiones y países, en muchos centros (estudios multicéntricos).

En la última década, con el objeto de evitar repeticiones de estudios y garantizar que diferentes países aceptaran los datos provenientes de ensayos realizados en otras regiones, fue necesario crear un proceso de armonización de estándares. Se armonizaron pautas en todos los aspectos vinculados con el desarrollo de medicamentos.

En 1990 se inició el más conocido de los procesos de armonización, con la participación de las agencias de medicamentos de Estados Unidos, Japón y la Unión Europea. Se estableció así la Conferencia Internacional sobre Armonización de Requisitos Técnicos para el Registro de Medicamentos de Uso Humano (ICH).

El objetivo de la ICH (*ver Apéndice* 2) fue el de permitir, mediante la armonización, optimizar el proceso de desarrollo y registro de nuevos fármacos en tres regiones, posibilitando que éste sea más eficiente y económico.

La ICH está conformada por un grupo de expertos provenientes de las agencias regulatorias de EEUU, Europa y Japón (*Food and Drug Administration*-FDA; Agencia Europea del Medicamento-EMEA; y Ministerio de Salud y Bienestar Japonés-MHWJ) conjuntamente con la Industria Farmacéutica de dichos países (*Pharmaceutical Research and Manufacturers of America* (PhRMA), *European Federation of Pharmaceutical Industries Association* (EFPIA), *Japan Pharmaceutical Manufactures Association* (JPMA). Los organismos observadores del proceso son la Organización Mundial de la Salud, la Agencia del Medicamento de Canadá y la Asociación Europea de Libre Comercio (AELC). Recientemente se ha incorporado como observadora la Agencia de Medicamentos de Australia.

La ICH ha producido hasta la fecha más de 50 documentos armonizados, muchos de los cuales tienen relación directa con las actividades de investigación clínica con productos farmacéuticos. El más reconocido y utilizado de los documentos es el de Buenas Prácticas Clínicas (ICH E_6).[4,6]

Latinoamérica no forma parte de la Conferencia Internacional de Armonización. Sin embargo, la realización de estudios clínicos en todos los países de nuestro continente, como en el resto del mundo, debe seguir estrictos principios éticos y científicos. Estos principios son universales, por encima de cualquier diferencia entre las personas, con el objetivo de salvaguardar la integridad física y psíquica de los sujetos involucrados, tal como lo establece la Declaración de Helsinki.

Durante la última década, el número de pacientes que se incorporan a los estudios clínicos se ha incrementado en la región. En 1993 2,1% de los estudios clínicos se desarrollaron en América Latina, mientras que en 1997, 5,1% y en 2000, 7,5% (*IMS Health*).

En la región se están llevando a cabo asimismo estudios de Fases más tempranas del desarrollo.

Como resultado, se produjo un marcado incremento de pacientes que se incorporan a los estudios, así como de investigadores, centros que realizan investigación, comités de ética en investigación, personal de las compañías farmacéuticas dedicadas en particular a este tema y empresas de monitoreo.

En este marco, fue necesario definir criterios armonizados de Buenas Prácticas Clínicas en nuestro continente, que cuenta con variados grados de desarrollo en la temática. Con este fin, la Red Panamericana para la Armonización de la Reglamentación Farmacéutica formó un grupo de trabajo, el grupo de Buenas Prácticas Clínicas, que se fijó como uno de sus objetivos elaborar un Documento de Buenas Prácticas Clínicas armonizado, que se constituyera en una guía para las autoridades regulatorias de medicamentos de la Región.

El Documento de denominó Guía de Buenas Prácticas Clínicas, Documento de las Américas, y tiene un cuerpo principal que define los principios de Buenas Prácticas Clínicas bajo los que se deben desarrollar las tareas de investigación clínica, la composición, responsabilidades, funciones y operaciones de un Comité de Ética en Investigación, las pautas para obtener el consentimiento informado, los elementos que debe contener un consentimiento informado, las responsabilidades de los investigadores y patrocinadores de los estudios, cómo desarrollar las actividades de inspección de BPC de las Autoridades Regulatorias, los elementos del Protocolo de estudio, los documentos que deben estar presentes al iniciar, durante y al finalizar un estudio. El documento propone además guías operativas para Comités de Ética (*Check lists* de elementos del Consentimiento, Cuestionario de auto evaluación de la actividad de un Comité de Ética) y para las autoridades regulatorias (Guía para efectuar inspecciones a Investigadores Clínicos).(6)

2.3
PARTICIPANTES DE LOS ENSAYOS CLÍNICOS

La conducción de la investigación clínica es compleja y comprende a diferentes actores, con diferente grado de experiencia, que deben sin embargo realizar sus tareas con habilidad y eficiencia. La responsabilidad de cumplir con las BPC es compartida por todos, incluyendo patrocinadores, investigadores y sus equipos, Organizaciones de Investigación por Contrato (CROs), Comités de Ética, Autoridades Regulatorias y sujetos de investigación.

El Investigador Principal es la persona responsable de la conducción de un estudio clínico en el sitio donde se realiza éste. Si un estudio es conducido por un grupo de individuos, el investigador es el líder responsable del grupo y se le llamará Investigador principal.(4)

Investigador Coordinador es aquel a quien, en un estudio multicéntrico, se le asigna la responsabilidad de coordinar a los investigadores en los diferentes centros participantes.(1)

Sub-Investigador es cualquier miembro del equipo individual del grupo del estudio clínico, designado y supervisado por el investigador, en un sitio en donde se llevará a cabo el estudio, para realizar procedimientos críticos relacionados con el estudio y/o tomar decisiones importantes relacionadas con el mismo.(1)

El Patrocinador es un individuo, compañía, institución u organización responsable de iniciar, administrar/controlar y/o financiar un estudio clínico.(4) A veces, es un investigador que inicia y conduce, solo o junto con otros, un estudio clínico. En este caso el Investigador será también Patrocinador (Investigador-Patrocinador).

En ocasiones, un patrocinador puede transferir cualquiera o todas sus tareas y funciones relacionadas con el estudio a una Organización de Investigación por Contrato (CRO) pero la responsabilidad final de la calidad e integridad de los datos del estudio siempre recae en el patrocinador. La CRO deberá implementar aseguramiento y control de la calidad.(4)

El Comité de Ética Independiente (CEI) es una organización independiente (un consejo de revisión institucional, regional, nacional o supranacional) integrada por profesionales médicos científicos y miembros no médicos, no científicos,(4) cuya responsabilidad es contribuir a salvaguardar la dignidad, derechos, seguridad y bienestar de todos los y las participantes actuales y potenciales de la investigación, poniendo especial resguardo en la protección de la población vulnerable. El CEI debe tomar en consideración el principio de la justicia. La justicia requiere que los beneficios e inconvenientes de la investigación sean distribuidos equitativamente entre todos los grupos y clases de la sociedad, tomando en cuenta edad, sexo, estado económico, cultura y consideraciones étnicas.

El CEI tiene autoridad para aprobar, solicitar modificaciones (previas a la aprobación), rechazar, o suspender un estudio clínico.(6)

Las Autoridades Regulatorias son responsables de la regulación de medicamentos. En los lineamientos de la Buena Práctica Clínica de la Conferencia Internacional de Armonización, el término Autoridades Reguladoras incluye a las autoridades que revisan los datos clínicos sometidos y a aquellas que realizan inspecciones. Algunas veces se refiere a esas organizaciones como autoridades competentes.(6)

2.3.1
PROCEDIMIENTOS OPERATIVOS ESTÁNDAR (POES)

Cada uno de los participantes en el desarrollo de una investigación debe realizar sus tareas de acuerdo a Procedimientos Operativos Estándar (POEs).

El Patrocinador debe implementar y mantener POEs para asegurar que los estudios sean conducidos y los datos sean generados, documentados (registrados) y reportados en cumplimiento con el Protocolo, las Buenas Prácticas Clínicas y requerimientos reguladores aplicables. El control de calidad deberá aplicarse en cada etapa del manejo de datos para asegurar que éstos sean confiables y que se han procesado correctamente. El proceso debe incluir al menos los siguientes ítems:

•Desarrollo y actualización del Protocolo (el Protocolo es un documento que describe el objetivo, diseño, metodología, consideraciones estadísticas y organización de un estudio). Toda vez que el Protocolo requiera cambios que no sean administrativos, se realizan enmiendas.

•Desarrollo del Manual del Investigador en donde constan los estudios preclínicos y clínicos del producto, en todas las indicaciones, así como la información de seguridad de que se dispone hasta ese momento. El Manual del Investigador debe ser actualizado a medida que se dispone de nueva información de eficacia o seguridad.

•Desarrollo del Formulario de registro de Caso (CRF), documento impreso, óptico o electrónico diseñado para registrar toda la información requerida por el Protocolo para ser reportada al patrocinador sobre cada sujeto de la investigación.

•Fabricación, distribución, contabilidad y almacenamiento de la medicación de estudio

•Tareas del personal (por ejemplo, revisiones y análisis de datos de seguridad y eficacia)
•Aseguramiento de calidad de los datos (monitoreo y auditorías)
•Aseguramiento de captura adecuada de los datos

El Investigador debe ser apto –por su formación académica, adiestramiento y experiencia– para asumir la responsabilidad de la conducción apropiada del estudio y debe cumplir con todos los requisitos especificados por los requerimientos reguladores aplicables. Asimismo, debe estar completamente familiarizado con el uso apropiado del producto en investigación. Un Investigador Principal puede delegar tareas pero no responsabilidades. La delegación de tareas debe mantener una lista fechada y firmada de las personas idóneas a quien éste les haya delegado tareas significativas relacionadas con el estudio, que contenga sus nombres y las funciones que les han sido delegadas. Dicha lista debe elaborarse antes de iniciar el estudio y mantenerse actualizada.[5]

El Investigador debe tener procedimientos al menos sobre:
•Atención a las personas que participan en la investigación
•Comunicación con el CEI
•Obtención del Consentimiento Informado
•Reporte de Eventos Adversos y Reportes de Avance y Finales del estudio
•Preparación y mantenimiento de registros
•Manejo de la droga de investigación

El Comité de Ética es responsable de actuar en el completo interés de los participantes potenciales de la investigación y de las comunidades involucradas, tomando en cuenta los intereses y necesidades de los investigadores, así como los requerimientos de agencias reguladoras y leyes aplicables y de evaluar la investigación propuesta antes de su inicio. Además, debe asegurar la evaluación regular de los estudios en desarrollo que recibieron una decisión positiva en intervalos apropiados de acuerdo al grado de riesgo para las personas, como mínimo una vez al año. Esto presupone poseer procedimientos sobre:
•Su composición y funcionamiento
•Cómo toma las decisiones
•Cómo comunica las decisiones
•Cómo efectuará el seguimiento de los estudios durante su desarrollo
•Cómo archivará la documentación
•Cómo manejará los posibles conflictos de interés

Las Autoridades Regulatorias deben evaluar los datos de los estudios clínicos como determinante de su decisión de aprobación de productos, por lo que deben tener procedimiento acerca de:
•Recepción de una solicitud
•Revisión de las solicitudes
•Comunicación de las decisiones
•Revisión de Reportes de seguridad
•Selección de los centros a inspeccionar
•Desarrollo de la inspección
•Comunicación de los resultados y sanciones posibles en caso de hallazgos

2.4
ACTIVIDADES CLAVES DEL ENSAYO CLÍNICO

Cuando se planifica un estudio, el Patrocinador es responsable del diseño del Protocolo y el Formulario de Registro Clínico Individual (CRF). Para esta tarea deberá emplear individuos idóneos (por ejemplo, bioestadísticos, farmacólogos clínicos y médicos).

Una vez completada esta tarea, el Patrocinador debe proceder a la selección de los Investigadores, teniendo en cuenta la capacidad/adecuación de los mismos y de sus equipos y los centros. Es responsabilidad del Patrocinador garantizar el correcto entrenamiento del equipo de investigación para llevar a cabo la investigación. Los Investigadores seleccionados deben ser aptos para asumir la responsabilidad de la conducción apropiada del estudio por formación académica, adiestramiento y experiencia y deben poseer tiempo suficiente, número suficiente de personal calificado e instalaciones adecuadas para la duración prevista del estudio.

Previamente al inicio del ensayo clínico, éste debe contar con las aprobaciones necesarias: El Patrocinador es responsable de que existan dichas aprobaciones antes del inicio de las actividades del estudio. Para esto, el Investigador debe someter la documentación a la revisión del CEI.

En algunos países, como Argentina, las Agencias Regulatorias nacionales y/o provinciales también deben aprobar el estudio previo a su comienzo, por lo tanto, el Patrocinador debe enviarles la documentación para su revisión.

Se somete a aprobación los siguientes documentos e información: Protocolo, Manual del Investigador o *Brochure*, Modelo de Consentimiento Informado (CI), enmiendas al Protocolo o al modelo de consentimiento informado, avisos de Reclutamiento, diarios de pacientes, escalas médicas, etc.

Antes de su inicio, durante y al finalizar el estudio, el Investigador y Patrocinador deben tener los Documentos Esenciales requeridos por las normas de aplicación. Los Documentos Esenciales son aquellos documentos que individual y colectivamente permiten una evaluación de la conducción de un estudio y la calidad de los datos generados. Se archivan en la Carpeta Regulatoria o *File* del investigador. La ICH E6 (*ver Apéndice 2*) y la Disposición ANMAT 690/05 (*ver Apéndice 4*), con ámbito de aplicación en Argentina, listan los Documentos Esenciales que son necesarios para ambos antes del inicio, durante y después de la investigación.[4 y 8]

Toda persona, voluntario sano o enfermo, que es invitada a participar del Ensayo por el Investigador Principal o los miembros del equipo delegados, debe previamente prestar su conformidad mediante la firma de un Consentimiento Informado.

El Consentimiento Informado es un proceso mediante el que un sujeto confirma voluntariamente su deseo de participar en un estudio en particular después de haber sido informado sobre todos los aspectos de éste que sean relevantes para que tome la decisión de participar. Se documenta por medio de un formulario de consentimiento informado escrito, firmado y fechado. El proceso de consentimiento tiene dos propósitos fundamentales: asegurar que la persona controle la decisión de si participa o no en una investigación clínica, y asegurar que la persona participe sólo cuando la investigación sea consistente con sus valores, intereses y preferencias.[5]

Para asegurarse de que un individuo tome determinaciones libres y racionales acerca de si la investigación clínica está de acuerdo con sus intereses, debe hacerse énfasis en que la información debe ser veraz, clara y precisa, de tal forma que pueda ser entendida por el sujeto al grado de que pueda establecer sus implicaciones en su propia situación clínica, considerar todas las opciones, hacer preguntas, para que así tome una decisión libre y voluntaria.[5]

La realización, el registro y el almacenamiento de toda la información del ensayo clínico deben ser adecuados para que la interpretación y la verificación de los datos del ensayo sean precisas.

El Investigador debe conducir el estudio de acuerdo con el Protocolo aprobado por el CEI y, si fuera necesario, por la autoridad reguladora.

Es una tarea fundamental del Investigador Principal garantizar la atención médica de los sujetos del ensayo y de cualquier decisión médica tomada en su beneficio.[5]

Los datos surgidos de los estudios clínicos deben ser completos, verídicos y correctamente procesados, para asegurar que las decisiones que se toman a partir de los mismos sean consistentes y no pongan en peligro la salud pública de la población. Para esto es preciso que los mismos sean originales, atribuibles a la persona que lo registra, legibles y contemporáneos.

El manejo de datos incluye todos los procesos y procedimientos para la colección, manejo, manipulación, análisis y archivo de los datos provenientes del estudio desde el inicio hasta que el mismo sea completado.

Los datos son volcados por el Investigador Principal o el personal que haya delegado para esta tarea en Formulario de Registro Clínico Individual (CRF). Todos los datos del CRF deben derivarse de los documentos fuente.

Se define como documento fuente a aquel en el que el dato consta por primera vez. Son ejemplos de documentos fuente: registros de hospital, historias clínicas, protocolos de laboratorio, memorandos, diarios de los sujetos o listas de verificación de evaluación, registros de entrega de la farmacia, datos registrados de instrumentos automatizados, copias o transcripciones certificadas después de verificarse que son copias exactas, microfichas, negativos fotográficos, medios magnéticos o microfilm, rayos X, expedientes de los sujetos y registros conservados en la farmacia en los laboratorios y en los departamentos médico-técnicos involucrados en el estudio clínico.

El patrocinador deberá asegurarse de un adecuado manejo del producto en investigación (incluyendo comparador activo y placebo). Los productos deben ser identificados apropiadamente de acuerdo a la etapa de desarrollo, manufacturados de acuerdo con cualquier procedimiento de Buena Prácticas de Manufactura (BPM) y codificados y etiquetados correctamente. Deberá, además, determinar las temperaturas, condiciones (por ejemplo, protegido de la luz) y tiempos de almacenamiento aceptables, líquidos reconstituyentes y procedimientos y equipo para infusión si lo hubiera, y debe informar a todas las partes involucradas (por ejemplo, monitores, investigadores, farmacéuticos, gerentes de almacén, etc.) de estas determinaciones. Los productos deben empacarse para prevenir su contaminación o un deterioro inaceptable durante el transporte y almacenamiento.

El patrocinador es responsable de suministrar en forma gratuita al investigador los productos en Investigación durante el desarrollo del estudio. Debe asegurar la entrega oportuna de los productos y mantener registros que documenten el envío, la recepción, disposición, devolución y destrucción de los productos.

El investigador es responsable de que el producto en investigación se use solamente de acuerdo con el Protocolo aprobado y de llevar la contabilidad del producto en investigación en el sitio, y mantener los registros de entrega del producto al sitio del estudio, el inventario en el sitio, el uso en cada sujeto y la devolución al patrocinador, de acuerdo a los requerimientos reguladores. Estos registros deben incluir fechas, cantidades, números de lote/serie, así como que el producto sea almacenado en el sitio de acuerdo a lo que especifica el Protocolo.

Durante los estudios clínicos es imprescindible realizar manejo de la seguridad de los productos en investigación. Esto incluye estudios preclínicos (en animales), así como, durante los estudios en seres humanos la recolección y análisis de reportes de los eventos adversos (definidos como cualquier ocurrencia médica adversa en un voluntario ya sea sano o enfermo y que no necesariamente tiene una relación causal con este tratamiento.

En el manejo de la seguridad cada uno tiene sus responsabilidades, que se hallan descritas detalladamente en la ICH E2A *Clinical Safety Data Management: Definitions and Standards for Expedited Reporting*[9] y la Disposición ANMAT 2124/05 (*ver Apéndice 5*) para los centros de Argentina.[10]

El Patrocinador es responsable de la evaluación continua de seguridad del producto en investigación. En ocasiones el Patrocinador puede considerar establecer un comité independiente de monitoreo de datos (DSMB) para evaluar en intervalos el progreso de un estudio clínico, incluyendo los datos de seguridad y los puntos finales críticos de eficacia y para recomendar al patrocinador si debe continuar, modificar o detener el estudio. A su vez, el Patrocinador es responsable de la evaluación continua de seguridad del producto en investigación y debe notificar de inmediato a los investigadores y a las autoridades regulatorias de hallazgos que pudieran afectar la seguridad de los sujetos y tengan impacto en la conducción del estudio.

El Investigador tiene la responsabilidad de efectuar los reportes de seguridad que ocurran en su centro al Patrocinador e informar al CEI de los eventos serios surgidos en su centro y aquellos de otros centros que le hayan sido enviados por el Patrocinador. De esta manera, el CEI recibe la información que le envía el investigador, la analiza y, en caso necesario, toma las medidas oportunas para garantizar la seguridad de los sujetos. La Autoridad Regulatoria también recibe la información que le envía el patrocinador y con ella efectúa análisis y toma de medidas.

El patrocinador (o CRO a la que el patrocinador haya delegado esa tarea) debe realizar Control de Calidad (Monitoreo) y Aseguramiento de Calidad (auditorias) de los estudios. Para esto desarrolla tareas, planeadas y sistemáticas, para establecer que el estudio se está realizando y que los datos son generados, documentados (registrados) y reportados en cumplimiento con las Buenas Prácticas Clínicas (BPC) y los requerimientos reguladores aplicables.

Las agencias regulatorias, por su parte, pueden realizan Inspecciones[8] mediante una revisión oficial de los documentos, instalaciones, registros y de cualquier otro recurso que la autoridad considere esté relacionado con el estudio clínico y que pueda ser localizado en el sitio donde se realiza el mismo, en las instalaciones del patrocinador y/o de la organización de investigación por contrato (CRO) o en otros sitios que la Autoridad Regulatoria considere apropiados.

Una vez finalizado el estudio clínico, el Patrocinador realiza el análisis de los resultados y desarrolla el Informe final. Este reporte debe contener los datos clínicos obtenidos en el estudio y las consideraciones estadísticas efectuadas y debe ser enviado a los Investigadores (quienes los envían a su vez al CEI) y a las Autoridades Regulatorias. El Investigador, por su parte, también efectúa un Informe Final de lo acontecido en su centro y debe enviarlo al CEI y al Patrocinador.

BIBLIOGRAFÍA

1. *Handbook for Good Clinical Research Practice (GCP). Guidance for implementation.* World Health Organization, 2005.
2. *The Belmont Report Ethical Principles and Guidelines for the Protection of Human Subjects of Biomedical and Behavioral Research.* April 18, 1979. http://www.nihtraining.com/ohrsite/guidelines/belmont.htlm
3. *Disposición ANMAT* 5330/97. http://www.anmat.gov.ar
4. *ICH E6 Good Clinical Practice: Consolidated Guideline*, 1996. http://www.ich.org/
5. *Declaración de Helsinki.* 09/10/2004 http://www.wma.net/e/policy/pdf/17c.pdf
6. *Documento de las Américas. Red Panamericana para la Armonización de la Reglamentación Farmacéutica.* Organización Panamericana de la Salud. 2-4/3/2005 http://www.paho.org/
7. Sauwakon Ratanawijitrasin & Eshetu Wondemagegnehu. *Effective Drug Regulation. A multicountry study.* World Health Organization, 2002.
8. *Disposición ANMAT 690/05.* http://www.anmat.gov.ar
9. *ICH E2A Clinical Safety Data Management: Definitions and Standards for Expedited Reporting.* 27/10/1994 http://www.ich.org
10. *Disposición ANMAT 2124/05.* http://www.anmat.gov.ar

CAPÍTULO 3

DESARROLLO DE UN PRODUCTO FARMACÉUTICO

DRA. GABRIELA GUERRINI

3.1 INTRODUCCIÓN

El ciclo de vida de un fármaco comprende diversas etapas que se inician con el descubrimiento, identificación y/o desarrollo en el laboratorio de la droga, el ensayo de sus efectos *in vitro* e *in vivo*, su desarrollo clínico en seres humanos y finalmente su uso terapéutico. Este es un largo y complejo proceso que involucra un período de entre 8 a 12 años y que representa un costo de investigación de al menos 800 millones de dólares. Este proceso se desarrolla en etapas o Fases que son consecutivas pero en muchos casos se superponen. Dado que la información obtenida en etapas tempranas sirve de sustento a las etapas más tardías, la identificación preliminar de las características del fármaco son fundamentales para diseñar un plan de desarrollo racional y adecuado.

El proceso de descubrimiento y desarrollo de un nuevo fármaco tiene bajas chances de éxito. Si bien la productividad en las etapas iniciales (descubrimiento y preclínica) ha aumentado significativamente en los últimos años, como contrapartida se ha observado un incremento en el porcentaje de fracasos durante las etapas clínicas. Para fármacos en general, sólo el 20% de los proyectos de investigación farmacológicos pasarán del laboratorio a la etapa de investigación clínica y de ésos, menos del 10% llegará al mercado. Las razones de esta baja productividad son muy variadas, desde toxicidad inaceptable, limitaciones para su síntesis a gran escala, falta de diferenciación con otros productos ya existentes y requisitos regulatorios crecientes, que exigen estudios más extensos y costosos que atentan contra la prosecución de su desarrollo. Adicionalmente, un 3,5% de las drogas comercializadas en los Estados Unidos durante los 90 fueron retiradas de la venta por eventos adversos.

Un dato interesante es que la tasa de éxito varía de acuerdo al área terapéutica; así, en el área de cardiología se estima que las chances de éxito de una molécula que ingresa en la Fase I es del 20%, mientras que en oncología o Sistema Nervioso Central (SNC) se reduce al 8%. La razón de esta diferencia radica en la capacidad predictiva de los modelos animales de reproducir la fisiología humana.

A este ya de por sí lento proceso, debe sumarse el hecho de que, en general, más del 75% de los ensayos clínicos se ven demorados por lento reclutamiento de pacientes, alta tasa de abandono y requerimientos adicionales de los entes regulatorios. Si tenemos en cuenta que un principio activo se patenta tempranamente en cuanto se observa un potencial efecto terapéutico en el laboratorio, la prolongación del tiempo de desarrollo reduce el período durante el que la compañía innovadora tendrá exclusividad de comercialización para recuperar la inversión.

3.2
SÍNTESIS E IDENTIFICACIÓN DE UN NUEVO FÁRMACO

No hay una forma única por la que un nuevo fármaco es identificado o desarrollado en el laboratorio. A veces se comienza diseñando el fármaco a partir de la enfermedad que se desea tratar, estudiando la fisiología y los distintos blancos sobre los que esa molécula debería actuar para producir el efecto buscado. Para lograr identificar un compuesto potencialmente promisorio, en general, se deben evaluar cientos y a veces miles de compuestos en el laboratorio. Los candidatos potenciales son seleccionados utilizando modelos de evaluación *in vitro* que examinan los ligandos a receptores, los efectos de las enzimas, los efectos toxicológicos y otros efectos farmacológicos. En otros casos, a través del uso de diseños computarizados se realiza lo que se conoce como diseño molecular racional, por medio del que se simula un compuesto químico y se diseñan estructuras químicas que podrían actuar contra ésta. A través del uso de las computadoras puede estudiarse la estructura de un receptor y diseñar así un compuesto que bloquee una enzima que actúa sobre ese receptor blanco. También a través de este proceso pueden sintetizarse análogos al modificarse la estructura de una molécula ya conocida, con el fin de mejorar su perfil de toxicidad o farmacocinética. En otros casos se estudian las sustancias naturalmente producidas por microorganismos y los efectos que producen. Por último, y en la actualidad muy ocasionalmente, una molécula se descubre al azar.

3.3
EXPERIMENTACIÓN EN ANIMALES - FARMACOLOGÍA PRECLÍNICA

La farmacología preclínica comprende el estudio *in vitro* e *in vivo* del perfil toxicológico y farmacológico del fármaco realizado en el laboratorio y en pruebas con animales. Los estudios *in vitro* incluyen el estudio de sistemas acelulares y los efectos sobre células animales y humanas en tubos de ensayo. En las pruebas *in vivo* se debe caracterizar al menos el perfil farmacológico incluyendo:

- Potencial efecto terapéutico
- Farmacocinética ADME: absorción, distribución, metabolismo y excreción
- Toxicidad:

  - Aguda en al menos 2 especies de animales. Determina la Dosis letal 50

  - Subaguda en estudios de 2 semanas a 3 meses de duración dependiendo del tiempo propuesto de tratamiento con la nueva droga (uso agudo *vs.* uso crónico)

  - Los estudios de toxicidad crónica pueden continuar durante la fase de investigación en humanos ya que se necesitan muchos años para observar los efectos toxicológicos a largo plazo.

Los estudios de toxicología deben realizarse en una especie roedora y otra no roedora a fin de poder detectar las diferencias interespecies en la respuesta al fármaco.

3.4
FARMACOLOGÍA CLÍNICA – ENSAYOS EN SERES HUMANOS

Un ensayo clínico es un estudio de investigación en seres humanos voluntarios para evaluar un nuevo fármaco que potencialmente podrá ser empleado en el diagnóstico, cura, tratamiento o prevención de las enfermedades.

Los ensayos clínicos bien diseñados, randomizados, son la mejor manera de encontrar nuevos tratamientos para resolver las necesidades médicas aún insatisfechas. Estos estudios comprenden la evaluación de nuevos medicamentos o bien nuevas formas farmacéuticas y/o nuevas indicaciones de fármacos ya existentes. Hay que tener en cuenta que existen también ensayos clínicos no farmacológicos que pueden involucrar la evaluación de una larga lista de nuevas tecnologías para la salud como: marcapasos, termómetros, bombas de infusión, *stents*, suturas, lentes intraoculares, implantes, etc., que también requerirán de un uso experimental, para validar su utilidad y seguridad, que permita su empleo clínico a gran escala.

Los ensayos clínicos se caracterizan por ser prospectivos; experimentales e implican la realización de una intervención que es diferente de la práctica habitual. Sus objetivos son determinar la eficacia y seguridad de los nuevos tratamientos a través de su uso repetido en condiciones bien estandarizadas. La evaluación del perfil farmacocinético y las potenciales interacciones con otros fármacos administrados concomitantemente también constituyen objetivos primordiales en todo diseño de evaluación de un nuevo fármaco. Estas nuevas terapias en estudio, generalmente se comparan con otras sustancias que actúan como control. Dependiendo de la indicación a evaluar, estos controles pueden ser activos –como un tratamiento estándar ya reconocido– o un placebo que es una sustancia sin acción terapéutica (*ver Ensayos clínicos controlados con Placebo*).

Para comprobar la hipótesis de estudio se diseñan protocolos basados en modelos estadísticos predefinidos que determinarán el tamaño de la muestra a evaluar y garantizan la potencia del estudio. El tamaño de la muestra de un estudio depende de la enfermedad a tratar, la hipótesis que pretende demostrar, la magnitud esperada de la respuesta al tratamiento y la magnitud del error esperado que debe siempre ser el menor posible. Cuando se evalúa estrictamente la seguridad, son necesarias grandes bases de datos de pacientes para poder detectar la aparición de eventos adversos de baja prevalencia.

Otro elemento fundamental para garantizar la objetividad es la asignación de las ramas de tratamiento al azar que se logra a través de la randomización de los pacientes. También a través del diseño doble-ciego se garantiza la objetividad en el resultado de la observación y la distribución de la asignación de los tratamientos concomitantes.

El carácter experimental del ensayo clínico obliga a todas las partes involucradas (patrocinador, equipo de investigación, comités de ética y autoridades regulatorias) a considerar tres aspectos fundamentales: la metodología científica, los principios éticos y las regulaciones de las autoridades sanitarias de la zona geográfica donde se desarrolla la investigación, a fin garantizar la protección de los pacientes y la confiabilidad de los datos. Adicionalmente, las Buenas Prácticas Clínicas proveen un estándar ético y científico para el diseño, la conducción, registro y reporte de los ensayos que involucran la participación de voluntarios humanos.

Los ensayos clínicos adecuadamente diseñados permiten la toma de decisiones terapéuticas racionales basadas en sólidos fundamentos científicos que han contribuido de modo significativo al progreso médico y al incremento de la expectativa de vida en los últimos 50 años.

3.4.1 LAS FASES DE LOS ENSAYOS CLÍNICOS

La investigación clínica se realiza en etapas que se denominan *Fases*, algunas de estas fases son consecutivas mientras que muchas de ellas se superponen. En cada una de estas fases se va respondiendo a los objetivos planteados por el plan de investigación, incrementando en forma paulatina la exposición de los sujetos al fármaco, proveyendo información confiable a la vez que se protege la seguridad de los pacientes. Un plan de desarrollo de un nuevo fármaco involucra tres fases, sin embargo, existe una cuarta fase que se lleva a cabo durante el período pos comercialización:

3.4.1.1 FASE I

Involucra la primera administración de un nuevo fármaco a seres humanos. Dentro de esta fase hay una etapa aún más temprana que se conoce como Fase I temprana o exploratoria. Este tipo de estudios no se usa para el desarrollo de todos los fármacos sino particularmente para el tratamiento de enfermedades serias sin alternativas satisfactorias disponibles ya que, debido a que presentan menos riesgos que las Fases I tradicionales, estos estudios exploratorios limitados pueden ser iniciados con menor cantidad de información de soporte previa.

Los Ensayos Fase I, en general, son estudios pequeños, de diseño no controlado. No tienen un fin diagnóstico o terapéutico. El objetivo principal suele ser evaluar la seguridad. Son de corta duración, generalmente no más de 7 días, e involucran una exposición de seres humanos muy limitada. Los estudios exploratorios iniciales se realizan antes de los tradicionales estudios de escalado de dosis, seguridad y tolerabilidad que inician un programa de desarrollo clínico. La Fase I tradicional evalúa la máxima dosis tolerada, empleando en general dosis incrementales. Estos estudios se llaman cohortes. Una cohorte es un grupo homogéneo de entre 3 a 6 pacientes que reciben el mismo nivel de dosis. Si la seguridad se determina como adecuada en esa cohorte, se pasa a un segundo grupo de cohorte con una dosis superior, y así sucesivamente. También se incluyen dentro de esta fase los estudios ADME. Esta caracterización farmacocinética inicial permitirá el diseño adecuado de los ensayos bien controlados de la Fase II. Si fuera posible, también se intenta determinar el perfil farmacodinámico como un objetivo secundario.

Es frecuente que los estudios de esta etapa se realicen en pacientes internados para poder monitorear más estrechamente los parámetros de seguridad. Se utilizan grupos pequeños de sujetos –entre 20 y 80–, dependiendo del tipo de fármaco investigado. Si bien en la gran mayoría se utilizan sujetos voluntarios sanos, existen excepciones como el caso de patologías especiales –el HIV o el cáncer– en que por las características de los fármacos utilizados las fases tempranas del desarrollo se realizan en pacientes portadores de la enfermedad en estudio.

3.4.1.2 FASE II

Los estudios de esta fase son ya de diseño controlado y siempre se realizan en la población que padece la patología para la que el fármaco está siendo desarrollado. Son estudios pequeños pero que involucran varios cientos de pacientes de características demográficas limitadas, determinadas por estrictos criterios de inclusión y exclusión. En esta etapa el objetivo es obtener datos preliminares de la efectividad de la droga y establecer la dosis-respuesta.

La Fase IIa es la que establece la dosis bruta, mientras que la IIb establece la dosis óptima. Desde el punto de vista de la seguridad se evalúan los eventos adversos a corto plazo y los riesgos asociados con su uso. Los pacientes en general son ambulatorios, aunque en situaciones especiales también pueden permanecer hospitalizados. Objetivos adicionales de esta fase pueden incluir la evaluación de subgrupos de poblaciones (leve *versus* severo), con uso de medicaciones concomitantes o poblaciones especiales (ancianos o niños).

3.4.1.3
FASE III

Estos estudios son los que confirman la efectividad terapéutica; comparan un nuevo fármaco con un tratamiento estándar y/o un placebo. A través de un proceso aleatorio los pacientes son asignados a diferentes ramas de tratamiento, de acuerdo al diseño del ensayo, manteniendo un diseño doble ciego en aquellos de mayor rigurosidad. Como ya mencionamos, este proceso de randomización elimina el sesgo en la asignación de los tratamientos. Esta fase comprende grandes estudios que incluyen varios cientos o miles de pacientes. Además de los datos adicionales de efectividad y seguridad, esta fase intenta definir la relación riesgo-beneficio general que definirá el perfil terapéutico del producto para su aprobación por las autoridades regulatorias. Estos estudios suelen ser multicéntricos y se desarrollan en diversas áreas geográficas para garantizar la heterogeneidad demográfica y acelerar el reclutamiento de los pacientes. Los estudios conocidos como IIIb en general se realizan para complementar un aplicación de una nueva droga antes de su aprobación regulatoria y muchas veces a solicitud de la autoridad sanitaria que está evaluando el nuevo fármaco.

3.4.1.4
FASE IV

Se denominan así a los estudios clínicos que se realizan en una indicación ya aprobada para su comercialización, por lo que no forman parte directamente del desarrollo de un producto farmacéutico. Su objetivo puede comprender la investigación destinada a incrementar los conocimientos sobre seguridad, efectos a largo plazo, impacto sobre la calidad de vida, comparación con otras intervenciones terapéuticas. Hay que tener siempre en cuenta que si se desea explorar una nueva indicación de un fármaco o una nueva forma farmacéutica no se trata de una Fase IV sino que se reinicia el proceso desde las etapas tempranas.

3.5
EL PLAN DE DESARROLLO CLÍNICO DE UN NUEVO FÁRMACO

Esta etapa comienza con la selección de los centros e investigadores para el primer ensayo Fase I y termina con el paquete regulatorio que contiene toda la información necesaria para el registro del producto frente a las autoridades sanitarias.

El plan de desarrollo clínico de un nuevo fármaco incluye varias decenas de estudios clínicos; sin embargo, sólo una porción de ellos deben realizarse de forma secuencial y son críticos para avanzar a la etapa siguiente. El 70% de ellos puede realizarse en paralelo en las distintas etapas. El incrementar este paralelismo es la estrategia principal que ha utilizado la industria farmacéutica para acortar el tiempo de desarrollo.

Cuadro 1. Etapas en el desarrollo de un nuevo producto farmacéutico

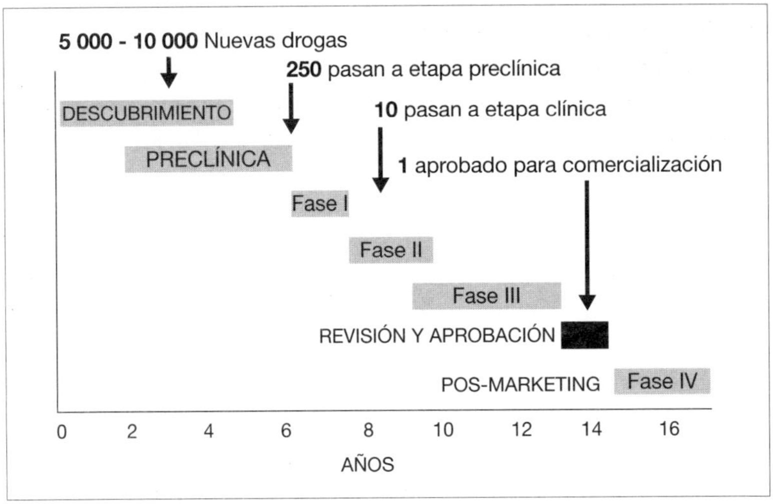

El diseño de este plan de desarrollo no difiere en nada de cualquier otro proceso de planeamiento. Cada etapa es cuidadosamente evaluada y diseñada para alcanzar el objetivo en una fecha predeterminada. Sin embargo, más allá de este exhaustivo planeamiento, el 60% de los estudios clínicos se atrasan al menos un mes y el 13%, más de 6 meses. Analizando las causas de estos retrasos, la principal se explica por el lento reclutamiento de los pacientes. Los responsables del proyecto a escala local y global deben extremar las medidas para cuantificar el real potencial de reclutamiento de los centros participantes. En la Tabla 1 se listan las diferentes medidas que pueden implementarse para mantener el plan de desarrollo clínico dentro de los tiempos planeados.

3.6
ENSAYOS CLÍNICOS CONTROLADOS CON PLACEBOS

Los placebos son utilizados en aquellas patologías en que se espera una tasa de respuesta muy alta en la exposición al mismo. Un ejemplo típico lo constituyen las enfermedades mentales como la esquizofrenia, trastorno bipolar, depresión, en las que la respuesta al placebo puede variar de 20 a 70%. La medición de la respuesta al placebo es necesaria para atribuir la *verdadera* eficacia de la medicación en estudio. La comparación directa con el placebo permite también proveer un perfil de seguridad confiable. El control con placebo sobre la base de un diseño doble ciego elimina todas las influencias potenciales relacionadas con la acción farmacológica del medicamento en estudio. Estas incluyen cambios espontáneos en la historia natural de la enfermedad, expectativas del paciente y del investigador y elementos subjetivos relacionados con la evaluación.

Otra ventaja de los estudios controlados con placebo es que permiten la detección de efectos terapéuticos con una muestra de menor tamaño que la que sería necesaria para un estudio controlado *versus* otro principio activo. Los diseños que involucran una comparación con un activo, al requerir una muestra significativamente mayor, incrementan la

Tabla 1. Medidas útiles para cumplir con los tiempos de desarrollo clínico planeados

Medida	Ventaja
Plan de desarrollo clínico optimizado	Mínimos intervalos entre estudios para toma de decisiones. Superposición de la mayor cantidad de actividades posibles
Cálculo realista de la capacidad de reclutamiento de los centros de investigación a nivel regional y global	Minimiza la razón principal de retraso
Planes que maximizan la adherencia de los pacientes	Reduce los desvíos en la evaluación de parámetros farmacocinéticos
Globalizar la selección de centros	Evita los centros saturados, incrementa las posibilidades de reclutamiento simultáneo
Farmacogenómica	Permite distinguir proactivamente diferencias dosis-respuesta en base a metabolizadores rápidos o lentos
Captura electrónica de datos – e CRF	Evita errores de transcripción, reduce y simplifica el proceso preguntas a los investigadores y limpieza de la base de datos

exposición de un número superior de pacientes a la medicación experimental y, en consecuencia, el riesgo.

Desde la perspectiva de las agencias regulatorias existe un acuerdo de la utilidad del placebo en el ámbito internacional que abarca entre otras a la Agencia Europea EMEA, la autoridad regulatoria canadiense y la FDA, quienes consideran que los estudios controlados con placebo en psiquiatría constituyen un estándar de oro.

En estos casos en que es necesario el uso de diseños que involucran placebo, se presentan dilemas éticos para justificar y permitir su empleo. La única manera posible de llevarlos adelante, garantizando de forma adecuada la protección de los pacientes voluntarios de la investigación, es través de diseños muy estrictos, con la potencia suficiente para detectar tempranamente una posible recaída o falta de respuesta que permita el rápido retiro del sujeto del estudio. La evaluación científica de cualquier tratamiento nuevo o promisorio en la busca continua de nuevas medicaciones con superior eficacia y superior perfil de seguridad constituye también un requisito ético para justificar su realización.

3.7
ALGUNOS CONCEPTOS DESDE LA VISIÓN DE LA **FDA** - APLICACIÓN **IND**

Los ensayos clínicos multicéntricos globales destinados a solicitar una aprobación regulatoria por parte de la FDA (*Food & Drug Administration* de los Estados Unidos) se conocen como estudios IND. Los próximos párrafos intentarán proveer una somera explicación de su significado debido a la frecuencia creciente con la que se realizan en Argentina. Es importante que los investigadores entiendan el concepto obtenido directamente del Código Federal de Regulaciones de la FDA.

3.7.1
APLICACIÓN **IND**

Desde la perspectiva de la FDA, una aplicación IND –Nueva Droga en Investigación– (del inglés *Investigacional New Drug*) debe ser presentada antes de poder iniciar la fase de investigación clínica para un nuevo producto farmacéutico.

De acuerdo a las leyes Federales de los Estados Unidos, para que un fármaco pueda ser transportado y distribuido en diferentes estados debe estar autorizada su comercialización. En el caso de un fármaco en investigación que debe ser distribuido para llevar adelante un plan de ensayos clínicos, se debe obtener una excepción a este requisito legal. La aplicación IND es la manera a través de la que el patrocinador obtiene esta excepción. Cuando se ha completado la fase de investigación preclínica y el patrocinador está listo para avanzar a la fase clínica debe someter una aplicación IND a la FDA.

La aplicación IND, que puede ser comercial o exclusivamente de investigación, debe contener toda la información obtenida hasta el momento del producto, incluyendo la farmacología animal y los estudios toxicológicos que permitan prever los riesgos anticipados colectados durante estudios en animales. Con esta información se puede predecir la dosis segura para el inicio de la administración a humanos por primera vez, los blancos del perfil de toxicidad del producto, los márgenes de seguridad y una predicción de la farmacocinética y farmacodinamia. Adicionalmente se debe proveer la información sobre el fabricante del producto, el protocolo clínico e información sobre los investigadores bajo cuya responsabilidad se llevará adelante el estudio.

El proceso de revisión lleva aproximadamente 30 días. El objetivo del proceso de aplicación IND es garantizar que los sujetos que participen de la investigación no serán sometidos a riesgos irrazonables. Antes de permitir a un investigador iniciar la participación en un ensayo clínico bajo una aplicación IND, el patrocinador debe hacer completar el formulario FDA 1572 que debe ser firmado por el investigador principal de cada centro. Este contiene los datos del Protocolo, investigadores y subinvestigadores, comité responsable de la supervisión del estudio y facilidades (laboratorios, laboratorios centrales de exámenes complementarios) involucradas en la evaluación de los resultados. Por medio del mismo el investigador se compromete a:

- Conducir el estudio de acuerdo al Protocolo
- Cumplir con sus obligaciones como investigador principal
- Conducir y supervisar personalmente el estudio
- Cumplir con el proceso de consentimiento informado
- Haber leído la información contenida en el Manual del Investigador incluyendo los potenciales riesgos y eventos adversos del producto
- Asegurar que los miembros de su equipo son informados de sus obligaciones con el estudio

Desde el punto de vista de la Administración Nacional de Alimentos y Tecnologías (ANMAT) de la Argentina, de acuerdo a la disposición 5330/97 (*ver Apéndice 3*), el investigador debe presentar una declaración jurada en la que el investigador se compromete a cumplir con el espíritu de la declaración de Nuremberg y Helsinki (*ver Apéndice 1*) y sus actualizaciones, respetando los derechos de los pacientes. Con relación al proceso de aprobación para iniciar una fase de investigación clínica en Argentina, ésta es de 90 días y no varía con la fase clínica de la que se trate. Sin embargo, para las Fases I y II, el manual del investigador que contiene toda la información sobre el fármaco en estudio será analizado por el Instituto Nacional del Medicamento –INAME– antes de la evaluación del protocolo clínico por los evaluadores clínicos de ANMAT.

3.8 RELEVANCIA DEL GÉNERO EN EL DISEÑO DE LOS ESTUDIOS CLÍNICOS

En las últimas décadas se ha discutido la influencia del género en la farmacocinética y farmacodinamia de los medicamentos. El sexo puede afectar intrínsecamente la metabolización de los fármacos por un comportamiento diferente de los sistemas enzimáticos del citocromo P 450 y el metabolismo Fase II (factores genéticos, metabolismo y eliminación), por factores extrínsecos (dieta, factores ambientales, fármacos concomitantes exclusivos de género –contraceptivos hormonales– o sociales), o interacciones entre estos factores. Menos se ha estudiado sobre las diferencias farmacodinámicas (PD) pero se reconoce que las mujeres tienen una mayor incidencia de eventos adversos si se las compara con la población masculina.

El uso de drogas con fines terapéuticos –como la talidomida en los años 60, cuyo uso en mujeres embarazadas resultó en más de 10 000 niños con defectos de nacimiento en todo el mundo, o el empleo de diestiestilbestrol en los años 40-50 que dio lugar al desarrollo de adenocarcinomas vaginales en las hijas de mujeres que lo habían empleado para prevenir el aborto– generó tanta atención pública y política que las autoridades regulatorias e instituciones representativas para la salud elaboraron recomendaciones tendientes a limitar la participación de mujeres en ensayos clínicos, en particular en las fases tempranas. Sin embargo, dado que las influencias del género en el metabolismo de los fármacos fueron cada vez más evidentes y la participación de las mujeres en las investigaciones clínicas era inferior al 40%, estos lineamientos fueron revisados (FDA, NIH), sugiriéndose incrementar su representatividad en proporción a la distribución de género de la población estudiada. El Instituto Nacional de Salud de los Estados Unidos (NIH) ha incorporado dentro de sus mecanismos para aprobación de subsidios para investigación la obligación de incorporar mujeres y minorías. Si bien en la actualidad la mayoría de los ensayos clínicos permiten la inclusión de pacientes sin distinción de sexos en los ensayos clínicos, una revisión reciente demostró que las mujeres siguen estando escasamente representadas en casi todas las áreas terapéuticas, incluyendo el HIV y el cáncer, así como en todas las fases de investigación y no sólo en las tempranas. Algunos factores que se mencionan como posibles para este sesgo (Tabla 2) tienen que ver con la dificultad para garantizar una anticoncepción considerada segura durante todo el período que dure la investigación y el hecho de que los hombres son más propensos a firmar el consentimiento informado que las mujeres, que suelen ser más reticentes. Otra de las limitaciones surge de que, aun en aquellos ensayos con importante participación de mujeres, no hay una evaluación de la eficacia y seguridad por subgrupos de género, lo que impide detectar diferencias PD y PK si las hubiera. En una revisión de más de 30 análisis sistemáticos de la Cochrane Library en enfermedades cardiovasculares, las mujeres participaron en el 27% de los 258 estudios clínicos comprendidos y sólo en 33% de los casos se evaluaron los resultados por subgrupos etáreos. En una enfermedad que afecta significativamente a las mujeres, la baja representatividad por género incorpora un sesgo importante a las revisiones sistemáticas que se consideran un estándar de oro para la toma de decisiones médicas a través de la medicina basada en la evidencia.

Tabla 2. Causas de la menor inclusión de mujeres en ensayos clínicos

Causas
Limitación histórica
Dificultad para mantener anticoncepción efectiva
Menor tendencia a aceptar el consentimiento informado

Los futuros esfuerzos deberían no solo concentrarse en que ambos sexos participen representativamente en los ensayos clínicos, sino también en que sus datos sean analizados teniendo en cuenta estas diferencias. Las decisiones terapéuticas en el futuro deberían también poder incluir un análisis por sexo. Estos conceptos son aplicables, además, a pacientes ancianos y minorías étnicas.

3.9
ENSAYOS CLÍNICOS EN PEDIATRÍA

Es ampliamente reconocido que los niños sufren muchas de las enfermedades de los adultos y que éstas, aun en los casos de enfermedades graves y que comprometen seriamente la vida, son tratadas con los mismos fármacos que los adultos pero con limitada o ninguna información sobre sus efectos en esta población. Se considera población pediátrica a los niños desde el nacimiento hasta los 11 años y desde los 11 a 16-18 años adolescentes, dependiendo de la región.

Una minoría de los medicamentos que se utilizan en pediatría tiene indicaciones aprobadas en niños. De 33 nuevos productos aprobados por la FDA en 1997 sólo 9 contenían información para su uso en pacientes pediátricos en sus prospectos, aunque 27 eran potencialmente útiles en este grupo. El uso de medicinas sin indicaciones aprobadas en pediatría es desafortunadamente una práctica habitual en todo el mundo.

Los niños exhiben diferente metabolismo que los adultos; las variables farmacocinéticas han demostrado ser mayores de lo anticipado y los eventos adversos no pueden predecirse a partir de información obtenida de ensayos en adultos; se requiere poder realizar ajustes de dosis por peso y edad. Adicionalmente, los niños no tienen estatus legal, exhiben limitada capacidad para comprender lo que involucra participar en un ensayo clínico y tienen poco poder para tomar decisiones. Los aspectos éticos para el análisis de un plan de desarrollo pediátrico necesitan balancear la protección de una población de por sí vulnerable, con el derecho y la necesidad de contar con medicamentos probados como seguros y efectivos.

En la Tabla 3 se mencionan las razones por las que la investigación clínica en pediatría es tan limitada.

La toma de decisión para iniciar un programa clínico pediátrico se basa en:

- La prevalencia de la enfermedad
- La seriedad de la enfermedad

- La disponibilidad de tratamientos alternativos
- Si se trata de un principio activo novel o no
- Si tiene exclusivamente aplicación pediátrica
- Cuál es el rango etáreo de la población pediátrica al que está destinado
- Problemas de seguridad específicamente pediátricos
- Necesidad potencial de formulación pediátrica

Tabla 3. Dificultades en la investigación clínica pediátrica

Aspectos logísticos para el diseño y conducción de un ensayo clínico pediátrico	• Necesidad de una formulación que se adapte a la edad y peso del niño y tenga un gusto aceptable • Consideraciones de seguridad • Necesidad de seguimiento a muy largo plazo • Cambios fisiológicos con la edad (endocrinos, metabólicos) • Necesidad de evaluaciones PK que requieren múltiples venopunturas • Limitada experiencia de los Comités de Ética
Necesidades diferentes de las partes intervinientes	• Padres: Menor incomodidad y dolor posible • Patrocinador y autoridad regulatoria: eficacia y seguridad comprobada • Niño: No padecer dolor, sentirse bien y agradar a los adultos
Dificultades éticas	• Protección de una población extremadamente vulnerable • Balance entre la necesidad científica y bienestar del menor • Necesidad de obtener asentimiento

Aquellos medicamentos destinados a enfermedades serias sin alternativas terapéuticas sin duda constituyen la prioridad dentro de estos factores. En estos casos, está justificado el desarrollo de un plan pediátrico temprano tan pronto como se tengan datos de seguridad y de eficacia preliminar que deben incluir todas las fases de investigación. Cuando el fármaco no está destinado a tratar una enfermedad grave y se tiene significativa evidencia de su eficacia y seguridad en adultos, suele ser suficiente la complementación con estudios de farmacocinética (PK) y seguridad en todos los grupos de edad en que se planea su uso, partiendo para el diseño de los estudios farmacocinéticos en adultos. Una preocupación en los estudios farmacocinéticos en pediatría la constituye la intención de extraer la menor cantidad de sangre y causar el menor estrés posible en el paciente (*ver Tabla 4*).

Tabla 4. Estrategias para limitar la extracción de sangre en estudios de PK pediátricos

Usar pruebas muy sensibles para detección de la droga activa y metabolitos
Emplear laboratorios con experiencia en el empleo de muestras de pequeño volumen
Utilizar muestras de PK aisladas utilizando modelos predictivos en base a PK en adultos
Realizar las extracciones de PK al mismo tiempo que las extracciones clínicas

La investigación clínica pediátrica se basa en los principios generales descritos en la *Guía en Investigación Clínica Pediátrica* (ICH E-11, año 2000):

• Los pacientes pediátricos deberían recibir las medicinas que han sido adecuadamente evaluadas en las poblaciones para las que su uso está diseñado.
• Los planes de desarrollo de un fármaco deben incluir estudios pediátricos cuando se anticipa su uso terapéutico en esta población.
• Los estudios pediátricos no deben implicar un retraso para los planes de desarrollo para adultos.
• La responsabilidad del desarrollo de estudios clínicos en este grupo es compartida por la industria, autoridades regulatorias, profesionales de la salud y la sociedad en general.

Las autoridades regulatorias, principalmente la FDA, las de la Unión Europea y las Sociedades Científicas Internacionales, han realizado diferentes estrategias con el fin de promover la investigación clínica pediátrica elaborando nuevas regulaciones y leyes tendientes a promover las discusiones éticas, los estándares bajo los cuales estas investigaciones deberían ser realizadas y generar incentivos económicos a los patrocinadores para promover la inversión en esta área.

3.9.1 ASENTIMIENTO EN PEDIATRÍA PARA PARTICIPAR EN UN ENSAYO CLÍNICO

El asentimiento en un ensayo clínico es el proceso por el que una persona que no tiene capacidad legal para brindar consentimiento, expresa su acuerdo o no para participar. En la Tabla 5 se describe el racional del proceso de asentimiento.

Basados en el respeto por las personas del Reporte Belmont (*ver Apéndice 6*), quienes apoyan el proceso de asentimiento consideran que todas las personas, independientemente de su capacidad de entendimiento, deben participar del proceso de decisión proveyéndole información adecuada a su nivel de entendimiento. En cambio, sus detractores consideran que se requiere proteger a quienes tienen menor autonomía. A pesar de tan opuestas posiciones, el asentimiento es hoy un proceso ampliamente aceptado y requerido para la participación de menores en ensayos clínicos. Si bien la disposición 5330/97 (*ver Apéndice 3*) de ANMAT no exige el asentimiento en niños, exige el cumplimiento de la declaración de Helsinki (*ver Apéndice 1*) que sí lo solicita.

Existe aún mucho debate acerca de la edad adecuada para brindar asentimiento en la investigación clínica pediátrica. En 1977, la Comisión Nacional para la protección de Sujetos de investigación biomédica y del comportamiento estableció los 7 años como la edad adecuada para brindar consentimiento. En la actualidad, la Academia Americana de Pediatría coincide en que los 7 años constituyen una edad adecuada a partir de la que debe brindarse asentimiento. De acuerdo al ICH E 11, los comités de ética o la legislación local determinarán la edad a partir de la que se empleará el asentimiento en cada región.

Los investigadores y claramente los Comités de Ética locales deberán tener en cuenta que durante el proceso de asentimiento, en el caso de disentimiento, no es apropiado enrolar de todas maneras al paciente. La integridad y claridad durante este proceso son fundamentales en la relación médico-paciente, con independencia de la edad del sujeto.

Tabla 5. Racional del proceso de asentimiento

Respeto por las personas independientemente de su capacidad cognitiva
Provee información
Permite la toma de decisión compartida
Permite el disenso

Se espera que en los próximos años mejore la calidad y cantidad de evidencia clínica que permita al médico juzgar cuál es el tratamiento más apropiado para su paciente de acuerdo a la edad, medicaciones concomitantes, eficacia y potenciales eventos adversos caracterizados en ensayos en población pediátrica.

BIBLIOGRAFÍA

1. *Guidance for Industry. Guidance of General Considerations for Clinical Trials (ICH-E8).* 17/12/1997. http://www.fda.gov/cder/guidance/1857fnl.pdf
2. *Guidance for the Industry, Investigators and Reviewers. Exploratory IND Studies.* FDA January 2006, www.fda.gov/cder/guidance/7086fnl.htm
3. "Clinical trials. An overview". *Bundesgesundheitsblatt Gesundheitsforschung Gesundheitsschutz.* 2005; 48(5):515-23.
4. Hibberd PL, DL Weiner. "Monitoring participant safety in phase I and II interventional trials: options and controversies". *J Investig Med* 2004;52(7):446-52.
5. Rosenberger WF, LM Haines. "Competing designs for phase I clinical trials: a review". *Stat Med.* 2002;21(18):2757-70.
6. CDER MANUAL. http://www.fda.gov/cder/
7. *Régimen de Buenas Prácticas en Investigación Clínico Farmacológica.* Disposición 5330/97. Administración Nacional de Alimentos y Medicamentos. http://.www.anmat.gov
8. Barlett, C. "The causes and effects of socio-demographic exclusions from clinical trials". *Health Tech Asses* N° 38 2005;(9).
9. Pauwels, R. "Aspects of succesfull drug discover and development". *Antiviral Research* 71 2006;77-89.
10. Laporte, JR. "Placebo effects in psychiatry". *Lancet* Oct 29 1994;344(8931):1206-9.
11. Laughren, T. "The scientific and ethical basis for placebo-controlled trials in depression and schizophrenia: an FDA perspective". *Eur Psychiatry.* Nov 2001;16(7):418-23.
12. Mucke, H. "A new paradigm for clinical development". *Life Sciences Reports* Nov 2005.
13. Baranczewski, P. *"Introduction to in vitro estimation of metabolic stability and drug interactions of new chemical entities in drug discovery and development".* *Pharmacol Rep.* Jul-Aug 2006;58(4):453-72.

14. Polito, P. Farmacología clínica. *Farmacología Clinica.Desarrollo de nuevos medicamentos. Ensayos Clìnicos. En; Isolabella DMT, Reynoso C (editoras): Farmacología para Nutricionistas 1 Ediprof-Masson Doyma* Argentina;Buenos Aires, Julio 2003
15. CRF Title 21 Food & Drugs Part 312.
16. Meihbohm, B. "Population pharmacokinetic studies in pediatrics: issues in design and analysis". *AAPS J.* Oct 5 2005;7(2):E475-87.
17. Ahlawat, SK. "Gender-related differences in dyspepsia: a qualitative systematic review". *Gend Med.* Mar 2006;3(1):31-42.
18. Johnson, SM. "Assessment of analysis by gender in the Cochrane reviews as related to treatment of cardiovascular disease". *J Womens Health (Larchmt).* Jun 2003;12(5):449-57.
19. Murthy, VH. "Participation in cancer clinical trials: race-, sex-, and age-based disparities". *JAMA.* Jun 9 2004;291(22):2720-6.
20. Mc Carthy, CR. "Historical background of clinical trials involving women and minorities". *Acad Med.* Sep 1994;69(9):695-8.
21. FDA. "Guideline for the study and evaluation of gender differences in the clinical evaluation of drugs". *Fed Regist.* Jul 22 1993;58(139):39406-16.
22. Gans-Brangs, KR. "The evolution of legislation to regulate pediatric clinical trials: Present and continuing challenges". *Adv Drug Deliv Rev* 58 2006;106-115.
23. Rakhmanina, JN. "Pharmacological Research in pediatrics: From neonates to adolescents". *Adv Drug Deliv Rev* 58 2006;4-14.
24. Murphy, D. "Pediatric Issues in Clinical Trials". http://www.fda.gov/oc/opt/presentations/pedissues.html
25. Kon, A. "Assent in Pediatric Research". www.pediatrics.org/cgi/doi/10.1542/peds.2005-2926.
26. Madeiro Leite, A. "Medicina basada en evidencias: un ejemplo en el campo de la pediatría". *Arch. Argent. Pediatr* 2000;98(4):218-230.
27. Demirdjian, G. "Medicina basada en la evidencia". *Arch Argent. Pediatr* 2001;99(4):366-377.
28. Demirdjian, G. "Historia de los ensayos clínicos aleatorizados". *Arch. Argent. Pediatr* 2006;104(1):58-67.
29. Grunfeld, B. "Tratamiento antihipertensivo en pacientes pediátricos". *Arch. Argent. Pediatr.* 2004;102(5):323-376.
30. Cardoso, P. "Investigación clínica farmacológica en pediatría: ¿Es ético y legal experimentar en niños?" (Parte 1). *Arch. Argent. Pediatr.* 2005;103(1):46-54.
31. The National Commission for the Protection of Human Subjects of Biomedical and Behavioral Research - *The Belmont Report.* April 18, 1979. http://ohsr.od.nih.gov/guidelines/belmont.html

CAPÍTULO 4

EL PROCESO DEL CONSENTIMIENTO INFORMADO

DR. GABRIEL SEQUEIRA

4.1 DEFINICIONES

Sobre el consentimiento informado se han dado muchas definiciones entre las que se destacan:[1] “el consentimiento informado es una de las responsabilidades más delicadas que recaen sobre el investigador”; “el consentimiento informado es un obstáculo legal o burocrático para tratar a los pacientes”.

Estas dos posiciones nos sirven para ilustrar el pensamiento médico acerca del consentimiento informado, que va desde reconocerlo como muy trascendente hasta considerarlo un verdadero obstáculo para la investigación.

Si bien aquí se enfoca el consentimiento informado en relación a la investigación, su utilización en la práctica clínica se va generalizando, siendo habitual su obtención para la realización de procedimientos diagnósticos, terapéuticos o para la administración de determinadas terapias. En ese sentido, el artículo 19 (obligaciones de los médicos) de la ley 17.132[2], que rige el ejercicio de la medicina y profesiones afines en nuestro país, expresa que se debe “respetar la voluntad del paciente en cuanto sea negativa a tratarse o internarse... y que se solicitará la conformidad por escrito del enfermo... salvo cuando la inconsciencia, alienación o la gravedad del caso no admitiera dilaciones. En caso de incapacidad, los profesionales requerirán la conformidad del representante del incapaz”.

Debe considerarse que el avance tecnológico plantea continuamente discusiones éticas. Clayton[3] (1994) señalaba la necesidad de obtener el consentimiento del paciente para el almacenamiento de muestras de tejidos sólidos, sangre, saliva, o cualquier tejido o fluido que contenga células nucleadas.

Actualmente, para todo Protocolo que implique muestras para farmacogenética se debe obtener un segundo consentimiento informado. Así, un paciente puede consentir participar del estudio pero no autorizar muestras para farmacogenética.

4.2 DECLARACIÓN DE HELSINKI

La Declaración de Helsinki[4] (*ver Apéndice 1*) consta de 32 puntos, 6 de los cuales hacen referencia al Consentimiento Informado. En el punto 20 se menciona que “...para tomar parte de un estudio clínico los individuos deben ser participantes voluntarios e informados...”; en el punto 22 “...que la persona debe ser informada del derecho de participar o no en la investigación y de retirar su consentimiento en cualquier momento, sin exponerse a represalias. Después de asegurarse de que el individuo ha comprendido la información, el médico debe obtener entonces, preferiblemente por escrito, el consentimiento informado y voluntario de la persona. Si el consentimiento no se puede obtener por escrito, el proceso para lograrlo debe ser documentado y atestiguado formalmente...".El punto 23 dice que "...al obtener el consentimiento informado (...), el médico debe poner especial cuidado cuando el individuo está vinculado con él por una relación de dependencia o si consiente bajo presión. En un caso así, el CI debe ser obtenido por un médico bien informado que no participe en la investigación y que nada tenga que ver con aquella relación.

El punto 24 señala que "...cuando la persona sea legalmente incapaz, o inhábil física o mentalmente de otorgar consentimiento, o menor de edad, el investigador debe obtener el consentimiento informado del representante legal y de acuerdo con la ley vigente...".

El punto 25 declara que "...si una persona considerada incompetente por la ley, como es el caso de un menor de edad, es capaz de dar su asentimiento a participar o no en la investigación, el investigador debe obtenerlo, además del consentimiento del representante legal...".

Finalmente, en el punto 26 se lee que "...la investigación en individuos de los que no se puede obtener consentimiento, incluso por representante o con anterioridad, se debe realizar sólo si la condición física/mental que impide obtener el CI es una característica necesaria de la población investigada...".

4.3
¿POR QUÉ HAY QUE OBTENER EL **CI**?

Como se menciona en otros capítulos, la investigación clínica genera un conflicto de intereses: el principal objetivo el médico en la práctica diaria es dar al paciente el mejor tratamiento disponible, con una expectativa razonable de éxito, lo que no ocurre mayoritariamente en la investigación clínica con alguno de los grupos en estudio, por ejemplo, a veces el placebo es más seguro que el tratamiento activo pero en otras ocasiones expone al paciente a un riesgo que se hubiera podido evitar con un tratamiento disponible. En otras situaciones el fármaco en estudio es ineficaz o genera eventos adversos que motivan la finalización temprana del ensayo.

Los estudios donde el control es el mejor tratamiento disponible, a veces tienen que ser detenidos porque la droga en estudio es claramente superior y no se justifica mantener a los pacientes en riesgo. Sin embargo, al finalizar el estudio los pacientes no pueden seguir tomando la droga en investigación porque no ha sido aprobada aún en el mercado.

No obstante, la investigación de nuevos fármacos es necesaria y contribuye al bienestar de la humanidad.

Para el paciente, la obtención del consentimiento informado tiene dos ventajas: 1) información, 2) autodeterminación.

El informe Belmont[5] (*ver Apéndice 6*) indica que los sujetos que participan en investigación deben ser autónomos, es decir, capaces de deliberar y actuar en consecuencia, y que sus decisiones deben ser respetadas. Las personas que tengan disminuida su autonomía requieren protección para su seguridad o la de terceros.

El consentimiento garantiza el hecho voluntario de la participación, y los informa acerca de la metodología a emplear, los beneficios esperados y los potenciales riesgos.

Los sujetos deben saber que existe la posibilidad de abstenerse de iniciar el Protocolo o de abandonarlo en cualquier momento, sin riesgo de un deterioro en la relación médico-paciente o en la calidad de la atención.

Esto modifica la dinámica de la relación médico-paciente: ya no hay más un *paciente* que sufre una enfermedad que no conoce y que por ello se pone en manos de otro para su curación, sino un ser humano con su capacidad moral e intelectual intactas, que con la ayuda de una herramienta fundamental (el conocimiento) y de la mano del médico está en las mejores condiciones para enfrentar su dolencia.

En la realización de un ensayo clínico hay un factor más a considerar: el vínculo establecido (de simpatía, de dependencia) puede obligar al paciente a aceptar su participación en un Protocolo de investigación, para no deteriorar su relación con el médico. Para que esto no suceda, en determinadas ocasiones se apela a una tercera persona (otro médico) para obtener el consentimiento.

Para el médico, las ventajas se observan en la posibilidad de anticipar inconvenientes y en el valor jurídico indudable de la autorización, que sumado al control del comité revisor obrará como un resguardo ante posibles pleitos legales, aunque no lo exime de responsabilidad en caso de daño.

En investigación clínica, entonces, la obtención del consentimiento informado es el procedimiento a través del cual el paciente está siendo informado de manera adecuada acerca de un ensayo clínico, entiende los términos del ensayo clínico y voluntariamente acuerda cooperar en su conducción.

4.4
APROBACIONES Y ENMIENDAS. EL PROCESO DEL **CI**

Los formularios de consentimiento deben ser aprobados por el comité de ética, el Comité de Docencia e Investigación si lo hubiere y la ANMAT.[6] En los ensayos multicéntricos es el patrocinante quien habitualmente entrega un versión del formulario para su aprobación. Sin embargo, para la ANMAT, informar a los pacientes con el objeto de obtener el consentimiento informado debidamente firmado es una responsabilidad del investigador y no del patrocinante. El investigador puede y debe proponer cualquier enmienda al consentimiento informado que crea necesaria y es posible que exista una versión del consentimiento específica para un determinado centro, si la misma ha sido correctamente aprobada.

Como se mencionara anteriormente, la obtención del consentimiento informado es un proceso que culmina con la firma del paciente pero que no se limita solo a eso.

Si el paciente es referido por otro médico, que conoce que un determinado estudio clínico se lleva a cabo, este paso es el inicio del proceso. El médico que recibe al paciente debe recibir además información sobre la historia previa de éste, que pasará a formar parte de la historia clínica durante el ensayo.

El investigador debe informar al paciente acerca del estudio, es decir, leer el formulario y explicar las dudas.

Se debe dar tiempo al paciente para que reflexione acerca de su decisión, ya sea consultando con familiares u otros médicos.

Por último, se procede a la firma del consentimiento, no omitiendo entregar al paciente una copia del mismo. Todos estos procedimientos deben quedar claramente registrados en la historia clínica.

Si bien para la legislación internacional el consentimiento informado puede ser oral o escrito, en nuestro país la ANMAT exige que sea obtenido por escrito y en presencia de un testigo, que debe firmarlo también. Se han propuesto algunas excepciones que en general tienen que ver con la imposibilidad de obtener el consentimiento del paciente en virtud de su estado clínico o de situaciones con riesgo de vida en las que no haya tiempo para localizar a los familiares o representantes legales, quienes serían los encargados de dar el consentimiento respectivo. De todas formas, esto corresponde a situaciones de urgencia, debiéndose enviar en los días posteriores los informes correspondientes a los comités revisores.

Los pacientes con desórdenes mentales constituyen otra población vulnerable. De ser necesaria su participación en un ensayo clínico, dentro de los límites éticos permitidos y delineados por la legislación actual, se debe solicitar la autorización a los familiares o responsables legales, poniendo el comité de ética una especial atención en la evaluación del Protocolo.

El momento y el lugar donde es obtenido el consentimiento son importantes puesto que cuanto mayor sea el tiempo que medie entre su lectura y la obtención del mismo, mayores son las posibilidades del paciente para sopesar los riesgos y los beneficios.

A manera de ejemplo, es relevante el trabajo Lynoe y col.[7] (1991) realizado en Suecia, donde se evaluó la calidad de la información recibida por los participantes en un estudio. En el mismo se analizó el efecto de diferentes tratamientos en la salpingitis aguda. Los pacientes fueron divididos en dos grupos: el primero recibió tratamiento (antibióticos más antiinflamatorios) y el segundo sirvió de control (sólo recibió antibióticos). El estudio fue multicéntrico, a doble ciego y randomizado. El diagnóstico fue establecido pre tratamiento por laparoscopia, realizándose una nueva laparoscopia de control entre 3 a 4 meses después. De las 53 mujeres que participaron en el estudio, 43 fueron contactadas aproximadamente 18 meses después del ensayo y respondieron a un cuestionario enviado por correo. Se obtuvieron entonces los siguientes resultados: 1) hubo diferencias en la información brindada en cada uno de los 8 centros; 2) excepto una mujer que se enteró de su inclusión en el estudio al recibir la correspondencia, todas supieron de su participación en un Protocolo de investigación; 3) 17 mujeres desconocían la posibilidad de suspender el tratamiento según su voluntad; 4) 24 mujeres aceptaron su participación en el estudio debido a que esto podría traer beneficios a futuras pacientes, 15 porque esperaban recibir así mejor atención médica y 4 porque sus médicos se lo habían solicitado; 5) con respecto al momento y lugar de la obtención del consentimiento: 10 mujeres dieron su autorización al ingresar al hospital, 28 al hacerse el diagnóstico y una cuando se realizó la segunda laparoscopia; 6) 5 mujeres relataron que desconocían que la segunda laparoscopia se realizaba como Protocolo de investigación.

Cabría preguntarse qué hubiese pasado de provocarse alguna complicación en la segunda laparoscopia, realizada con fines puramente académicos.

Este ejemplo señala además la importancia de obtener el consentimiento no solo para los estudios patrocinados por la industria farmacéutica sino también para otros estudios de investigación clínica, con independencia de que la droga esté ya aprobada o no.

El tiempo transcurrido entre la realización del estudio clínico y la realización de la encuesta provoca olvidos, con alteración en los datos que se pueden obtener cuando se desea evaluar qué clase de información han recibido los pacientes que participan de un estudio clínico. En este sentido, Gallet y col.[8] (1994), en un estudio realizado en Francia, observaron que en un plazo de 5 a 21 meses pos estudio los pacientes recordaban un 60% de la información suministrada y que la información no era recordada en forma uniforme: los principios del estudio, el concepto de placebo, la naturaleza del tratamiento activo, la randomización y posibles efectos adversos habían sido recordados por el 50% de los pacientes. Los criterios de inclusión, la duración del trabajo, la división entre tratamiento y placebo y el concepto de doble ciego fue conocido por el 50-75% de los pacientes, mientras que la posibilidad de abandonar el estudio en cualquier momento era recordada por el 75-90% de los pacientes.

No es requisito solicitar a la ANMAT autorización para ciertos estudios de Fase IV, pero siempre es necesario solicitar la autorización de los comités de ética y de los pacientes. Aún más, se debe resaltar que, según la Ley 25326[9] de Protección de los Datos Personales, la información existente en bases de datos "...no puede ser utilizada para finalidades distintas o incompatibles con aquellas que motivaron su obtención... deben ser destruida cuando haya dejado de ser necesaria o pertinente a los fines para los cuales hubiese sido recolectada... el tratamiento de datos personales es ilícito cuando el titular no hubiere prestado su consentimiento libre, expreso e informado, el que deberá constar por escrito, o por otro medio que permita se le equipare, de acuerdo a las circunstancias...".

La información sensible existente en bases de datos que identifique a las personas es propiedad de los pacientes y no de los organismos oficiales, hospitales, departamentos de estadística, etc. Las personas tienen derecho a pedir que se suprima su información de las bases de datos. El médico es responsable de la confidencialidad de los mismos y no puede divulgarla a terceros.

Otros factores adicionales a considerar en el consentimiento son: eventuales compensaciones económicas en el caso de sufrir alguna reacción adversa, los pasos a seguir si el paciente desea finalizar la investigación y las consecuencias que ello implica para el estudio, costos indirectos y directos que resultarán para el paciente producto de la investigación (en nuestro país los costos provenientes de la investigación clínica deben ser afrontados por el patrocinante si lo hubiere, o por el grupo investigador), el número de pacientes que integran la cohorte y la dirección o teléfono de la persona a contactar en el caso de algún efecto adverso, etc.

Los formularios de consentimiento informado pueden ser revisados durante el curso del estudio si es que han aparecido nuevos datos (de seguridad, de eficacia, etc.), en éste u otro estudio que pudiera modificar la decisión original del paciente de participar en el ensayo.

Antes de comenzar a usar el consentimiento enmendado se deben obtener las mismas aprobaciones que requirió el formulario inicial: comités de ética, comités de docencia e investigación si hubiere y ANMAT. Los sujetos ya incorporados deben firmar la nueva versión y los incorporados a partir de la aprobación de la enmienda solo firman la versión nueva.

Por último, en la Tabla 1 se describen los elementos básicos del consentimiento informado, mencionándose en la Tabla 2 los errores más comunes en la confección y en la obtención de la fórmula del consentimiento.[10, 11]

Tabla 1. Elementos del consentimiento informado

Todo formulario de consentimiento informado debe incluir información sobre:

1. Contenidos básicos:
   Aclarar qué es un estudio de investigación
   Objetivos. Duración del estudio
   Procedimientos, y cuáles son experimentales
   Riesgos y beneficios potenciales
   Tratamiento/s alternativo/s
   Asegurar la confidencialidad de los datos y que los registros podrán ser revisados
   Explicar el grado de cobertura del paciente
   Nombre y teléfono de un responsable del grupo de investigación a ser contactado ante dudas, complicaciones, etc.
   Dejar clara constancia que la participación es voluntaria y que su rechazo a participar no conlleva ningún tipo de "punitorios".

2. Otros contenidos:
   Número total de pacientes del estudio
   Aclarar que una droga o un procedimiento pueden significar riesgos no previsibles para el sujeto
   Describir las situaciones ante las que el patrocinante o el investigador pueden interrumpir la participación del sujeto en el estudio
   Aclarar que se informará al sujeto si durante el curso del Ensayo Clínico se producen hallazgos que pudieran afectar de alguna manera su participación en el mismo.

Tabla 2. Errores comunes en la confección u obtención del consentimiento informado

Falta de descripción de algunos de los elementos básicos del consentimiento
Utilización de un lenguaje técnico
Empleo de un tono exageradamente optimista o mención exclusiva de los aspectos beneficiosos del estudio
Elaboración del consentimiento como un "perdón" por eventuales efectos adversos, errores o negligencia
Utilización de una versión del consentimiento informado que no ha sido aprobada, lo fue parcialmente (por ejemplo por el comité de ética, pero no por ANMAT) o que se encuentra caduca
Falta de los datos del paciente, del testigo, o del investigador
Los datos del paciente (por ejemplo fecha de la firma) son completados por el investigador y no por el paciente
Se omite registrar en la historia clínica que se entrega una copia firmada al paciente

BIBLIOGRAFÍA

1. Meisel, A. "Informed Consent". *Arthritis Rheum* 1992;35(11):1264-1266.
2. Ley Nacional N° 17132. República Argentina. "Ejercicio de la Medicina, Odontología y Actividades Auxiliares".
3. Clayton, E y col. "Informed Consent for Genetic Research on Stored Tissue Samples". *JAMA* 1995; 274(22):1786-1792.
4. Declaración de Helsinki con clarificación del párrafo 29 agregado por la Asamblea General de la AMM, Washington, 2002.
5. "Informe Belmont". *The National Comission for the Protection of Human Subjetcs of Biomedical and Behavioral Research.* 30 de septiembre de 1978.
6. ANMAT. Disposición 5330/97, Argentina
7. Linoe, N y col. "Informed consent: study of quality of information given to participants in a clinical trial". *BMJ* 1991;303:610-613.
8. Gallet, M y col. "Consentement informé, que reste-t-il de l'information au terme d'un essai thérapeutique?" *Arch Mal Caeur* 1993;87:39-45.
9. Ley 25326 de Protección de los Datos Personales. Argentina.
10. Sequeira G, Kerzberg EM, Rothlin RP. *GCP La Buena Práctica Clínica*. Ed. Ciencias Médicas Argentinas, Buenos Aires, 1998.
11. "Consentimiento informado". Clase magistral del Dr. Pablo Viard, Escuela de Salud Pública. 29 de junio de 2006.

CAPÍTULO 5

COMITÉS DE ÉTICA EN INVESTIGACIÓN

DR. MARCELO H. LOSSO
LIC. LEONARDO PERELIS

Un Comité de Ética de Investigación (CEI) es un grupo de personas independientes del equipo de investigación y del estudio que tiene la responsabilidad de velar por la seguridad, integridad y derechos humanos de los participantes de un estudio.

5.1 OBJETIVOS DEL **CEI**

De acuerdo con su definición, el principal objetivo de un CEI es contribuir al respeto y la salvaguarda de los derechos de los participantes actuales y potenciales en proyectos de investigación.

Esto se logra asegurar mediante una revisión sistemática, independiente y competente, del cumplimiento de las normas éticas que regulan la investigación clínica en los proyectos que se presentan para su análisis.

Estos Comités pueden también contribuir a la actualización y formación de los recursos humanos necesarios para el desarrollo de los proyectos de investigación. En este sentido, una actividad permanente del Comité es recordar a los investigadores las disposiciones vigentes y las modificaciones de las mismas.

Los Comités deben definir cuáles son los documentos básicos que guían su análisis y decisiones, entre los que no es posible excluir a los siguientes: Código de Nuremberg, Declaración de Helsinki (*ver Apéndice 1*) y sus actualizaciones, Informe Belmont (*ver Apéndice 6*), Normas CIOMS, Guías de Buenas Prácticas Clínicas de la Conferencia Internacional de Armonización, Documento de las Américas de armonización de las prácticas clínicas, Disposiciones 5330 (*ver Apéndice 3*) y 4854/96 de la ANMAT y los documentos regulatorios locales propios de cada jurisdicción donde se realiza la investigación, si fueran aplicables. Por ejemplo, los proyectos de investigación que se desarrollan en el marco del Ministerio de Salud del Gobierno de la Ciudad de Buenos Aires están regulados por las Resoluciones 125/2003 (B.M. 1729 del 17-03-2003).

5.2 COMPOSICIÓN DEL **CEI**

Si bien no hay una regla fija para la conformación de los Comités en cuanto a los miembros, hay una serie de requisitos generalmente aceptados: un comité debe estar formado por un Coordinador y un grupo de entre 6 y 10 miembros. Debe asegurarse que la composición se halle bien balanceada por sexos (no más del 65% de los miembros debería corresponder a un sexo).

Es conveniente establecer un cronograma en tiempo y proporción de miembros a renovar. Es deseable favorecer el criterio de rotación de los miembros con el precepto de permitir la continuidad, contribuir al aporte regular de ideas y diferentes visiones del problema.

Es importante asegurar que al menos un miembro no tenga como área de interés las ciencias biomédicas, que al menos un miembro cuya formación se haya centrado en la metodología de la ciencia integre el comité, que se integre al menos un experto en farmacología y, en los casos de comités institucionales, al menos un miembro independiente de la institución. La integración de representantes de la comunidad es deseable, aunque muchas veces puede representar un obstáculo dadas las características de las instituciones.

5.3
UN POCO DE HISTORIA

La historia del desarrollo de la bioética y de los comités está asociada a ciertas catástrofes que motivaron la necesidad de un marco regulatorio. Los estudios con prisioneros en campos de concentración nazis durante la Segunda Guerra Mundial, el estudio Tuskegee sobre la evolución de la sífilis en pacientes afroamericanos, el estudio de Willowbrook y la infección deliberada de niños deficientes mentales con virus de hepatitis, y el estudio de inyección de células cancerosas a pacientes ancianos sin cáncer en el Hospital Judío de Enfermedades Crónicas en 1963, son eventos cuyo valor es haber generado los documentos regentes más importantes que se utilizan actualmente y que son:

❖ El Código de Nuremberg (1947)

En 1947, en la ciudad de Nuremberg, 17 médicos ligados al accionar nazi, fueron condenados por cometer atrocidades durante la experimentación con miles de seres humanos. En su veredicto, el juzgado da base a lo que se conocerá como *El Código de Nuremberg*. A partir de allí se da comienzo formal a la ética de la investigación en seres humanos. Entre sus consideraciones figuran:

- El sujeto de experimentación debe dar un consentimiento voluntario y conservar su libertad.
- El experimento debe ser necesario, correcto y de bajo riesgo.
- El investigador debe ser calificado.

❖ En 1964, la Asociación Médica Mundial publica la primera versión de la Declaración de Helsinki, en respuesta a la creciente necesidad de establecer estándares internacionales que guíen la actividad. Los aportes de este documento esencial son la necesidad de contar con un diseño científicamente válido, el requerimiento de experiencias previas en animales; el principio de la proporcionalidad entre riesgos predecibles y beneficios posibles; el respeto a los derechos individuales del sujeto, prevaleciendo su interés por sobre los de la ciencia y la sociedad, y el consentimiento informado y respeto por la persona.

❖ En 1932, se plantea un estudio caso-control sobre la evolución de la sífilis en la población negra de Tuskegee, Alabama. Fueron seleccionados unos cuatrocientos varones negros con sífilis y otro grupo similar de doscientos pacientes sanos sirvió de control. Su objetivo era comparar la salud y longevidad de la población con sífilis no tratada con el grupo control. En 1936 se comprobó que las complicaciones eran mucho más frecuentes en los infectados que en el grupo control, y diez años después resultó claro que el número de muertes era dos veces superior en los pacientes con sífilis. En ningún momento se les aplicó tratamiento a pesar de que la penicilina estaba disponible ya en la década de los cuarenta. La investigación continuó sin cambios sustanciales; se publicaron trece artículos en revistas médicas hasta que, en 1972, se desencadenó el escándalo y cesó el experimento. La justificación que dieron los investigadores fue que no hacían más que observar el curso natural de la enfermedad. En 1979, el experimento Tuskegee llevó a una Comisión Nacional de los EEUU a la elaboración del Informe Belmont (ver Apéndice 6). En él se establece el respeto a las personas, el principio de beneficencia y el de justicia en las investigaciones en seres humanos. Sus aplicaciones prácticas son el requerimiento de un consentimiento informado, la necesidad de establecer un claro balance entre beneficios y riesgos que justifique la investigación y la selección equitativa de los sujetos de experimentación.

❖ En la década de los años 80, CIOMS y OPS/OMS aportan las *Pautas Internacionales para la Investigación Biomédica en Seres Humanos* que señalan cómo "aplicar en forma eficaz los principios éticos que deben regir la ejecución de la investigación biomédica en seres humanos, especialmente en los países en desarrollo, dadas sus circunstancias socioeconómicas, leyes y reglamentos y sus disposiciones ejecutivas y administrativas".

Más recientemente aparecen los siguientes acuerdos:

Declaración del Consejo de Europa que protege los derechos de las personas (1997),

Declaración Universal sobre el Genoma Humano y los Derechos Humanos, en UNESCO (1997), y Conferencia de Armonización de Buenas Prácticas Médicas, a nivel mundial y panamericano (1997 y 1999, respectivamente).

Los materiales citados están en revisión permanente y se publican periódicamente sus actualizaciones.

5.3.1 Historia de los Comités de Ética en la Argentina

En el año 1985 se publica la Disposición 3916, que es la primera reglamentación de investigación clínica en Argentina. Si bien es un puntapié inicial en la materia, no exigía revisión ética de las investigaciones.

En ese momento, en nuestro país sólo había comités de ética asistencial y comités de docencia e investigación para la revisión científico-metodológica de las investigaciones.

En respuesta a una crisis ocasionada por la muerte de varias personas expuestas a preparados de propóleos, en 1992 el Ministerio de Salud crea la ANMAT (Administración Nacional de Medicamentos, Alimentos y Tecnología Médica). El modelo de una agencia regulatoria federal de los EEUU (FDA), destinada a establecer pautas que regularan la aprobación de medicamentos y dispositivos de tecnología médica, así como de proveer un marco regulatorio para la investigación en humanos, fue la guía inicial de ANMAT. En 1993 y debido a exigencias de este organismo se crean varios comités de ética, pero es en 1996, con la ley nacional 24.742, que se crean Comités de Ética Hospitalarios. Lamentablemente esta ley nunca fue reglamentada.

En el año 1997 la disposición del ANMAT 5330 (*ver Apéndice 3*) reglamenta y exige la revisión ética independiente. Esto lleva a que los comités de ética adecuen sus procedimientos a los requisitos de la Guías de Buena Práctica Clínica (GCP).

El proceso de revisión independiente de un proyecto, dirigido a proteger los derechos de las personas, debe contemplar los siguientes aspectos: su validez científica, el proceso de selección equitativa de los participantes, la relación riesgo-beneficio, la calidad del consentimiento informado, el respeto por los derechos de los sujetos de investigación y la presencia de conflictos de intereses.

5.4 VALIDEZ CIENTÍFICA

La investigación debe hacerse bajo una metodología rigurosa que sea factible en la práctica y debe estar planificada para obtener datos válidos y confiables que puedan ser interpretados. Con este fin, el comité debe evaluar aspectos variados, como la pregunta que la investigación presentada desea contestar y, en este contexto evaluar, por ejemplo, si el tamaño de la muestra es suficiente o si los profesionales integrantes son idóneos para el fin propuesto.

5.5 SELECCIÓN EQUITATIVA DE SUJETOS

Los criterios de inclusión y exclusión y las poblaciones objetivo deben estar guiados por los objetivos científicos del estudio. Esto implica que no se justifica la exclusión de sujetos sin razones científicas, por lo que se debe dar oportunidad de considerar su participación a todo sujeto en condiciones de acceder al estudio. La principal causa para excluir a ciertos individuos es el riesgo que puedan correr, es decir, que la relación riesgo-beneficio para esa persona no sea favorable.

5.6 RELACIÓN RIESGO-BENEFICIO FAVORABLE

La investigación clínica debe realizarse de manera consistente con los estándares de las buenas prácticas clínicas. Estas aportan los elementos para determinar si la ecuación riesgo beneficio es conveniente para una persona, grupo o comunidad.

Es posible establecer una revisión sistemática de los riesgos, por lo que se propone la siguiente lista para identificarlos, evaluarlos y minimizarlos. Bajo esta categoría se deben incluir los siguientes:

- Riesgos físicos: muerte, discapacidad, infección
- Riesgos psicológicos: depresión y ansiedad
- Riesgos sociales: discriminación
- Riesgos económicos: pérdida de trabajo o capacidad de trabajo

Es importante que el comité responda a las siguientes preguntas:

¿Cuál es la chance de provocar un daño a la persona, grupo o comunidad con la que estoy trabajando?

¿Es aceptable esta chance en función de la pregunta que se pretende responder?

¿Cuál es la magnitud del daño que puede provocar esta investigación?

¿Se han establecido mecanismos para minimizar el riesgo y para un manejo adecuado de los daños si se presentaran?

5.6.1 Beneficios

En el proceso de evaluación y en función de proteger los derechos de los participantes se puede cometer el error de enfatizar los riesgos, prestando menos atención a los beneficios potenciales para los participantes y/o la comunidad.

Estos pueden ser muchos y variados dependiendo de las patologías individuales, la situación socioeconómica de esa comunidad o los conocimientos que puedan adquirirse.

Para evaluarlos, se propone la siguiente escala de medición:

1) Reforzar los beneficios potenciales para los participantes de manera individual. Por ejemplo, en personas portadoras del virus HIV puede significar el acceso a medicaciones que en circunstancias habituales no están disponibles.

2) Tomar en cuenta los beneficios económicos, sociales, psicológicos y físicos para las personas y las comunidades donde se desarrollarán las investigaciones.

3) Evaluar los beneficios para la humanidad y generaciones futuras.

5.7 CONSENTIMIENTO INFORMADO (**CI**)

El CI permite a las personas decidir si quieren participar de una investigación.

Se basa en el principio de respeto a las personas y protege la libertad de elección individual.

El CI es un proceso, esto significa que no es un episodio aislado dentro de la investigación ni un trámite administrativo solicitado por las normativas. Es un proceso porque requiere tiempo y dedicación; implica al investigador en su capacidad y voluntad para explicar los pasos y objetivos de la investigación, los posibles beneficios y riesgos en lo individual y en lo general, en el esfuerzo para comprender y resolver las dudas del sujeto de investigación para que éste tenga los elementos necesarios para tomar una decisión consciente. La presencia en la entrevista, además del candidato, de algún familiar o persona allegada a éste para explicar todo el proceso y responder a las dudas que se presenten.

Implica también al sujeto de investigación en la lectura del material, en evacuar todas sus dudas, en tener confianza en el centro y el investigador.

Sin embargo, el CI no debe ser sobrestimado: es una condición necesaria de la investigación pero no una condición suficiente.

¿Qué se necesita para dar CI?

✓ Recibir la información relevante,

✓ Comprender esta información,

✓ Tomar una decisión voluntaria.

Para aquellos que no pueden dar su CI –niños, ancianos con limitaciones en sus capacidades cognitivas, discapacitados mentales– un tutor debe asegurar que la investigación encaje con sus intereses. Lo mismo sucede en nuestro país con los menores de 21 años.

En las investigaciones con niños se deben usar asentimientos informados, un escrito con información relevante para un niño, pero que no cumple con la función del CI que debe ser firmado por los padres o las personas a cargo del menor de edad. Es muy debatida la edad desde la que se deben empezar a utilizar los asentimientos. Hay literatura que lo sitúa alrededor de los 12-14 años.

Los CI deben decir en un lenguaje claro y comprensible:

- Propósito y duración del estudio
- Riesgos
- Alternativas terapéuticas posibles
- Beneficios
- Confidencialidad de los registros
- Compensación por daños
- Personas con quien comunicarse en caso de daños
- Voluntad y derecho a retirarse sin que afecte al normal tratamiento

5.8 POBLACIÓN VULNERABLE

Un tema recurrente en las revisiones de las investigaciones clínicas es el de la protección de las poblaciones vulnerables.

Suponemos que una persona, o un grupo, es vulnerable si por determinada circunstancia personal o del entorno se encuentra en una situación de mayor desventaja respecto de otro individuo o grupo que no posee esta característica.

Una pregunta que debe responder un Comité es quiénes son las personas que deberían ser excluidas de una investigación.

Existen varios criterios:

Criterios científicos: por ejemplo, aquellos que no son apropiados para la pregunta o aquellos individuos que no pueden cumplir los requisitos de la investigación.

Razones de riesgo: aquellos con un riesgo particular o incrementado de sufrir algún daño. Por ejemplo, un individuo con insuficiencia renal y una droga potencialmente nefrotóxica o de eliminación renal.

Razones de vulnerabilidad: cuando el candidato no es necesario para responder la pregunta o cuando no está debidamente protegido por salvaguardas que presenta el estudio para su protección en caso de riesgo. Por ejemplo, estudios adicionales de laboratorio o internaciones no cubiertas por el patrocinador o beneficios al final de la investigación que no están asegurados por éste.

Pero la pregunta amplia es: ¿quién es *vulnerable*?

Los códigos internacionales sugieren las siguientes categorías:

- Menores de edad
- Prisioneros
- Mujeres embarazadas
- Personas con discapacidad mental
- Personas con desventaja económica o de educación
- Personas confinadas en instituciones
- Pacientes muy enfermos o terminales
- Personas dependientes

En esencia, las personas vulnerables son aquellas que no pueden proteger sus propios intereses por circunstancias de salud física, intelectuales, culturales, sociales o legales.

Volviendo al tema de los beneficios, ¿es motivo suficiente pertenecer a alguna de las categorías de vulnerabilidad para no acceder a los beneficios que la investigación pueda aportar?

El comité debe evaluar estas alternativas y proponer, en caso de què no esté previsto por los investigadores, salvaguardas para las poblaciones vulnerables que le permitan acceder a los beneficios de las investigaciones. Por supuesto, siempre que la ecuación riesgo-beneficio se incline hacia los beneficios.

Pensemos en los casos de personas con capacidad disminuida para proporcionar consentimiento. Serían aquellas con dificultad para comunicarse o comprender.

Por ejemplo, niños, personas·comatosas, personas con alta cantidad de medicación, con discapacidad cognitiva, algunos enfermos mentales, algunas personas con desventaja de educación, personas con necesidades básicas insatisfechas.

¿Qué salvaguardas podríamos proponer desde el Comité?

Se puede:

- Aumentar las herramientas de información
- Generar instrumentos de apoyo en la decisión, por ejemplo, para el caso de la infección por HIV, personas seropositivas que trabajen con un equipo de investigación y que realicen apoyo entre pares
- Consultar con una defensoría pública
- Aceptar un consentimiento a través de un tutor legal para enrolar a aquellas personas que no pueden dar su consentimiento por sí mismas, por ejemplo, padres en el caso de sus hijos, un representante legal autorizado o mediante un poder durable para los adultos incapacitados.

5.9 RESPETO A LOS SERES HUMANOS

Además de los sujetos particulares de la Investigación, un CEI debe observar y hacer respetar los siguientes principios:

- Protección de la confidencialidad más allá de la duración del estudio
- Provisión de información nueva
- Informar lo aprendido en la investigación

- Pertinencia ética y científica de los investigadores y los centros donde se realizan
- Adecuación de los presupuestos a las necesidades reales

5.10 CONOCIMIENTO

A fin de ser ética, una investigación debe generar mejoras en la salud o en los avances en el conocimiento que sean generalizables.

Debe tener consideración de cómo se va a mejorar la salud a través de la investigación en:

- Participantes de la investigación
- La comunidad donde se lleva a cabo
- En el mundo

5.11 REVISIÓN INDEPENDIENTE - CONFLICTO DE INTERESES

Debido a que los diferentes actores necesarios para llevar adelante las tareas de investigación tienen diferentes visiones, beneficios y legítimos intereses –fama, dinero, premios, prestigio profesional– tienen el potencial de presentar conflicto de intereses.

En toda investigación, para el investigador se presentan intereses variados –todos legítimos– que podrían ser: contestar una pregunta científica, obtener fama y/o premios por los resultados, ganar dinero, curar a un ser querido de un mal que hasta el momento no tiene cura.

Estos intereses deben situarse en una escala de valores que ubica a algunos por encima de otros. Así planteados, el responder a la pregunta que se plantea en la investigación es un objetivo primario con respecto al dinero que pueda pagar un patrocinador por paciente reclutado, que pasa a ser un objetivo secundario.

Un conflicto de intereses es, pues, cuando un interés de secundario se interpone frente a uno primario. Por ejemplo, priorizar el reclutar pacientes que no sean capaces de contestar la pregunta de la investigación por el dinero que se obtenga de éstos.

La revisión independiente minimiza esos riesgos.

La revisión independiente también garantiza a la sociedad que no habrá beneficios a costa del abuso de las personas. Otro riesgo habitual en las investigaciones, sobre todo en las de carácter multicéntrico, es la presencia de incentivos indebidos a los participantes. Un incentivo indebido es aquel suficientemente fuerte como para obligar a alguien a participar en contra de su mejor juicio.

La Oficina para la Protección de los Seres Humanos en la Investigación (sigla en Inglés OHRP) lo define como "...Una influencia es indebida si es... tan atractiva que puede cegar a los participantes potenciales ante los riesgos potenciales o perjudicar su capacidad de ejercer su propio juicio... [o]... motivarlos a que mientan o escondan información que los descalificaría de participar o continuar en la investigación.

BIBILIOGRAFÍA

1. Declaración de Helsinki de la Asociación Médica Mundial. *Principios éticos para las investigaciones médicas en seres humanos.* Adoptada por la 18ª Asamblea Médica Mundial, Helsinki, Finlandia, Junio 1964 y enmendada por la 29ª Asamblea Médica Mundial, Tokio, Japón, Octubre 1975; 35ª Asamblea Médica Mundial, Venecia, Italia, Octubre 1983; 41ª Asamblea Médica Mundial, Hong Kong, Septiembre 1989; 48ª Asamblea General Somerset West, Sudáfrica, Octubre 1996; 52ª Asamblea General. Edimburgo, Escocia, Octubre 2000.
2. *Principios y Guías Éticos para la Protección de los Sujetos Humanos de Investigación.* Comisión Nacional para la Protección de los sujetos Humanos de Investigación Biomédica y Comportamiento. EEUU, Abril 18 de 1979.
3. CIOMS: *Pautas Éticas Internacionales para la Investigación y Experimentación Biomédica en Seres Humanos de la Organización Mundial de la Salud.* Última revisión Ginebra 2002.
4. World Health Organization. *Guidelines for good clinical practice (GCP) for trials on pharmaceutical products*, Ginebra, 1995.
5. II Conferencia Panamericana sobre la Armonización de la Reglamentación Farmacéutica, Washington, D.C, noviembre 1999.
6. Preparadas por el Consejo de Organizaciones Internacionales de las Ciencias Médicas (CIOMS) en colaboración con la Organización Mundial de la Salud Ginebra 2002.
7. *Convenio para la protección de los Derechos Humanos y la dignidad del ser humano con respecto a las aplicaciones de la Biología y la Medicina.* Consejo de Europa, Oviedo, 4 de abril de 1997. http://www.biotech.bioetica.org/d70.htm
8. Declaración sobre la clonación, Ginebra 18 de marzo de 1997, de la Organización Mundial de la Salud (OMS).
9. Disposición de la ex Subsecretaría de Regulación y Control Nº 3916/85 MS y AS, Argentina
10. Ezequiel JE, Wendler D, Grady C: "What makes clinical research ethical?" *JAMA* 2000; 283: 2701-11
11. Wendler, David. Nacional Institutes of Heart. "Conferencia sobre Investigación en niños". Lima, Perú. 2005.
12. Esta lista se desprende de diferentes artículos de la Declaración de Helsinki y los comentarios publicados por especialistas de la OMS.
13. Oficial IRB Guidebook ORP.

Otra bibliografía de consulta fundamental para un Comité de Ética de Investigación:

- Organización Mundial de la Salud. *Guías operacionales para Comités de Ética que evalúan Investigación Biomédica.* 2000, Documento disponible para lectura en http://www.who.int/tdr/publications/publications/pdf/ethicssp.pdf
- The Nuffield Council on Bioethics. *Ética de la Investigación relativa a la atención sanitaria en los países en desarrollo*, abril 2002.
- Angell, M. "The Ethics of clinical research in the third world". *N Engl J Med* 1997;337:847-49.
- Brody, BA. *The Ethics of Biomedical Research: An International Perspective.* New York: Oxford University Press, 1998.
- Ellis, GB. "Keeping research subjects out of harm's way". *JAMA* Nov. 1999;282:1963-65.
- Gambia Government, Medical Research Council Joint Ethical Committee. "Ethical issues facing medical research in developing countries". *Lancet* 1998; 351:286-87.
- Lackey, DP. "Clinical Trials in developing countries: a review of the moral issues". *Mount Sinai J Med* 2001;68:4-12

- Macklin, R. "Understanding informed consent". *Acta Oncologica* 1999;38:83-87.
- World Health Organization. "Surveying and evaluating ethical review practices", 2002. http://www.who.int/tdr/publications/publications/
- Rivera R & E Ezcurra. "Composition and Operation of Selected Research Ethics Review Committees in Latin America". *IRB: Ethics & Human Research* Sept.-Oct. 2001;(23)5:9-12.
- Sugarman J., Mastroianni A., and Kahn J. (eds.) 1998. Ethics of *Research with Human Subjects: Selected Policies and Resources*, University Publishing Group: Gaithersburg, MD
- The Nuffield Council on Bioethics. *The ethics of healthcare research in developing countries 2000.* Feb 1999.
- Vanderpool, HY. "The Ethics of Research Involving Human Subjects: Facing the 21st Century." Frederick, MD: University Publishing Group, 1996.

CAPÍTULO 6

LOS ENSAYOS CLÍNICOS EN LA REPÚBLICA ARGENTINA: UNA PERSPECTIVA DESDE LA AGENCIA REGULATORIA

Dr. Martín R. Seoane

Una de las características de los siglos XX y XXI es el vertiginoso avance que han experimentado las biociencias, hecho al que sin lugar a dudas, no escapa la medicina. Los avances registrados en medicina dependen sobre todo de la investigación científica y, a su vez, ésta se basa principalmente en estudios controlados realizados en seres humanos.

Claude Bernard decía "Muchos médicos atacan la experimentación en seres humanos, creyendo que la medicina debe ser ciencia de observación. La medicina es una ciencia experimental por naturaleza pero se debe aplicar el método experimental sistemáticamente".

La aplicación sistemática del método científico en forma experimental en la investigación biomédica es una característica indudable de estos tiempos. Si bien muchos descubrimientos fueron realizados antes de ese momento, los progresos alcanzados en la asistencia de los pacientes y en medicina preventiva a través de la aplicación rigurosa de los principios científicos, demuestran la importancia que han adquirido las técnicas de investigación biomédicas contemporáneas.

6.1 EL CONOCIMIENTO

Es necesario diferenciar las fuentes de conocimiento: la experiencia personal intransferible, por una parte, y el conocimiento de lo adquirido por el método científico, por otra. Es indudable que los profesionales del arte de curar necesitan de su experiencia para el desempeño de sus funciones y las ciencias biomédicas se benefician enormemente con ellas. Sin embargo, la aplicación del método científico, usado dentro de la medicina misma, es un instrumento fundamental para el progreso, acelerando la adopción de las innovaciones útiles y minimizando los riesgos involucrados.

Los estudios en seres humanos solo deben limitarse por el beneficio a los pacientes, estableciendo las pautas éticas y científicas que regulan su realización.

Las implicancias éticas en las investigaciones que involucran seres humanos son similares, independientes del lugar donde sean realizadas y en relación al respeto de la dignidad humana y a la protección de los derechos y bienestar del hombre; esto está contemplado tanto en la Declaración Universal de los Derechos del Hombre como en los derechos de nuestra constitución y en los tratados internacionales vigentes.

La Declaración Helsinki (1964), y sus ulteriores modificaciones (*ver Apéndice 1*), establece recomendaciones para guiar a los profesionales en las investigaciones biomédicas humanas. En la misma consta que "la misión del médico es la de salvaguardar la salud de la gente. Sus conocimientos y conciencia deben estar dedicados al cumplimiento de esta misión". Asimismo establece que "la investigación biomédica tiene como propósito el perfeccionamiento de los procedimientos diagnósticos, terapéuticos y profilácticos, como así también la comprensión de la etiología y patogénesis de la enfermedad".

La evaluación de la eficacia y seguridad de un nuevo medicamento, tanto en nuestro país como en el resto del mundo, depende predominantemente de los datos obtenidos en los ensayos clínicos, lo que implica que estos datos son el principal determinante para el análisis bioestadístico, para la autorización y posterior comercialización de los mismos. Esto pone en evidencia por un lado la necesidad imperiosa de contar con normas internacionalmente acordadas para la realización de ensayos éticamente justificados y correctamente diseñados, cuyo objetivo sea responder a un problema planteado con precisión y, por el otro, la necesidad de ajustarse a las recomendaciones denominadas Normas de Buena Práctica Clínica.

Estas normas internacionalmente reconocidas ICH-GCP (*ver Apéndice 2*) Documento de las Américas/2006, definen una precisa serie de pautas por las que los estudios realizados permiten obtener documentación sobre las cualidades clínicas de un producto, siendo dichos estudios diseñados, llevados a cabo, auditados, analizados e informados. Se asegurará su solidez tanto desde el punto de vista científico como ético, que los sujetos del ensayo estén protegidos y que los datos sean adecuadamente conservados y puedan ser verificados.

6.2 NORMATIVA NACIONAL

En este marco, nuestro país cuenta con normas que regulan la realización de investigaciones y estudios de farmacología clínica. La primera norma fue la Disposición (SSS) 3916 de 1985, que fue modificada, actualizada y ampliada por la Disposición (ANMAT) 5330 de 1997 (*ver Apéndice 3*). Esta fue completada con la Disposición 969/97 sobre Ensayos Clínicos con Dispositivos Médicos.

La Disposición 5330 establece que los sujetos de existencia física o ideal que deban realizar estudios o investigaciones de farmacología clínica deben solicitar autorización al Ministerio de Salud – ANMAT en todos los casos de ensayos de Fase I, II, III, genéticos y en algunos de Fase IV que la propia norma enumera (*ver anexos*).

Los principales requerimientos resumidos de dicha Disposición son los siguientes:

Anexo I – Cuerpo principal, con 13 capítulos
Capítulos I y II: Principios generales, ámbito de aplicación, alcances
Capítulos III a V: Obligaciones e incumplimientos
Capítulos VI a XIII: Requerimientos y documentación

Anexo II – Definición de términos – Glosario completo actualizado

Anexo III – Inspecciones de la unidad sanitaria (Hay norma complementaria en la Disp. ANMAT 690/05, *ver Apéndice 4*)

Planilla de inspección de estudios de farmacología clínica, conclusiones. Firmas de los participantes: inspectores, monitores, patrocinantes.

Anexo IV – Guía de trámites – ECLIN 1.0.1 (planillas a completar por el patrocinante e investigador principal, constancia de pago del arancel legalmente establecido ($4.000 pesos, unos 1.350 dólares estadounidenses).

6.2.1 PRESENTACIÓN DE UN PROTOCOLO DE ENSAYO CLÍNICO

Los requerimientos principales para presentar a la autoridad sanitaria, para su aprobación, un ensayo clínico a realizar en la República Argentina son los siguientes:

Información preclínica

Trabajos o datos originales del producto o bibliografía publicada detallando con precisión la farmacología en animales (farmacodinamia y farmacocinética). Toxicología animal (toxicidad aguda, subaguda y crónica). Toxicidad especial, con información sobre teragénesis, mutagénesis y carcinogénesis

Información Clínica

Se deberá presentar:

a) Racionalidad del Protocolo: Antecedentes del desarrollo de la nueva sustancia, propiedades farmacológicas de la misma y razones de su administración al ser humano

b) Objetivos del estudio: planteados claramente

c) Tamaño de la muestra, edad y sexo de los pacientes: El número de sujetos aproximado a incluir en el estudio debe estar justificado mediante cálculos estadísticos.

d) Selección de los pacientes: Definir claramente cuáles son los criterios de inclusión y exclusión de los pacientes o voluntarios sanos. Los mismos deben ser acordes a los objetivos planteados.

e) Diseño del estudio: En este punto se debe consignar el tipo de plan experimental (cohorte, caso y control, grupos paralelos, cruzado, diseño factorial, etc.). En los casos de ensayos controlados, su modalidad (randomización, abierto, simple, doble ciego, etc.). El diseño debe guardar relación con los objetivos propuestos.

f) Duración del estudio: En este apartado se incluirá la duración del estudio en cada paciente y la duración estimada para toda la investigación. Qué ocurre con los pacientes incluidos luego del período completo de evaluación del medicamento.

g) Parámetros de evaluación: Este punto comprende tanto los parámetros objetivos (estudios radiológicos, exámenes de laboratorio, procedimientos invasivos, etc.) como los subjetivos (síntomas en escalas analógicas, datos blandos, etc.).

h) Efectos secundarios adversos y tóxicos: Se registrarán detalladamente en cada historia clínica individual y se evaluarán mediante escalas paramétricas. (Hay norma complementaria: Disp. ANMAT 2124/05 [*ver Apéndice 5*] sobre cómo informar a la Agencia las Reacciones Adversas Medicamentosas Serias e Inesperadas, *ver anexos*.)

i) Evaluación estadística: Describir detalladamente los distintos métodos a utilizar. Se deberá prever un análisis estadístico principal que acompañará el informe final. La evaluación estadística interna deberá realizarse en función del número de pacientes reclutados o de otras reglas precisas. La eventual suspensión de un estudio en función de los resultados de análisis estadísticos intermedios o de eventos, deberá ser detallada claramente.

6.2.2 INFORMACIÓN COMPLEMENTARIA

Se deberá presentar:

a) Fase del proceso de investigación clínica bajo el que se llevará el estudio. (Tabla 1)

b) Modelo de historia clínica (CRF) y *brochure* del investigador: se utilizarán para cada paciente y en ellos se describirá en idioma español la naturaleza y cronología de las visitas y los exámenes complementarios que deberán realizarse a los pacientes durante el transcurso del estudio. Es útil agregar un gráfico tipo camino crítico o diagrama de flujo resumiendo el seguimiento a emplear.

c) Curriculum Vitae del investigador principal en forma detallada y resumido para cada uno de los investigadores secundarios que actuarán en cada uno de los centros. Cada uno de los investigadores agregará un consentimiento firmado en original aceptando su participación en el estudio.

d) Centros participantes: Se proporcionará el nombre completo, dirección, teléfono y fax de cada uno de los centros que intervendrá en el estudio.

e) Comité de Docencia e Investigación: esta institución que emula a los IRB (*Institutional Review Board*) de los países anglosajones, debe proporcionar una autorización escrita y firmada en original de por lo menos tres de sus integrantes. Los investigadores no pueden firmar por el comité, pero en algún centro asistencial puede aceptarse solamente la firma del Director Médico.

La norma vigente 5330/97 (*ver Apéndice 3*) contempla que la agencia sanitaria, a través de la comisión de Ensayos Clínicos, debe analizar la documentación antes mencionada, pudiendo aprobarla, modificarla o rechazarla, todo ello en un plazo máximo de 90 días hábiles.

Asimismo puede concurrir a inspeccionar los centros de investigación, examinar las historias clínicas, verificar el cumplimiento del Protocolo, citar e interrogar a los pacientes, aconsejar alguna modificación del diseño durante su curso o la suspensión del ensayo en ese centro asistencial o en los centros de todo el país, con causas debidamente fundamentadas. Esto está explicitado en la Disp. ANMAT 690/05 que complementa la 5330/97 en Inspecciones (anexos).

6.3 ASPECTOS ÉTICOS

La Declaración de Helsinki (*ver Apéndice 1*) y sus enmiendas establecen que los sujetos que participen de cualquier investigación biomédica deben otorgar su consentimiento previo por escrito en forma totalmente libre.

Resulta muy útil tener presente la ley 25467 de Ciencia, Tecnología e Innovación que legisla en sus artículos 2° y 3° sobre las investigaciones científicas y los sujetos.

El Consentimiento Informado permite asegurar de esta forma la voluntariedad del sujeto que va a participar de una investigación, firmando en presencia de un testigo y de uno de los investigadores. Los participantes de un estudio clínico deben recibir información adecuada concerniente a los objetivos de la investigación, los medicamentos y métodos a utilizarse, la duración de la misma y los beneficios y riesgos a que pudieran estar expuestos.

Asimismo el sujeto de investigación debe saber que su participación es voluntaria, pudiendo retirarse del mismo en cualquier momento sin que esto afecte la calidad de su atención. Esta información debe ser realizada oralmente y entregada por escrito en un lenguaje llano, no técnico que permita su fácil comprensión.

La Declaración de Helsinki y la norma de nuestro país establecen además que el Protocolo debe ser sometido antes de ser elevado a la autoridad regulatoria, a evaluación por un comité de Ética independiente tanto de los investigadores como de los proveedores del apoyo financiero.

Debe tenerse presente que la ley 24.742 de creación de Comités Hospitalarios de Ética, aún no reglamentada, debe tomarse como punto de partida en esta legislación.

Ver también en detalle las Guías operacionales para Comités de Ética que evalúan la Investigación Biomédica, de la OMS.

El Comité de Ética debe cumplir con los siguientes objetivos:

a) Facilitar la investigación médica en interés de la sociedad, protegiendo de posibles daños a los sujetos que participan en la investigación

b) Preservar los derechos de los pacientes y asegurar a la comunidad que estos postulados se cumplan

c) Aceptar las enmiendas al Protocolo que el investigador o patrocinante puedan proponer, como paso previo a su aceptación por la autoridad regulatoria

e) Referente a la financiación del ensayo clínico debe asegurarse que en ningún caso el mismo sea solventado por los pacientes. Propondrá asimismo el mecanismo de seguro o cobertura médica para las eventuales consecuencias sobre la salud que pueda ocasionar el medicamento en ensayo.

f) En cuanto a su integración, el comité de bioética debe ser independiente de los investigadores y de los patrocinantes, aunque puede aceptarse el comité preexistente en el centro médico donde se desempeñe el investigador principal. Su composición debe ser multidisciplinaria sin predominio de la profesión médica y con no menos de cinco integrantes.

g) El comité de ética debe tener libros rubricados, debiendo dejar constancia en actas de las sesiones y las resoluciones adoptadas.

6.3.1
RESULTADOS DE LA REGULACIÓN DE INVESTIGACIONES DESDE LA PERSPECTIVA **ANMAT**

La Comisión Asesora y Evaluadora de Ensayos Clínicos fue creada por Disposición ANMAT 1138/95 aunque inició sus tareas a mediados de 1994. Desde esa fecha hasta mediados de 2006 ha analizado, evaluado y aprobado con diligencia, esfuerzo y profesionalidad, 1 625 ensayos clínicos diferentes realizados en el país. Se aprobaron con ellos más de 6 200 centros de investigación y alrededor de 8 000 investigadores principales y secundarios.

Los datos principales están archivados en una Base de datos y los gráficos que acompañan muestran los resultados principales tomando en consideración: número de ensayos clínicos aprobados por cada año; ensayos clínicos según fase de investigación; ensayos clínicos según diseño del Protocolo; ensayos clínicos según patrocinante; ensayos clínicos según grupos terapéuticos, los mayores patrocinantes de estudios clínicos del país y resultados de 350 inspecciones integrales de ensayos clínicos efectuadas desde 1997 al 2006.

Remitimos al lector al análisis de los gráficos para obtener sus propias conclusiones, aunque podemos decir que el número de presentaciones de protocolos ha crecido constantemente en los últimos años.

Queda la incógnita de qué cantidad de ensayos de farmacología clínica, probablemente observacionales o de Fase IV, se realizan aún en el país sin las garantías y requisitos necesarios para los pacientes y sin el control de la autoridad sanitaria. Podemos afirmar que el cumplimiento de las normas expuesto en el presente trabajo, lejos de constituir una traba en el desarrollo de la investigación clínica, ha garantizado el avance en la calidad científica y ética de la misma.

Tabla 1. Fases de la investigación clínica

FASE	OBJETIVOS	SUJETO EXPERIMENTAL
FASE I	Determinar perfil farmacocinético Evaluar efectos farmacológicos Establecer dosis máxima tolerada Detectar reacciones adversas	Voluntarios sanos (12 a 36) En algunas drogas es imprescindible utilizar pacientes.
FASE II INICIAL	Evaluar posibles efectos terapéuticos Determinar perfil farmacocinético en pacientes Determinar rango dosis terapéutica	Pacientes en número reducido (100-200)
FASE II TARDIA	Detectar reacciones adversas Evaluar eficacia terapéutica Elegir dosis definitiva Completar estudios cinéticos	Mayor número de pacientes (Más de 200)
FASE III	Establecer eficacia terapéutica con las dosis seleccionadas	Generalmente centenares a miles de pacientes
FASE IV	Evaluar eficacia a largo plazo Ensayar nuevas indicaciones Fármacovigilancia de reac. adversas y efectos indeseables posmarketing Comparar dos o más medicamentos en venta	Medicamento utilizado en el mercado terapéutico sobre miles de pacientes

Gráfico 1. Ensayos clínicos: Protocolos aprobados por ANMAT entre 1994 y 2005 (excluyendo bioequivalencia)

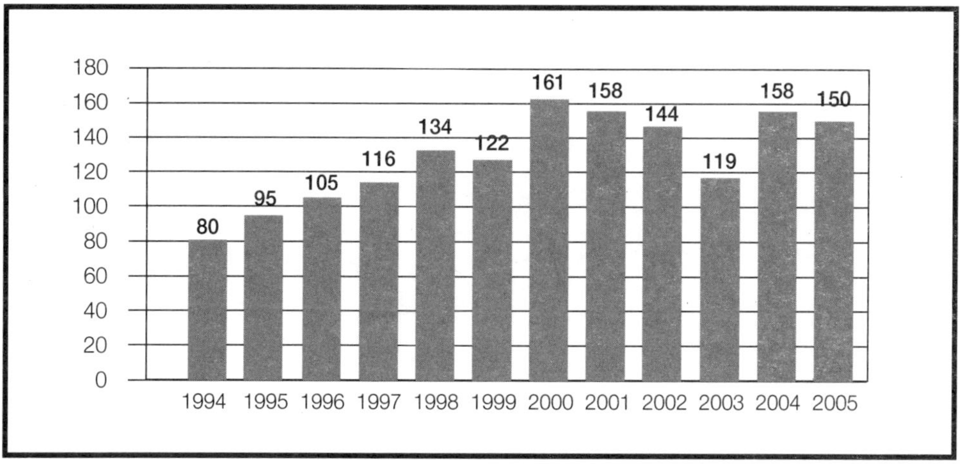

Gráfico 2. Ensayos clínicos según fases de investigación (1994-2005)

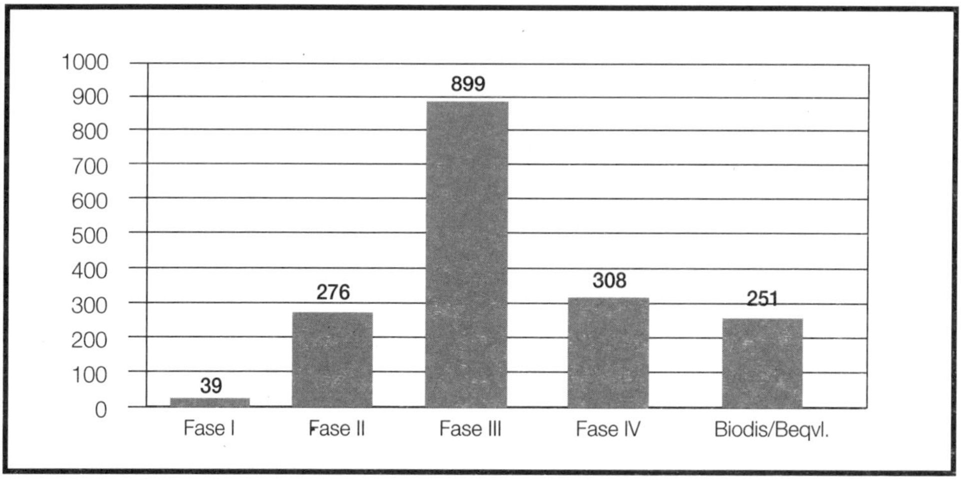

Gráfico III. Inspecciones a centros médicos por ensayos clínicos (1997-2005)

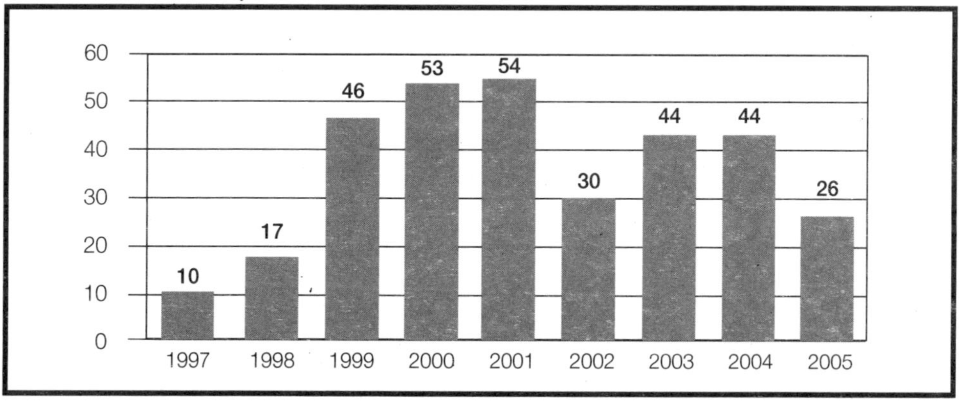

Gráfico 4. Resultado de las inspecciones a centros médicos por ensayos clínicos

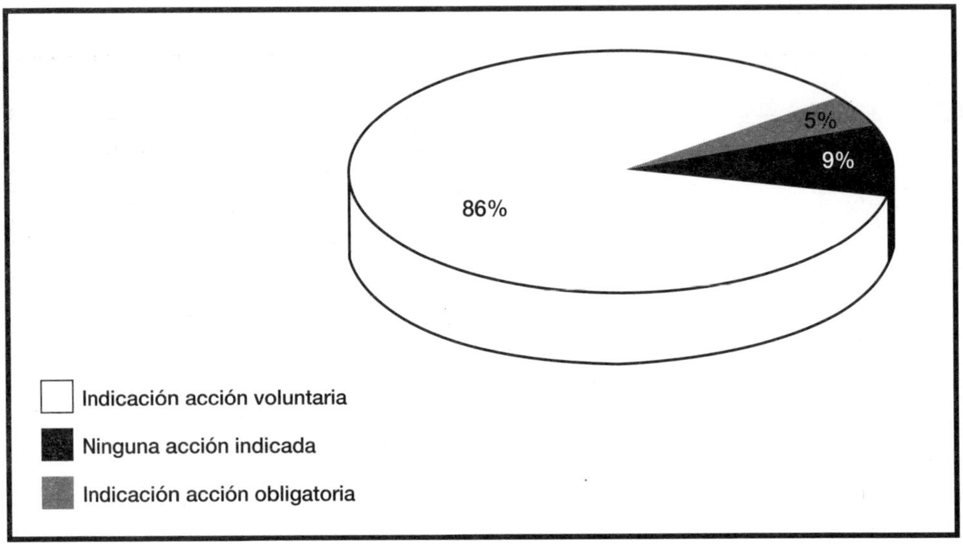

BIBILIOGRAFÍA

1. Bazerque P, J Tessler. *Métodos y técnicas de la investigación clínica*. Ed. Toray, Buenos Aires, 1982.
2. Declaración de Helsinki de la Asociación Médica Mundial. *Principios éticos para las investigaciones médicas en seres humanos*. Finlandia, 1964 y modificaciones.
3. M., Lion C. "Criteres D'evaluation de les protocoles soumis au comite consultatif de protection des personnes dans la recherche bio medicale. Hvidverg E., regulatory implication of Good Clinical Practice". *Drugs*, 1993,45(2):171-176.
4. González CD, R. Ianantuono. "Farmacología clínica: evaluación de eficacia y seguridad". *Rev. Arg. Farm. Clínica* 1993;1(1)21-28.
5. WHO *Guidelines for Good Clinical Practice for trials on pharmaceutical products*. Ginebra, Noviembre 1993.
6. WHO Working Group on Good Clinical Practices (WC/WCP). *Document of the Americas*, 2006.
7. International Conference of Harmonisation. *Guideline for good clinical practice*. Mayo 1996.
8. Ministerio de Salud - Administración Nacional de Medicamentos Alimentos y Tecnología Médica Disp. ANMAT 5330/97, Buenas prácticas de Investigación en Estudios de Farmacología Clínica.
9. Napolitano M.J.C., La interpretación y comunicación de resultados en la investigación clínica de nuevos fármacos. *Boletín CEDIQUIFA* (Buenos Aires) N° 28, 1985.
10. Lynoe N, Sandlund M, Dahlqvist G, Jacobson L. "Informed consent: study of quality of informa tion given to participants in a clinical trial". *Br Med J* 1991 ;303:610-613.
11. LievreTherapie, 1992; 47:141-144
12. Barclay CA, Giannone CA, Lazovski J. *Metodología del ensayo clínico*. Ed. Cediquifa, Buenos Aires, 1999.
13. OMS. *Guías operacionales para comités de Ética que Evalúan Investigación Biomédica* - OMS, Ginebra 2000.

CAPÍTULO 7

EL PROTOCOLO DEL ENSAYO CLÍNICO

Dr. Claudio Daniel González

7.1 INTRODUCCIÓN

¿Cómo definir al ensayo clínico? No resulta simple, pero podemos ensayar una definición al menos preliminar: el ensayo clínico es un experimento éticamente justificado llevado a cabo en seres humanos.

En este experimento, la variable independiente de mayor relevancia es la exposición a un agente cuya introducción y manipulación en el sistema en estudio resulta de la intervención deliberada del observador.

La o las variables dependientes pueden ser una o múltiples, de naturaleza cuali o cuantitativa. Así, por ejemplo, podemos evaluar la eficacia de un tratamiento A *vs.* placebo (variable independiente, o exposición o, simplemente, tratamiento –variable de naturaleza cualitativa–) en términos de reducción de la mortalidad por cualquier causa (variable dependiente de naturaleza *cualitativa*) o bien en términos de reducción de la colesterolemia total (variable dependiente de naturaleza cuantitativa).

Los experimentos –como todos los estudios a emprender en investigación clínica– deben ser cuidadosa y apropiadamente diseñados. En principio, todo experimento implica un tipo particular de diseño en el que, como hemos dicho, se verifica la intervención deliberada del observador sobre el sistema bajo estudio (esto es, el observador modifica el *curso natural* de algunas variables a efectos de verificar el resultado de tal intervención).

Diseñar un estudio implica elaborar un plan. Y el esfuerzo que hemos de disponer en el diseño de un estudio tiene un objetivo central: minimizar (ya que no es posible eliminarlo por completo) el error. Toda investigación está sujeta a error. Se señala a menudo que el error total en una investigación clínica consiste en la suma de la imprecisión más la inexactitud. Para dejarlo claro desde el principio, el *error total* puede descomponerse como sigue:

a) Error aleatorio o no sistemático o imprecisión;

b) Error sistemático o sesgo (aquí se incluyen comúnmente los llamados *sesgos de selección* y los *sesgos de información*);

c) Confusión (error por confusión, sesgo por confusión).

Por tanto, un estudio bien diseñado no ha de plantear solamente un *número de sujetos a incluir* de acuerdo con su/s objetivo/s (atendiendo a lograr una cierta precisión, es decir, manteniendo a raya el error aleatorio), sino que ha de atender también a los criterios y formas con las que hemos de seleccionar a los sujetos participantes, los procedimientos, la clasificación de las exposiciones y los desenlaces o eventos, las formas en que recogeremos y trataremos los datos, la identificación de las llamadas *variables confusoras* o *confounding*, etc.

Un diseño en particular no puede estar ajeno a la naturaleza de la pregunta científica que enfrentamos ni de la etapa del método científico en la que tal pregunta se inscribe. Así, en investigación clínica, hemos de reconocer:

1) Estudios de observación (u *observacionales*):

  1.a) Descriptivos: reporte de casos, serie de casos, estudios transversales

  1.b) Analíticos: estudios de cohortes y estudios de casos y controles

2) Estudios experimentales (o *de intervención*):

  Ensayo clínico

El ensayo clínico es, pues, un tipo particular de estudio en el contexto del método científico.

Tres principios lo rigen[1]:

1. El principio de comparación;
2. El principio de significación, y
3. El principio de causalidad.

En el contexto del principio de comparación, hemos de plantear siempre frente a un ensayo clínico la siguiente pregunta: ¿Es mi tratamiento diferente o igual a otra intervención? Muchas razones justifican la necesidad de responder a este principio, y sobre algunas de ellas volveremos más adelante.

El principio de significación nos remite a la idea de error aleatorio. En efecto, sabemos que en el área biológica trabajamos principalmente con variables aleatorias, que pueden adquirir ciertos valores con una cierta probabilidad. Trabajar con una alta imprecisión puede hacernos asumir conclusiones erróneas, simplemente debidas al azar. Por tanto, trabajar con un tamaño muestral apropiado es relevante a la hora de responder a esta pregunta: ¿difiere mi tratamiento significativamente de otro?; ¿puedo sostener que dos tratamientos son equivalentes manteniendo bajo control el error aleatorio? A esto apunta la idea general del principio de significación.

Ahora bien, tenemos claro que el error aleatorio es sólo uno de los tipos de error que podemos cometer en el contexto de cualquier investigación clínica. En efecto, puedo cometer errores en el muestreo, en los procedimientos, o simplemente, no tener en cuenta el papel de variables confusoras que puedan afectar las conclusiones de mi estudio. Por tanto, que haya encontrado una diferencia entre un tratamiento determinado y otro, que esa diferencia pueda, incluso, ser significativa, no implica necesariamente que la causa de esa diferencia sea el tratamiento en sí. A ello apunta el principio de causalidad. Por ejemplo, en un estudio de prevención primaria de enfermedad coronaria puede que encuentre que los sujetos tratados con la droga A presentan una menor mortalidad por toda causa que los tratados con la droga B; incluso, puede que la diferencia en esa tasa de mortalidad sea estadísticamente significativa. Pero si los pacientes tratados con A fueran más jóvenes al inicio del estudio... ¿puedo tranquilamente atribuir la menor mortalidad al efecto de mi droga A? Una diferencia significativa no necesariamente implica causalidad atribuible al tratamiento.

Por tanto, tener objetivos claros (resultantes de preguntas correctamente planteadas) e intentar minimizar el error a través de un diseño apropiado del estudio y la aplicación de unos procedimientos adecuados y auditables es esencial para el logro de un estudio clínico óptimo. Pero no es suficiente. Desde luego, deberá llevarse a cabo ateniéndose a normas estrictas que garanticen la calidad del proceso, pero, además, y desde su concepción, deberá responder a sólidos estándares éticos desde su concepción hasta su desarrollo y finalización. Por tanto, el Protocolo de un ensayo clínico ha de constituirse en un documento central en el proceso de investigación clínica, donde no sólo los aspectos metodológicos han de encontrarse claramente explicitados sino también las correspondientes garantías éticas destinadas a proteger los derechos de los sujetos experimentales.

7.2
EL PROTOCOLO DEL ENSAYO CLÍNICO

El Protocolo del ensayo clínico es uno de los documentos centrales del proceso de investigación; de hecho, en él se establecen las bases y fundamentos del estudio, sus objetivos, el diseño –por tal, entenderemos *el plan de investigación*–, los procesos relevantes, el manejo de los datos, los aspectos vinculados a la publicación, el cuerpo de procedimientos destinados a garantizar los derechos y bienestar de los sujetos, etc.

Las normas de *Buena Práctica Clínica* (GCP) establecen los requerimientos mínimos que un Protocolo aceptable debe contener:[2, 3]

1. ***Información general:*** Incluyendo el título del Protocolo, su número de identificación y fecha (toda enmienda debe identificarse con su número respectivo y fecha de modificación); el nombre y dirección de patrocinador y monitor/es; el nombre y título de las personas autorizadas a firmar el Protocolo por parte del patrocinador; nombre, título y teléfono del experto médico u odontólogo que trabaja para el patrocinador; nombre, título y teléfono del investigador responsable por la conducción del Protocolo; nombre y dirección de los laboratorios y/u otros departamentos técnicos involucrados en el ensayo.

2. ***Información de base:*** Nombre y descripción del/los producto/s a investigar; resumen de los hallazgos hasta el momento que puedan tener relevancia clínica; resumen de los potenciales riesgos y beneficios para los seres humanos; descripción y justificación de la vía de administración, dosis, régimen de administración y período de tratamiento; descripción de la población de la que provendrá la muestra a estudiar; referencias bibliográficas relevantes.

3. ***Propósito y objetivos:*** Deben especificarse claramente los propósitos y objetivos del ensayo. Es conveniente clasificar a los objetivos en primarios y secundarios, recordando que sobre la base de una adecuada cobertura de los objetivos primarios –como mínimo– es que ha de establecerse el número de sujetos a incluir.

¿Cuál es la pregunta? Responder a esta cuestión ayudará a definir los objetivos y establecer una o más hipótesis para la evaluación científica. En este sentido, es importante considerar:

1. Si la pregunta es importante;

2. ¿Es susceptible de ser respondida con los métodos y recursos de los que podemos disponer?

Un objetivo debe ser claro, conciso, preciso, científicamente válido y ser susceptible de una expresión cuantitativa que pueda traducirse en una hipótesis a contrastar.[4]

El establecimiento de objetivos claros persigue alcanzar el propósito de la investigación clínica, que consiste en la obtención de inferencias no sesgadas de la mayor precisión posible respecto de las cuestiones clínicas relacionadas con la droga en investigación respecto a la población blanco de pacientes (o sujetos).

En general, desde el punto de vista de la generación de hipótesis, los estudios clínicos pueden perseguir la demostración de la superioridad de uno de los tratamientos sobre otro, o bien la equivalencia /no inferioridad.[4]

En efecto, desde el punto de vista de sus objetivos, los ensayos clínicos pueden ser clasificados de la siguiente forma:

a) Aquellos que procuran identificar una diferencia relevante entre categorías de la variable intervención;

b) Aquellos que procuran establecer la existencia de *equivalencia* entre las categorías de la intervención.

La búsqueda de diferencias relevantes entre las categorías de la variable independiente (por ejemplo, diferencia en la·incidencia de infección entre vacunados –una de las categorías de la variable independiente– y no vacunados –la otra categoría) define un objetivo típico de numerosos ensayos clínicos llevados a cabo a lo largo de la historia. Conviene insistir aquí en un aspecto central de esta búsqueda de diferencias relevantes: no es lo mismo detectar una diferencia clínicamente relevante que una estadísticamente significativa. Idealmente, una diferencia es importante desde el punto de vista científico cuando asume las dos condiciones (esto es, relevancia clínica y significación estadística).

Desde un punto de vista estadístico, y de manera puramente intuitiva, podríamos hallar dos configuraciones para nuestra hipótesis en los estudios que procuran identificar diferencias entre las categorías de la intervención:

* Una hipótesis nula (H0), de la forma "no existe diferencia entre las categorías de la intervención";

* Una hipótesis alterna (H1), de la forma "existe diferencia entre las categorías de la intervención".

Como consecuencia, el ensayo clínico brindará la información que nos permitirá decidir si estamos en condiciones rechazar la H0.

En los estudios de *equivalencia*, siguiendo la teoría desarrollada por Schuirmann y colaboradores[5], las hipótesis asumen las siguientes conformaciones:

* H0: Las categorías de la intervención NO SON equivalentes (ejemplo: "las dos drogas no son equivalentes").

* H1: Las categorías de la intervención SON equivalentes (ejemplo: "las dos drogas son equivalentes").

Supongamos que administramos dos agentes (A y B) capaces de reducir la colesterolemia. Y procuramos establecer que ambos fármacos son equivalentes. Entonces:

* H0: $\mu A - \mu B < I$ ó $\mu A - \mu B > S$

donde μ es la media poblacional, I es el límite inferior y S el límite superior del intervalo de la diferencia entre las medias en el que consideramos existe equivalencia. Dicho de otro modo, en los estudios que procuran determinar equivalencia, y cuando la variable resultado es cuantitativa y expresable a través de la media, si la diferencia entre las medias de los dos tratamientos se halla por fuera del llamado intervalo de equivalencia, he de aceptar H0, es decir, no podré sostener que existe equivalencia entre ambos tratamientos. En nuestro ejemplo, si la reducción media de la colesterolemia con A menos la reducción media de la colesterolemia con B caen fuera del intervalo de equivalencia, no podré rechazar H0, que para el caso implica la inequivalencia.

En cambio,

* H1: $I < \mu A - \mu B < S$

que indica que si la diferencia cae dentro del intervalo, debo aceptar la equivalencia entre los tratamientos (es decir, las diferentes categorías de la intervención).

De manera análoga puede procederse para las proporciones, los riesgos relativos, *odds ratios*, etc. Por ejemplo; tenemos dos vacunas. Supongamos que intentamos explorar la diferencia entre ambas, entonces:

H0: $\pi A = \pi B$

donde πA es la proporción de infectados entre los expuestos a A y πB es la proporción de infectados en los expuestos a B; y

H1: $\pi A \neq \pi B$

Si, en cambio, explorásemos la equivalencia, tendríamos

H0: $\pi A - \pi B < I$ ó $\pi A - \pi B > S$, y

H1: $I < \pi A - \pi B < S$

Como comprenderemos, entonces, la definición de nuestros objetivos e hipótesis es central a la hora de la confección de un Protocolo de investigación adecuado.

4. Diseño del estudio: El diseño (*plan general del estudio*) debe incluir:

a) El establecimiento específico de los *puntos finales* (*endpoints*, *variables desenlace*), primarios y secundarios, a ser evaluados a lo largo del estudio, si los hubiera;
b) Una descripción del tipo y diseño del ensayo clínico (por ejemplo, paralelo, cruzado u otro; simple, doble o triple ciego; placebo-controlado o controlado a través del empleo de otro agente activo; etc.);
c) Los procedimientos destinados a minimizar sesgos, tales como la aleatorización (*randomización*) y el establecimiento de *ciegos*;
d) Descripción del/los tratamiento/s, dosis y regímenes de administración; también debe incluirse una descripción de la forma farmacéutica, empaques y etiquetados;
e) La duración esperada de participación de los sujetos, y una descripción de la secuencia y duración de todos los períodos del ensayo, incluyendo la fase de seguimiento, si correspondiere;

f) Una descripción de las reglas de terminación o los criterios de discontinuación de los sujetos, o de terminación del estudio en general;
g) los procedimientos de contabilidad de productos;
h) el mantenimiento de los códigos de aleatorización y los procedimientos y reglas para la ruptura del secreto de los códigos;
i) la identificación de los documentos fuente (por ejemplo, historia clínica) y la identificación de los materiales y procedimientos con los que se registrarán los datos (por ejemplo, CRF, registro electrónico, etc.).

El diseño del ensayo clínico, como el diseño de cualquier experimento clásico, implica:

1. El diseño de los tratamientos (categorías de la variable intervención);
2. El diseño de los procedimientos para el control de errores;
3. El diseño de la muestra y de los procedimientos de observación y recolección de resultados.

Respecto del punto 1, es decir, del diseño de los tratamientos, la primera pregunta es: ¿el o los tratamientos? La respuesta no es sencilla. Por lo general, la respuesta debiera ser *los tratamientos*. Desde el inicio hemos sostenido la importancia del principio de comparación. ¿Es mi tratamiento igual o mejor que...? Volveremos a este punto más adelante. Sin embargo, debemos señalar que cuando se trata de fases iniciales del estudio de un fármaco (Fase I de la Farmacología Clínica) se admite en algunos casos la administración a voluntarios sanos de un único tratamiento a efectos de explorar algunos aspectos muy específicos y relevantes (seguridad, cinética en voluntarios sanos, etc.).

La existencia de otros tratamientos, además del que se halla bajo estudio, o de tratamiento y placebo –si correspondiera–, es muy importante porque:

a) Como hemos dicho, sostiene el principio de comparación;
b) Limita el error de inferencia atribuible a expectativas del paciente, de su familia o del médico; los cambios introducidos por la evolución espontánea de la enfermedad, el fenómeno de *regresión a la media*, etc.

Además del tratamiento activo bajo estudio, debemos considerar la constitución como control de uno o más de los siguientes grupos concurrentes:[6]

1. Placebo
2. No tratamiento
3. Otro activo diferente del que se halla en estudio
4. Dosis diferente o régimen de administración distinto del mismo activo bajo estudio.

Respecto del control de errores, múltiples aspectos deben ser tenidos en consideración. Uno de ellos, de enorme importancia, radica en la asignación aleatoria de los sujetos a cada grupo (randomización). Este procedimiento:

a) Limita los sesgos de selección promovidos por la subjetividad ("prefiero a este paciente para éste tratamiento y no a aquél...")
b) Tiende a equilibrar la distribución e influencia de factores confusores desconocidos (aunque "¡no subestimarás la capacidad del azar para engendrar monstruos!")
c) La randomización estratificada o en bloques ayuda a equilibrar la distribución de factores pronósticos distintos de la intervención.

Otro procedimiento vinculado al control de errores consiste en el establecimiento de *ciegos*. Las técnicas de cegamiento (ciego simple, doble o triple) tienden a poner límites a la subjetividad, a las expectativas de parte del paciente, su familia o del médico y a los llamados *assessment biases*: recordemos que podemos tender a evaluar de manera diferente a aquellos sujetos a los que sabemos expuestos a tratamientos clásicos o supuestamente menos efectivos.

Existen diversos diseños de ensayos clínicos.[4, 7] Por su importancia, sólo haremos referencia a tres de estos tipos de diseño, probablemente los empleados con mayor frecuencia: diseño de grupos paralelos, diseño cruzado y ensayo clínico factorial.

La teoría sobre la que se fundamentan los dos primeros tipos de diseño (grupos paralelos y cruzados) es la del *nesting* o *anidamiento*. En efecto, se dice que en los diseños de grupos paralelos, los pacientes *anidan* dentro de cada grupo al que han sido asignados; en cambio, se define a los diseños cruzados como *non-nested.*

En el diseño de grupos paralelos, los pacientes son asignados a alguno de los múltiples tratamientos (al menos dos), donde son seguidos hasta la finalización del estudio. Los pacientes son aleatoriamente asignados a un tratamiento. En estos estudios existen dos fuentes de variación claramente identificables: la variación interindividual (el *nesting* hace que podamos encontrar variaciones entre los grupos), y la variación intraindividual (el paciente A, al recibir la droga X puede variar respecto de su estado previo).

En los estudios cruzados, los pacientes son randomizados a una determinada secuencia; por ejemplo, algunos de ellos primero reciben la droga X y luego la Y, y otros, primero la Y y luego la X. Pero, precisamente por ello, se elimina una fuente de variación, la interindividual, dado que todos los sujetos han de recibir ambos tratamientos. Por ello se sostiene que requieren en principio un tamaño muestral menor que el exigible para un estudio de grupos paralelos. Sin embargo, no carecen de problemas:

a) los diseños cruzados no pueden ser empleados en enfermedades que pueden curar con la primera secuencia de tratamiento, o cuando su variabilidad es muy amplia;
b) puede verificarse el traslado del efecto de un tratamiento al siguiente período; por ejemplo, los efectos del tratamiento X podrían extenderse al período en el que el sujeto es tratado con Y. Ello se conoce como *carry-over effect* y para limitarlo, suele disponerse entre ambos tratamientos un período de lavado o *wash-out*. Sin embargo, la duración de este período es a veces difícil de estimar con seguridad.
c) Cuando un paciente abandona el estudio en un período, su pérdida tiene un efecto mayor al del abandono de un sujeto en un estudio de grupos paralelos;
d) son más largos que un estudio de grupos paralelos comparable;
e) etcétera.

Los diseños factoriales exploran el efecto conjunto de más de un tratamiento. Por ejemplo:

	Droga A	NO Droga A
Droga B	N1	N2
NO Droga B	N3	N4

Donde N es el número de pacientes en cada caso.

Como vemos, los estudios factoriales permite estudiar el efecto de ambas drogas (A y B) aisladas, pero también administradas en forma conjunta, lo que permite estudiar un eventual sinergismo.

5. Selección y retiro de los sujetos: En este ítem, deben especificarse:

a) Criterios de inclusión;

b) Criterios de exclusión;
c) Criterios de discontinuación (estableciendo si los sujetos han de ser reemplazados, y cómo).

6. ***Tratamiento de los sujetos:*** Debe especificarse el/los tratamiento/s a ser empleados, sus dosis y regímenes de administración. En este punto conviene recordar que la ICH (*ver Apéndice 2*) consigna la existencia de varios tipos de tratamiento control (o testigo) en los ensayos clínicos. En primer lugar, establece dos variantes de control, concurrente e histórico. Un control histórico, dado que proviene de una población separada de la tratada en el estudio específico, rara vez tiene validez en el campo del ensayo clínico. Por tanto, y como hemos señalado ya, habitualmente recurrimos a controles concurrentes de uno de los siguientes cuatro tipos:

a) no tratamiento (grupo de sujetos no sometidos a ningún tratamiento específico);
b) placebo;
c) otro agente activo;
d) una dosis distinta o un régimen diferente del mismo activo en investigación.

Deben especificarse las medicaciones y/o tratamientos permitidos (incluyendo medicación de rescate), así como la medicación concomitante no permitida antes o durante el ensayo.

7. ***Evaluación de la eficacia:*** Aquí se consignará:
a) las variables de eficacia;
b) los métodos y tiempos para su evaluación, registro y análisis.

8. ***Evaluación de la seguridad:*** se siguen los mismos principios que en el punto anterior. Además, deben especificarse los procedimientos a través de los que se ha de reportar los eventos adversos y las enfermedades intercurrentes. Del mismo modo, se especificarán los procedimientos de seguimiento de los sujetos tras los eventos adversos.

9. ***Cronograma del estudio:*** tanto la administración de la intervención, como los procedimientos de evaluación se sitúan en una perspectiva temporal, que debe ser cuidadosamente expuesta en el Protocolo.

10. ***Estadística:*** Debe establecerse una descripción de los métodos estadísticos a emplear para el contraste de hipótesis, incluyendo plazos y los análisis *ad interim* que se hayan planeado.

Debe aclararse y justificarse si el análisis ha de efectuarse según *intención de tratar* (*Intention-to-Treat*) o *per protocol*.

Asimismo, deben especificarse:
a) el número de sujetos a reclutar;
b) en ensayos multicéntricos, el número a reclutar por sitio;
c) las razones detrás del cálculo del tamaño muestral, incluyendo las bases sobre las que se ha estimado el poder de esa muestra.

Deben quedar claros el nivel de significación (error alfa) a emplear y los criterios para el manejo de datos perdidos, no empleados o espurios, etc.

Todo eventual análisis de subgrupos debe ser declarado en el Protocolo, justificándolo.

Los procedimientos para el reporte y desviación respecto del plan original deben ser consignados.

11. ***Acceso a documentos fuente:*** el Protocolo debe especificar que el investigador/institución permitirán el acceso del patrocinador a los documentos fuente, así como las auditorias, inspecciones y revisiones del IEC/IRB.
12. ***Control de calidad y aseguramiento de la calidad:*** deben especificarse las medidas que han de apuntar a ambos aspectos.

13. ***Aspectos éticos:*** considerando aquí una descripción de todos los procedimientos y consideraciones que aseguran los derechos y bienestar de los sujetos en estudio.

Desde el punto de vista ético y humanitario, los desastres acaecidos en materia de investigación sobre seres humanos en los campos de concentración y otras instituciones de los regímenes totalitarios durante las décadas del 30 y el 40 del siglo XX (y no sólo durante la Segunda Guerra Mundial), reforzaron la idea de constituir un sólido cuerpo de normas que garantizara los derechos de los sujetos experimentales de un modo amplio e irrestricto. Así, uno de los primeros intentos serios en este sentido vio la luz en la primera mitad del mencionado siglo, a través del conjunto prescriptivo conocido como *Código de Nuremberg.*

En esta misma línea, en 1964, la 18° Asamblea Médica Mundial promulgó la *Declaración de Helsinki* (*ver Apéndice 1*), como "una propuesta de principios éticos que sirvan a efectos de orientar a los médicos y otras personas que realizan investigaciones médicas en seres humanos".[8] Esta declaración sufrió diversas modificaciones y enmiendas, tales como las llevadas a cabo en las Asambleas Médicas Mundiales de Tokio (1975), Venecia (1983), Hong-Kong (1989), y las Asambleas Generales de la Asociación Médica Mundial de Somerset-West (Sudáfrica, 1996), Edimburgo (2000) y la nota de clarificación agregada en la reunión de Washington (2002).

La *Declaración de Helsinki* reconoce la importancia de la investigación médica en seres humanos, como herramienta fundamental que conduce a una mejora progresiva en "los procedimientos preventivos, diagnósticos y terapéuticos", así como a una mejor compresión de la etiopatogenia de las enfermedades. Reconoce, incluso, la necesidad de una "continua puesta a prueba de los métodos disponibles, de modo de garantizar su eficacia, efectividad, accesibilidad y calidad".[8] Al mismo tiempo, fija los principios éticos básicos a los que toda investigación médica debe estar sujeta, siendo el objeto de estas normas el respeto debido a todos los seres humanos, su salud y sus derechos individuales. Reconoce asimismo que ciertas poblaciones vulnerables han de requerir en este aspecto una protección especial.

Este manifiesto establece que una investigación debe llevarse a cabo en seres humanos sólo tras una adecuada ponderación de los beneficios que pueden obtenerse *versus* los riesgos a los que ha de exponerse a los sujetos experimentales; especifica que sólo puede realizarse una investigación en humanos cuando la importancia del objetivo es mayor que el riesgo inherente para los individuos.

La misma declaración puntualiza el derecho a la información que asiste a todo sujeto experimental, así como la necesidad de su consentimiento explícito (*consentimiento informado*) y la de la protección de su intimidad.

Reconoce, en definitiva, la validez de cuatro principios éticos constituidos en pilares de la investigación médica, que son:

a) Principio de Beneficencia

b) Principio de No Maleficencia

c) Principio de Autonomía
d) Principio de Justicia

A partir de ésta y otras regulaciones, de validez aplicable en muchos Estados, la investigación clínica se desarrolló guiada por algunos estándares éticos sujetos a continua revisión, aunque, como se comprenderá, nunca libre de debate y controversia.

Es importante consignar que en todo Protocolo debe explicitarse claramente la existencia, naturaleza y extensión de los seguros que cubran los eventuales riesgos que puedan afectar el sujeto experimental.

14. Manejo de datos, registro y archivo de los datos: El desarrollo de un formulario para el reporte de casos (case report forms – CRF) apropiado es clave para el éxito de ensayo y debe emprenderse tempranamente en el proceso de preparación del Protocolo. En la práctica, se requiere que el CRF:[4]

a) Sea diseñado de modo tal que capture todos los datos requeridos por el Protocolo.
b) Sea diseñado de forma que la captura de esos datos sea hecha en una forma estandarizada.
c) Facilite el proceso de resumen y análisis de la información en ellos contenida.
d) Sea capaz de minimizar los errores de transferencia de la información desde los documentos fuente (por ejemplo, historia clínica), y facilite la comparación de los datos contenidos en estos CRF con los registrados en esos documentos fuente.
e) Sea fácil de completar.
f) Evite la recolección de datos superfluos o redundantes.

El desarrollo de la base de datos del estudio es central en el proceso de planificación del Protocolo, y exhibe una complejidad que excede los límites de este capítulo.

Las formas y plazos de archivo de la información, y las formas en las que el proceso garantice la confidencialidad de los datos deben ser claramente enunciados en el Protocolo.

15. Aspectos financieros: Aquí han de tenerse en cuenta dos aspectos centrales:

1) Ningún ensayo clínico puede ser exitoso si no se consideran cuidadosamente los aspectos financieros vinculados a su desarrollo. De tal modo, la definición de un presupuesto cuidadosamente elaborado es un requisito previo a la puesta en marcha del estudio.
2) Una vez definido el Protocolo, por razones éticas y, en algunos países, por consideraciones de índole legal, deben especificarse las condiciones generales de acuerdo entre investigadores y patrocinadores.

16. Política de publicación: Es conveniente consignar si el estudio ha de enviarse a publicación cualquiera sea su resultado. Asimismo, quiénes serán los responsables de la redacción final del manuscrito y quiénes los coautores frente a una eventual publicación.

17. Suplementos y Apéndices

7.3
A MODO DE CONCLUSIÓN

El Protocolo de investigación es uno de los documentos más importantes que rigen el ensayo clínico. Comprende contenidos relacionados con aspectos metodológicos (en él se encuentran definidos los objetivos, las características generales del diseño, los principales procedimientos y su cronología, etc.), así como contenidos vinculados con la protección de los derechos de los sujetos experimentales. Dos perspectivas se abren a la consideración del lector interesado: a) por un lado, el Protocolo se desarrolla, es decir, se va construyendo en un proceso guiado por la clara intención de minimizar la posibilidad de cometer error; b) por el otro, el Protocolo guía al investigador en el derrotero del ensayo clínico, es decir, conduce a la obtención de resultados. Es, entonces, un documento que resulta de procesos ideológicos que se plasman en unos objetivos, un diseño y una serie de procedimientos y, a la vez, un documento que dirige acciones. En tal sentido, es una entidad multiforme, que a menudo sufre enmiendas y que, más allá de las intenciones de sus creadores, en ocasiones condensa errores y, eventualmente, puede multiplicarlos cuando no se elabora con el suficiente cuidado. Constituye un elemento irreemplazable en la investigación clínica en general; en esta declaración de la intención de conocer se fundamenta la seriedad y la credibilidad de los resultados. He aquí de lo que trata un Protocolo: sabemos que podemos cometer errores, lo declaramos, tratamos de minimizar la posibilidad de cometerlos y manifestamos en él nuestra intención de transparencia. De su desarrollo inteligente y su seguimiento puntilloso depende críticamente el proceso de investigación clínica, y la protección de las personas que en este proceso han de participar.

BIBILIOGRAFÍA

1. Schwartz D, Flamant R., Lellouch J. *L´essai thérapeutique chez l´homme.* 2ª Ed. Flammarion, Paris, 1981.
2. International Conference on Harmonisation: *Guideline for Good Clinical Practice. As published in the Federal Register*, EEUU, May 9, 1997.
3. U.S. Code of Federal Regulations. Title 21 - Food and Drugs. As dated April 1, 2001.
4. Chow SC, JP Lui. *Design and Analysis of Clinical Trials.* 2nd Ed. Wiley & Sons, New Jersey, 2004.
5. Schuirmann, DJ. "A comparison of the two one-sided test procedure and the power approach for assessing the equivalence of average bioequivalence". *J. Pharmacokinetics and Biopharmaceutics*, 1987;15:657-680.
6. International Conference on Harmonization (E10): *Choice of Control Group in Clinical Trials*, Ginebra, 1999.
7. Spilker, B. *Guide to Clinical Trials*, Raven Press, New York, 1991.
8. ://www.wma.net/e/

CAPÍTULO 8

E-TRIALS. LA TECNOLOGÍA INFORMÁTICA EN LA INVESTIGACIÓN CLÍNICA

LIC. JAVIER GASCO

8.1 INTRODUCCIÓN

En los últimos años ha sido notoria la necesidad de la industria farmacéutica de realizar más investigación clínica debido a la creciente competencia entre las compañías farmacéuticas y a la adopción de lineamientos adicionales del *Internacional Conference on Harmonisation* (ICH, *ver Apéndice 2*), *Federal Drug Administration* (FDA) y la *European Medicines Agency* (EMEA). Este fenómeno ha sido muy importante en todo el mundo y especialmente en Argentina y en Latinoamérica. Esto provocó un aumento no solo de la cantidad de pacientes que participan en los estudios sino también de los requerimientos en la calidad y disponibilidad de los datos recolectados.

A comienzos de los 90 se realizaron los primeros intentos para incorporar tecnología en los estudios clínicos. Aparecieron los sistemas de *Remote Data Capture* o de *Direct Electronic Data Capture* que permitían la captura, directa e inmediata, de datos en una base, prescindiendo de los *Case Report Forms* (CRFs) en papel que se utilizaban entonces. Con esto se logró reducir considerablemente la duración de los estudios clínicos y mejorar la calidad y disponibilidad de los datos. También los costos de la investigación clínica se redujeron notablemente permitiendo que la industria incrementase el número de estudios.

El avance de la tecnología (PC más económicas, Internet, PDAs, celulares, etc.) permitió que aparecieran en el mercado numerosas soluciones informáticas que llevaron a la necesidad de incorporar estándares que, independientemente de la plataforma y del proveedor, faciliten la captura, intercambio, consolidación, codificación y almacenamiento de datos clínicos.

8.2 ADMINISTRACIÓN DE LA INFORMACIÓN (*DATA MANAGEMENT*)

Para comprender mejor en qué grado la incorporación de tecnología informática ayudará a la investigación clínica es necesario considerar el proceso íntegro desde el punto de vista del manejo de la información generada y para eso necesitamos conocer qué es el *Data Management*.

Usualmente se define al *Data Management* como el proceso de Adquisición, Transformación, Codificación, Análisis, Almacenamiento, Recuperación y Distribución de datos. Como puede verse el *Data Management* ocupa un lugar a todo lo largo del Estudio Clínico y no solo al comienzo, definiendo datos a relevar, o al final limpiando la base de datos. Esta ventajosa posición le permite no solo ocuparse de proveer los datos para el análisis final sino también ofrecer a la administración del proyecto herramientas para administrarlo eficientemente y para reaccionar de manera inmediata ante cuestiones de eficacia o seguridad.

Bajo esta perspectiva podemos decir que los datos recolectados servirán a tres propósitos principales: Estadísticas, Monitoreo y Control y Seguridad de la Droga. Hasta hace algunos años la adquisición de datos estaba impulsada por la necesidad del estadístico de analizar la información del caso clínico, pero para poder hacerlo debía contar con la mayor cantidad de datos posible, lo que generaba una gran demora entre la captura del dato y la disponibilidad del mismo (en ocasiones varios meses). Esta situación obligó principalmente al responsable de seguridad de la droga a utilizar su propio sistema para obtener la información de los Eventos Adversos Serios lo más pronto posible. Por su parte, el administrador del proyecto también tuvo que desarrollar sus propios métodos para tener acceso a la información necesaria para gestionar el proyecto eficientemente. Puede verse con facilidad que una gran cantidad de datos se recolectaban de forma redundante por tres sectores, generando potenciales problemas de inconsistencias y mayores costos debido al aumento en los requerimientos de espacio para almacenamiento.

Con la incorporación de nuevas tecnologías de captura de datos y la adopción del concepto de Dato Sucio o *Dirty Data*, los tres sectores involucrados se verán beneficiados al poder contar con los datos más oportunamente.

Ahora bien, ¿qué es un dato Sucio? Es todo dato recolectado en un estudio clínico que no ha sido confirmado mediante la verificación contra el dato fuente (SDV – *source data verification*) o que aún no ha pasado el proceso final de validación y codificación. Obviamente, estos datos no pueden ser empleados para el análisis estadístico pero sí pueden ser valiosos para otros procesos, más aún cuando han sido sometidos a algún tipo de control al momento de ser capturados. De esta forma, el Administrador del proyecto podrá, por ejemplo, conocer de manera temprana cuando algún centro esté teniendo necesidades logísticas, problemas de reclutamiento o para planificar y preparar visitas de monitoreo; para

Gráfico 1.

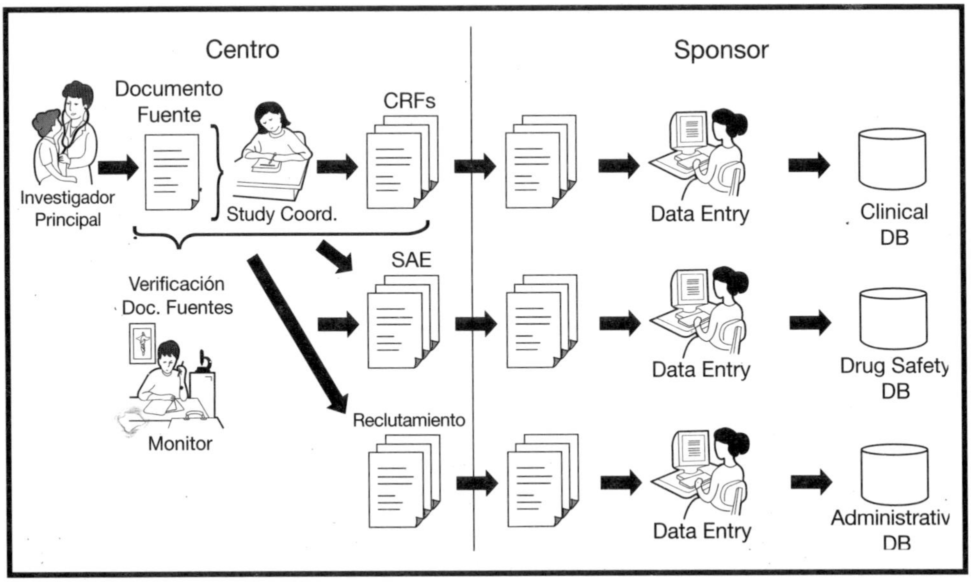

el responsable de Seguridad de la Droga estos datos sucios pueden ser muy útiles cuando se trata de eventos adversos para anticipar potenciales riesgos de seguridad, y el Estadístico podría, por ejemplo, obtener de estos datos indicadores que le permitan determinar cuándo un criterio estadístico está alcanzado.

8.3 CAPTURA ELECTRÓNICA DE DATOS (*ELECTRONIC DATA CAPTURE* - EDC)

Para poder ver más claramente las ventajas de los sistemas de EDC de la actualidad, es necesario revisar cómo fluye la información en los estudios que utilizan CRF en papel (p-CRFs) para la captura de datos.

Los datos del paciente se cargan durante la visita en la Historia Clínica y luego se volcarán en el CRF del paciente. En su siguiente visita, el Monitor comenzará la limpieza de los datos al verificar lo ingresado contra los Documentos Fuente buscando errores de trascripción, inconsistencias o desviaciones del Protocolo. Muchos de estos hallazgos se pueden discutir y solucionar durante la misma visita pero, a pesar de la experiencia y talento del Monitor, el proceso de limpieza nunca está completo en esta instancia. Una vez completada la revisión el Monitor podrá, en algunos casos, separar las hojas del CRF y enviarlas al *Sponsor* o *Contract Research Organization* (CRO).

Una vez en el *Sponsor*, el contenido de los CRFs es ingresado a la base de datos Clínicos, usualmente mediante doble ingreso, para reducir la posibilidad de errores de trascripción o de interpretación.

Una vez en la base de datos, el *Data Manager* podrá utilizar herramientas de su *Clinical Data Management System* (CDMS) para explorar los datos en busca de inconsistencias y desvíos del Protocolo y generar *queries* que se imprimirán y se enviarán al investigador para que los resuelva. Este proceso podría tomar desde semanas a meses, hasta que el último *query* queda resuelto.

Por otro lado, las cuestiones críticas de seguridad que requieren atención urgente son llevadas en sistemas paralelos que tienen su propia base de datos. No es extraño que las bases de datos clínicos y de seguridad no estén sincronizadas al momento de la reconciliación al final del estudio, generándose nuevos *queries* y, por consiguiente, nuevas demoras.

Ahora bien, con el uso de los e-CRFs el proceso cambia drásticamente. Como la información es ingresada directamente a la base de datos se evita el doble ingreso que era necesario para procesar los CRFs en papel una vez que llegaban al *sponsor* y, además, como esta captura se realiza mediante un dispositivo electrónico que cuenta con la posibilidad de ser programado, los datos pueden ser controlados a medida que se los ingresa para identificar posibles errores de copia o inconsistencias que, al ser detectadas, pueden ser resaltadas en forma de avisos en la pantalla para que el investigador las corrija o, de ser necesario, agregue un comentario ratificando o rectificando los valores. Esto minimiza de manera importante la cantidad de *queries* que podrían generarse durante el proceso de limpieza y reconciliación de las bases de datos.

Si bien los primeros sistemas de EDC, de comienzos de los 90, no tenían toda la capacidad para chequear los datos en el momento de su ingreso, cumplían perfectamente el objetivo de hacer llegar lo más pronto posible a la base de datos central los datos recolectados. En la actualidad, los sistemas realizan cerca del 95% de los controles sobre la

Gráfico 2.

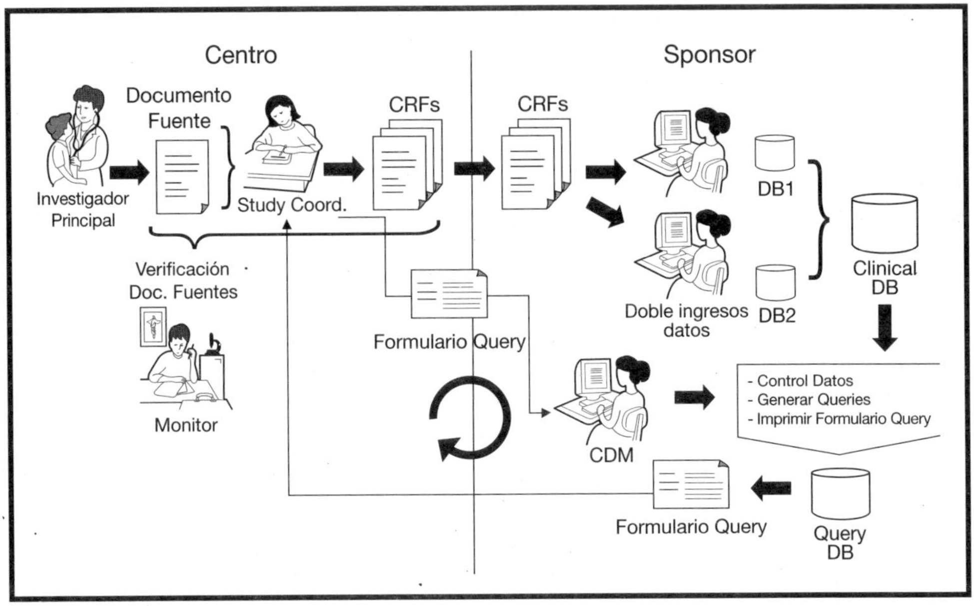

información al momento de ser ingresada. De esta forma se evitan meses de espera para correr los procesos de control de consistencia en la base de datos central. La ventaja es obvia: cuanto antes se detecte un error más fácil y barato será corregirlo.

Aun cuando el investigador ignorara el aviso de una discrepancia, el sistema podrá enviar un aviso al monitor y al *Data Manager*. Estos revisarán los datos que genera el *query* automático y podrán ponerle un *query* manual al centro, en minutos u horas después de cargados los datos, en lugar de esperar hasta la próxima visita de monitoreo. Claro que para que esto sea efectivo se requiere que tanto el monitor como el *Data Manager* revisen continuamente los datos. De nada sirve recolectar información a la velocidad de la luz solo para tenerla almacenada durante semanas sin que nadie la mire.

Como vimos, la información de seguridad debe ser inmediatamente procesada y es por esto que, cuando se utilizan p-CRFs, es necesario manejar bases de datos de seguridad paralelas corriendo el riesgo de tener problemas de sincronización al momento de reconciliar las bases. Con el e-CRF la información está disponible inmediatamente para todos los que necesiten consultarla aun en forma simultánea. Esta facilidad para compartir la información hizo necesaria la definición de estándares como el CDISC que permiten transferir información entre sistemas de manera totalmente confiable. Podemos imaginar que usando un proceso bien definido de sincronización y transferencias entre la base de datos clínicos y la de datos de seguridad no sería necesario el proceso de reconciliación que se realiza al final del estudio.

Por su parte, los auditores podrían evaluar los datos utilizando el Registros de Auditoria de los datos (cada modificación se marca en la base de datos con fecha, hora y usuario) buscando patrones o desviaciones en la información que les permitan monitorear la calidad de los datos desde el punto de vista regulatorio y enfocarse en aquellos centros donde se observen problemas potenciales.

Como pueden ver, con el e-CRF, muchos procesos que con el p-CRF se manejaban de modo secuencial ahora podrán hacerse en paralelo, por lo que las personas tendrán que

Gráfico 3.

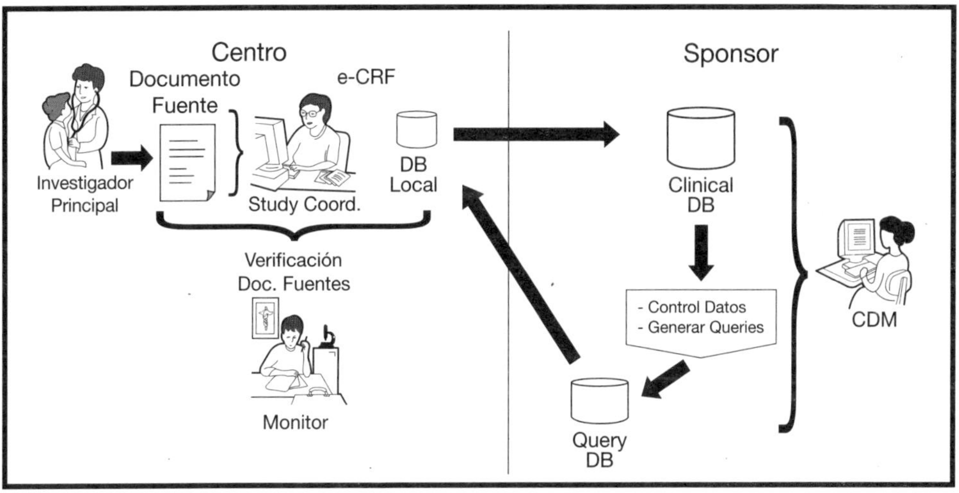

adaptarse a estos nuevos requerimientos para sacar el máximo provecho de su trabajo. Por ejemplo, el *Data Manager* debe involucrarse más directamente en el proyecto implementando el plan de validación de datos como parte del diseño del CRF.

Hasta aquí revisamos el flujo de la información tanto para los p-CRF como para los e-CRF y vimos cómo cambian los procesos y las responsabilidades de la gente involucrada en ellos. Ahora definiremos e-CRF, qué tipos existen en la actualidad y cuáles son las ventajas y desventajas que tiene cada unos de ellos.

Si hacemos una simplificación del modelo podemos decir que el e-CRF es igual al p-CRF pero en una computadora. ¿Por qué podemos decir esto? Cuando vemos un e-CRF en la pantalla de nuestra computadora observaremos varias analogías entre los distintos elementos de ambos formatos, por ejemplo, las opciones de menús del e-CRF corresponden a las secciones del p-CRF, las ventanas con campos para ingresar datos en el e-CRF son las páginas del p-CRF, los rectángulos blancos (campos) dentro de las ventanas del e-CRF son los espacios para escribir del p-CRF, etc. En realidad e-CRF es la manera generalmente usada para referirse a una variedad de tecnologías que se emplean en la Captura Electrónica de Datos (EDC) de los pacientes que participan en un Estudio Clínico, como sistemas de OCR/ICR, sistemas de IVRS, EDC Cliente/Servidor, EDC On-Line, EDC Híbridos, PDAs, Teléfonos Celulares y todo aquel dispositivo electrónico que pueda almacenar información por sí mismo, para luego transferirla a la base de datos, o que pueda ser conectado de alguna manera a una computadora.

8.4
TIPOS DE E-CRF

8.4.1
SISTEMAS CLIENTE/SERVIDOR

A fines de los 80 y comienzos de los 90, aparecieron los primeros sistemas de EDC. En estos sistemas, los datos se ingresaban en una computadora generalmente provista por el *sponsor* y se almacenaban en una base de datos local (en la misma computadora). El programa del e-CRF no solo contenía los formularios del CRF sino que también realizaba una gran cantidad de tareas propias de la limpieza de los datos como, por ejemplo, controles de consistencias y validaciones. Con el avance de la computación estos sistemas se hicieron cada vez más potentes y flexibles, permitiendo realizar más y más tareas de control de consistencia y validación sobre los datos ingresados.

Los datos son relevados durante la visita del paciente y son volcados a la Historia Clínica de la institución. Luego algún integrante del equipo de investigación completa el e-CRF en la computadora y transmite los datos mediante la sincronización de la base de datos local y la central. Usualmente se emplean el modem de la computadora para establecer tanto conexiones punto a punto (cuando la base de datos local se conecta a la base de datos central) como conexiones de Internet usando redes privadas virtuales (VPN) para garantizar la seguridad cuando se trata de datos sensibles.

Una vez en la base de datos central la información está disponible para quien lo requiera, en formato de Dato Sucio (*Dirty Data*) ya que hasta el momento el monitor no ha realizado la verificación contra el documento fuente (SDV), pero como vimos antes, estos datos son útiles para cuestiones de seguridad y de gestión del proyecto. Cuando el monitor visita el centro para hacer el SDV debe sincronizar las bases de datos antes de empezar su trabajo, para asegurarse de tener en la base de datos local la última versión de la información del centro. El monitor realiza el SDV y podría generar *queries* que el investigador debe solucionar. El *Data Manager* también puede generar *queries* y el investigador los tendrá cuando sincronice las bases.

Como podrán imaginar, el hecho de trabajar desconectado puede, potencialmente, generar una demora entre la carga de los datos en la base de datos local y la transmisión de los mismos a la base central. Esto no es culpa de la tecnología sino que en algunos casos hay una falta de compromiso de las personas con la implementación de estas herramientas que usualmente se origina en el miedo natural al cambio. Esto es peligroso, en particular cuando se deben tratar temas de eventos adversos y, por eso, los *sponsors* utilizan sistemas paralelos donde la información se envía por fax.

Gráfico 4.

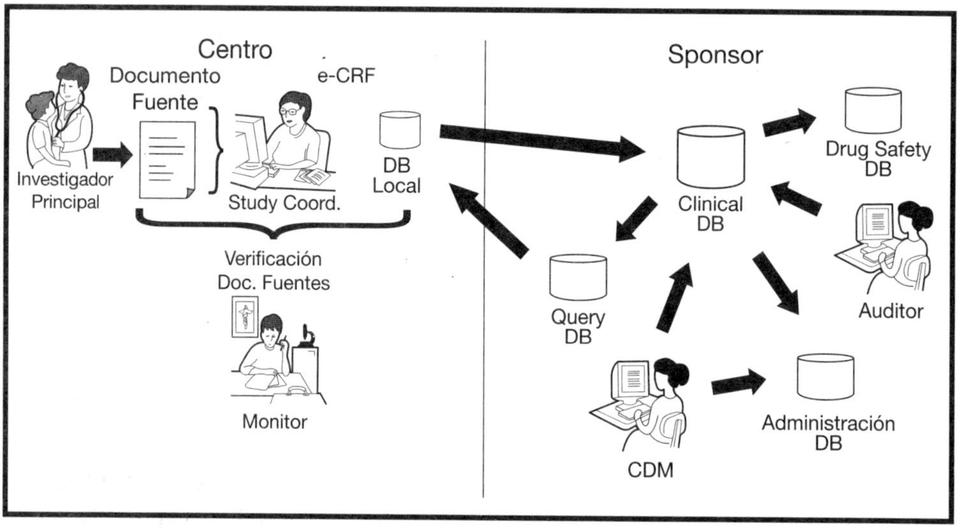

También es por lo menos incómoda la necesidad de sincronizar las bases de datos antes y después de trabajar para asegurarse de contar con las últimas actualizaciones y, a pesar de ello, es difícil saber en un determinado momento cuál de las bases es la más completa o cuándo la base central está actualizada.

Los mayores problemas con estos sistemas se presentan cuando se hace necesario introducir cambios debidos a enmiendas o corrección de errores ya que la nueva versión del software debe ser instalado en cada computadora. Esta situación es especialmente común cuando se trata de estudios de larga duración en los que, además, el hardware va haciéndose obsoleto durante el estudio. También es importante para los *sponsors* el tema de la distribución de las computadoras, ya que en algunos casos los costos de mantenimiento y distribución superan ampliamente al costo de adquirir una computadora nueva.

Pros

- Trabajo *off-line*
- Control de Consistencia integrado en la aplicación
- Datos calculados
- Gran funcionalidad para la entrada de datos
- Manejo de *queries* integrado en la aplicación

Contras

- Poco flexibles ante cambios
- Distribución del hardware específico
- Dos bases de datos
- Muchos *Sponsors* en un Centro = Muchas PCs

8.4.2
SISTEMAS ON-LINE – INTERNET

Con el avance de la World Wide Web a mediados y principalmente a fines de los 90, los sistemas basados en *browsers* empezaron a ganar aceptación para muchos tipos de sistemas transaccionales usando la red pública. La ventaja de usar *browsers* estándares evita la necesidad de distribuir Software o Hardware específico que, en los sistemas Cliente/Servidor, es el mayor obstáculo al momento de crecer el estudio.

En este esquema los datos son ingresados en el centro usando una computadora estándar que ejecuta un *browser* también estándar, que muestra las páginas de una aplicación web que está ejecutándose en un servidor en cualquier lugar del mundo. No es necesario entonces instalar ningún software ni bases de datos en la computadora local. La información está automáticamente en la base de datos central disponible para quien la necesite. El monitor realizará su trabajo de igual manera y el manejo de *queries* es igual que en el caso de Cliente/Servidor.

Desde el punto de vista de Seguridad se tiene aún el problema del manejo de las demoras en ingresar la información al sistema, por lo tanto, puede ser necesaria la implementación de sistemas paralelos.

El uso de diferentes tecnologías –HTML, Terminal Server, PDFs– cambia los requerimientos mínimos para trabajar. Algunos necesitan gran ancho de banda y a otros les basta con una simple conexión *dial up*.

Gráfico 5.

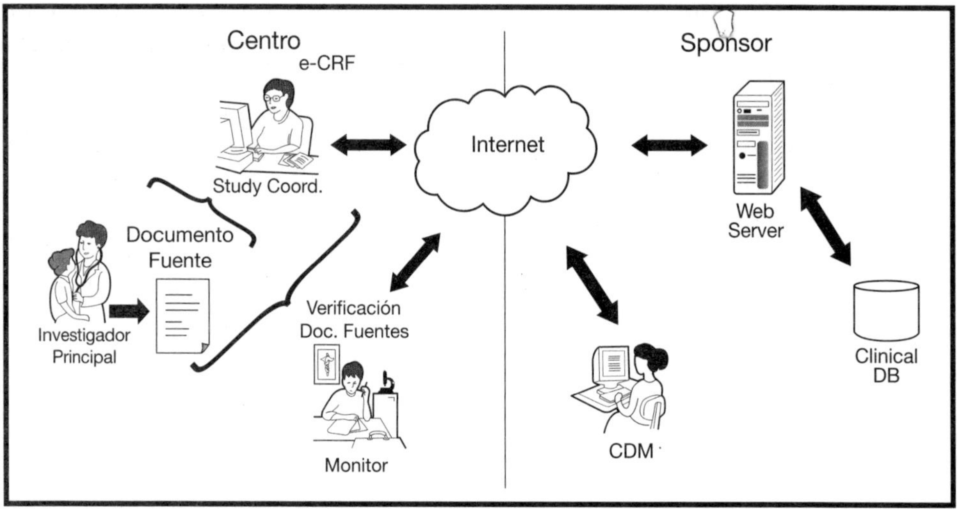

Una deficiencia importante es que los controles de consistencia pueden no ser tan funcionales como los de los sistemas Cliente/Servidor y, en algunos casos, no se pueden hacer controles en tiempo real contra la base de datos o, si se intenta hacerlos, el tiempo de repintado de la página aumenta. A esto podemos sumarle los problemas propios de las conexiones de Internet, lentitud, pérdida de la conexión, etc.

Pros

- Carga directamente en la base de datos
- Flexibilidad ante cambios
- Elimina la necesidad de distribuir hardware
- Software estándar (*browser* Internet Explorer, Netscape, Mozilla, Opera, etc.)

Contras

- Los datos no están en el Centro (Regulatorio)
- Aplicaciones más rústicas
- Menor control sobre los datos ingresados
- Problemas propios de Internet

8.4.3
SISTEMAS HÍBRIDOS

Estos sistemas intentan combinar las ventajas de las aplicaciones Cliente/Servidor con las de los sistemas *On-line*. Los sistemas híbridos se conectan al servidor web de la aplicación y descargan automáticamente el software de la aplicación a la computadora del centro. Dependiendo de la tecnología y la implementación pueden proveer gran parte de su funcionalidad estando conectados como desconectados.

Los sistemas híbridos comparten las ventajas y desventajas de los modelos anteriores y agregan:

Gráfico 6.

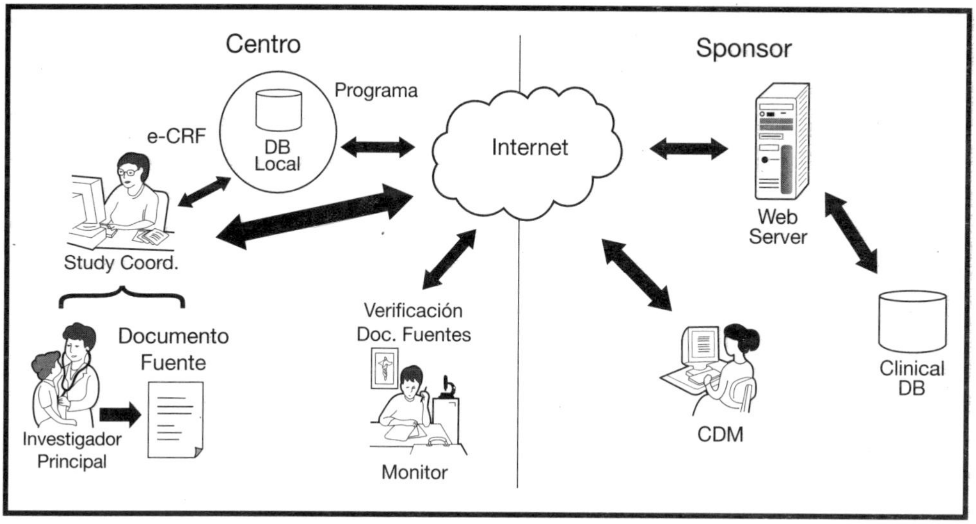

Pros

• Igual funcionalidad conectado o desconectado

Contras

• Es necesario validar y actualizar el software que descargan automáticamente.

8.5 ESTANDARIZACIÓN

Cuando necesitamos transferir la información entre diferentes sistemas, comparar resultados, etc. nos encontraremos con la dificultad de que, dado que esta información puede provenir de diferentes fuentes, los sistemas no pueden interconectarse o que los datos, al no estar codificados (entiéndase como código también a los idiomas) de una manera homogénea, no produzcan coincidencias al cruzar la información. Para subsanar estos inconvenientes es que aparecieron entidades en los diferentes países que definieron y trataron de imponer sus propios sistemas de estándares para usar en la Investigación Clínica.

Las compañías proveedoras de soluciones informáticas para la investigación clínica son concientes de que la adopción de estos estándares beneficia ampliamente a todos los involucrados y por eso ya están ofreciendo sus productos con estas características. Por ejemplo, si la base de datos clínicos y la de seguridad comparten un estándar se facilita la integración de los distintos procesos, permitiendo que se realicen de manera más eficiente y logrando con esto reducciones en los tiempos del estudio y, por consiguiente, da la posibilidad de que el nuevo medicamento llegue antes al mercado.

Como ejemplos de estándares ampliamente usados podemos mencionar los siguientes:

Codificación

CIOMS (*Council for International Organizations of Medical Sciences*)

MedDRA (*Medical Dictionary for Regulatory Activities*)
ICD-9 / ICD-10 (*International Classification of Diseases*) y sus revisiones

Intercambio de datos
CDISC (*Clinical Data Interchange Standards Consortium*)
HL7 (*Health Level* 7)

8.6 AUTOMATIZACIÓN

La pelea de las farmacéuticas por llegar antes al mercado con sus nuevos productos y el incremento en los costos de la investigación y desarrollo han hecho que las compañías busquen la manera de automatizar los procesos de la investigación clínica, adoptando tecnología de la información para hacer más eficientes la planificación, realización y análisis de los estudios clínicos.

En la actualidad encontramos automatización en todos los procesos de la investigación clínica como, por ejemplo, diseño de protocolos, generación de CRFs, Sistemas de Administración de Estudios Clínicos (CTMS), Herramientas de colaboración y *workshop* para mantenimiento de documentación, Entrenamiento remoto, Administración de *queries*, Codificación de los datos según los estándares, Captura de datos (EDC), Herramientas para generar reportes y dossier, etc.

En los próximos años veremos nuevas herramientas que permitan automatizar e integrar aún más los procesos para lograr mayor eficiencia.

8.7 REGULACIONES

El registro electrónico de información generada durante los estudios y los sistemas informáticos (e-CRF, CTMS, etc.) utilizados para obtenerla, almacenarla, analizarla y distribuirla debe cumplir con una serie de Regulaciones que tienen por objetivo garantizar entre otras cosas la autenticidad de los datos y la integridad de los sistemas que los manejan.

El título 21 CRF Part 11 (*Title 21 Code of Federal Regulations Electronic Records; Electronic Signatures*), que data del 97, regula el uso de los registros electrónicos y la firma electrónica de los mismos para los temas concernientes a la FDA y está orientado a garantizar la autenticidad de los datos y la integridad de los sistemas y datos, confidencialidad y persistencia de los datos, así como también la autenticidad de las firmas. Está diseñado para reducir los riesgos asociados al uso de las nuevas tecnologías donde los fraudes pueden ser difíciles de descubrir.

Para garantizar la calidad e integridad de los datos, la FDA define una serie de requisitos que tienen que cumplir los datos para ser válidos. Se los conoce como ALCOA y son:

- *Atribuible:* los datos son responsabilidad del Investigador
- *Legible:* los datos deben poder ser fácilmente revisados y auditados
- *Contemporáneo:* los datos deben ser cargados lo más pronto posible una vez obtenidos

- *Original:* los datos deben ser originales o una copia certificada
- *Exacto:* los datos cargados no pueden ser modificados sin registro de auditoria

En cuanto a las regulaciones para los sistemas, la FDA ha emitido una guía para los proveedores de aplicaciones para la investigación clínica (*Guidance for Industry Computerized Systems Used in Clinical Trials*) que recomienda la implementación de Procedimientos Estándar de Operación (SOP) para:

- Configuración/Instalación de Sistemas
- Captura y administración de Datos
- Mantenimiento de Sistemas
- Backup, Recuperación y Plan de Contingencia
- Seguridad
- Control de Cambios
- Métodos Alternativos de Registro (en caso de no disponibilidad de los sistemas)

Estos SOPs deben dar directivas para tratar temas como:

- Validación del Sistema
- Firma Electrónica
- Entrenamiento de los usuarios
- Documentación del sistema
- Control de Acceso a la aplicación y a la computadora
- Seguridad e Integridad de los Datos
- Posibilidad de reconstruir los Datos (registro de auditoria)
- Funcionalidades y Características de los Sistemas
- Etcétera

Todas estas normas, que parecen exclusivamente para el ámbito tecnológico, están inspiradas en las normas de GCP-ICH (*ver Apéndice* 2), en cuanto intentan preservar la calidad y disponibilidad de la información recolectada en los estudios clínicos, salvaguardando la salud de los pacientes que participan en la investigación y la de los que usarán los nuevos medicamentos una vez que lleguen al mercado.

8.8
EL FUTURO

En los últimos años ha sido notoria la incorporación –en la mayor parte de las instituciones de salud de los países más desarrollados, tanto públicas como privadas– de sistemas para el Registro Médico Electrónico (EMR) de la información de los pacientes. Por otro lado, las compañías farmacéuticas hace ya varios años que utilizan sistemas Electrónicos de Captura de Datos para la investigación clínica con los beneficios que ya hemos visto. Podríamos entonces pensar en tomar los datos para la investigación clínica directamente desde los sistemas de EMR (e-Source). Lamentablemente la variedad de sistemas, el hecho de que no se requiera que estos sistemas adopten requerimientos regulatorios de la investigación clínica y la falta de estándares hacen que esto no sea posible.

A pesar de estas limitaciones, varios grupos interesados están trabajando para usar el e-Source en el contexto actual. Johnson & Jonson, Siemens Medical Systems, CDISC, etc. son algunos de los que han hecho algunos avances en esta dirección.

Veamos brevemente un posible escenario donde se muestran las ventajas del e-Source.

Varios países tienen implementado en sus hospitales públicos o privados sistemas de EMR donde se almacena la historia clínica de cada paciente. Por otro lado, un laboratorio farmacéutico ha ingresado los parámetros de un Protocolo de investigación aprobado en un sistema para generar automáticamente un e-CRF y las bases de datos necesarias para ese estudio. Estas deberán ser validadas una vez creadas. Una vez validado, el e-CRF está listo para ser distribuido en forma de módulo de software independiente que implementa interfaces estándar para que pueda ser reconocido por cualquier sistema validado de EMR que se use en los centros. Cuando el centro recibe el software debe instalarlo. Una vez instalado se realizará un auto-chequeo para certificar que todo funciona perfectamente y los resultados se envían de forma automática al *sponsor* y sirven como documentación y señal de que el centro está listo para incorporar datos clínicos de pacientes tan pronto se completen los otros requisitos para la apertura del centro. Una vez que el módulo de software está instalado y validado se verá semejante a lo que el *staff* del centro está acostumbrado. Por eso, no será necesario capacitación adicional para el *staff* y significará mayor trabajo o dificultades diferentes a las rutinarias. Cuando llega un paciente, la información del mismo estará disponible sin importar en qué otra institución de salud del país se haya generado. También tendrá acceso a cualquier otro parámetro de diagnóstico (laboratorios, rayos X, etc.) ya que los mismos también estarán en el EMR nacional. El *staff* del centro cargará entonces la información no estándar que requiera el estudio. Mientras se ingresan los datos pueden ejecutarse los controles de integridad necesarios para que sean solucionados, si fuera necesario. Una vez terminada la carga los datos estarán disponibles para el *sponsor*, quien podrá hacer controles de integridad adicionales. Los *queries* que pudieran surgir se enviarán al centro para su tratamiento.

Los datos clínicos de los pacientes estarán entonces físicamente tanto en el EMR como en el *sponsor*. Solo el módulo de software que se comunica con el EMR sería considerado fuente y deberá estar bajo el control del investigador. La seguridad de este módulo debe estar de acuerdo a las regulaciones aplicables a los datos clínicos.

8.9 CONCLUSIONES

Durante el desarrollo de un nuevo fármaco son muchas las etapas que deben transcurrir hasta poner el mismo al alcance de los pacientes. La etapa más larga es la de Investigación Clínica. Por esta razón la industria farmacéutica trabaja para hacer más eficientes todos los procesos inherentes a esta etapa. La Tecnología Informática colabora en la consecución de este objetivo incorporando herramientas que ayuden a reducir los tiempos y los costos y mejorando notoriamente la calidad de los datos recolectados. Estas herramientas permiten automatizar tareas en todas las áreas involucradas, es decir, en la generación y aprobación de los protocolos de investigación, en la captura con el uso de e-CRFs, en la transferencia, en el análisis de los datos y en la generación y presentación de la documentación necesaria para el registro del fármaco.

Gráfico 7.

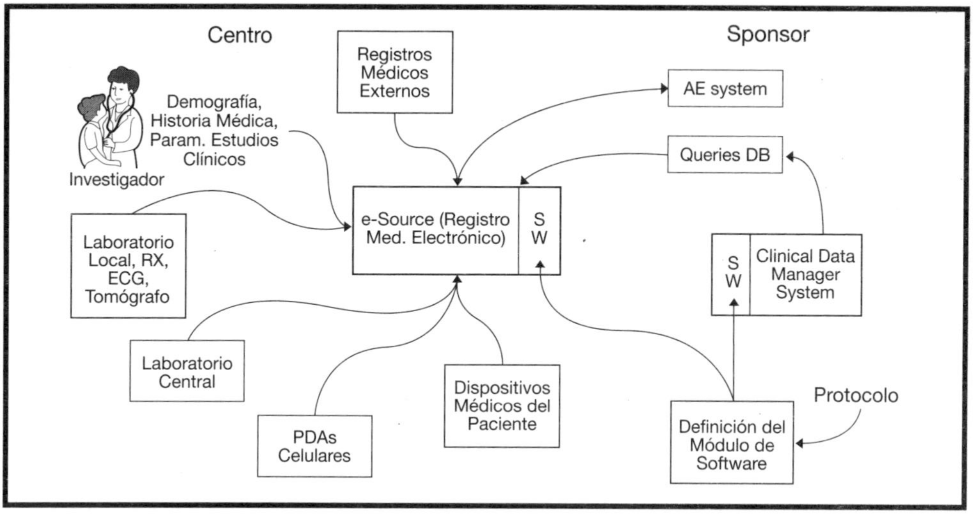

La definición de estándares para codificar la información y para transferirla permitirá comparar los datos y compartirlos entre los diferentes sistemas más fácilmente, generando algún tipo de efecto sinérgico inverso que impacta en los tiempos del proyecto reduciéndolos.

Es necesario que los sistemas implementados y los procesos se ajusten a los requerimientos regulatorios vigentes y futuros para garantizar la calidad e integridad de la información obtenida durante la investigación.

Dado el avance de la tecnología en todos los ámbitos de la sociedad, no es difícil imaginar un futuro donde la información médica de los pacientes pueda ser compartida dentro de un sistema de salud integrado, sin importar si es público o privado, y que la industria farmacéutica pueda también acceder a toda esa información o a parte de ella para aquellos pacientes que estén participando de algún estudio. Es en este contexto donde las regulaciones deben ser cuidadosamente respetadas y aplicadas para salvaguardar en todo momento a los pacientes y a sus familias.

BIBLIOGRAFÍA

1. Seminario Internacional Sobre e-CRF – EDYABE, Buenos Aires, Argentina, 2000.
2. The Future Vision of EHR as eSource for Clinical Research - The eClinical Forum, Friesenheim, 2006.
3. U.S. FDA, 21 CFR 312.62b *Investigational New Drug Application: Investigator recordkeeping and record retention*, 1987.
4. U.S. FDA, *Guidance for Industry*, Part 11, Electronic Records; Electronic Signatures, and Guidance on 21 CFR Part 11 Scope and Application. 2003.
5. U.S. FDA, *Guidance for Industry-Computerized Systems Used in Clinical Trials Pharm. Ind.* 66 Nr. 5a 2004.
6. *ICH Harmonised Tripartite Guideline Guideline For Good Clinical Practice* E6 (R1), Bruselas, Bélgica, 1996.

LINKS

- http://www.21cfrpart11.com.com
- http://fda.gov/cder/guidance/index.htm
- http://www.ich.org

- http://www.cdisc.org
- http://www.h17.org
- http://www.scdm.org/
- http://www.acdm.org.uk/
- http://www.eclinicalforum.com/
- http://www.phaseforward.com/products_edc_inform.html
- http://www.teamworks.de/TRIALink/trialink.html

CAPÍTULO 9

EL INVESTIGADOR

PROF. DR. EDUARDO MARIO KERZBERG
DR. GABRIEL SEQUEIRA

9.1 DEFINICIÓN Y REQUISITOS

El investigador es la persona responsable del estudio clínico en el sitio donde éste se realiza. Es el líder responsable del grupo y de los derechos y bienestar de las personas incorporadas al estudio clínico.

Dado que este capítulo está orientado a la investigación clínica y al desarrollo de fármacos, el investigador debe ser un médico que cumple con los siguientes requisitos:

1. Está capacitado académicamente para asumir la conducción apropiada del estudio; es decir, es un especialista o un profesional reconocido o referente en la patología en estudio. Esta competencia se demuestra a través del *curriculum vitae.*

2. Está familiarizado con la droga en estudio. Esto quiere decir que al comenzar la investigación tiene pleno conocimiento de ella. El investigador no es el descubridor de la molécula, ni el encargado de su estudio preclínico (*in vitro* o estudios en animales). Es posible que su primer contacto con la medicación en estudio sea a través del proyecto de investigación. Sin embargo, el investigador debe recibir del patrocinante, junto con el protocolo de investigación, el folleto de la droga o *brochure*, que posee toda la información existente sobre la medicación del estudio. Debe leer completamente la información recibida y solicitar la aclaración de cualquier duda antes de iniciar el estudio. Esta responsabilidad incluye además el correcto almacenamiento de la medicación en estudio (hasta que la misma sea entregada al paciente o devuelta al patrocinante), su contabilidad, que incluye registros que permitan saber fechas de recepción, entrega, vencimiento, etc. y que permitan saber qué número de tratamiento se entregó a cada sujeto. El investigador es responsable también de proporcionar a los pacientes la dosis especificada por el Protocolo y documentar todos estos procesos.

3. Ha sido entrenado, conoce y hará cumplir los lineamientos de la buena práctica clínica. Estos incluyen: las disposiciones 5330/97 (*ver Apéndice* 3), 690/05 (*ver Apéndice* 4) y 2124/05 (*ver Apéndice* 5) de la Administración Nacional de Medicamentos, Alimentos y Tecnología Médica (ANMAT), las Normas de Buena Práctica Clínica de la conferencia Internacional de Armonización (ICH), la Declaración del Helsinki (*ver Apéndice* 1), el Informe Belmont (*ver Apéndice* 6), las Pautas Éticas Internacionales para la Investigación Biomédica en seres humanos, preparadas por el Consejo de Organizaciones Internacionales de las Ciencias Médicas (CIOMS) y el Código de Ética para el equipo de Salud de la Asociación Médica Argentina. Debe conocer además cualquier otra regulación local así como los procedimientos operativos estándar del comité de ética.

9.2
PRINCIPIOS DE LA INVESTIGACIÓN CLÍNICA

Como se ha dicho anteriormente, el investigador principal es un médico; sin embargo, la investigación clínica no es igual a la práctica diaria.

La investigación es una actividad diseñada para mejorar la salud humana, la calidad de vida y generar y generalizar el conocimiento. No se sabe si la medicación en estudio va a beneficiar al paciente, y tampoco se conocen totalmente los eventos adversos que la administración de la droga puede causar en el sujeto.

El deber del médico es promover la salud de las personas y velar por ella. Su conocimiento y conciencia debe subordinarse a ese deber. ¿Cómo compatibilizar estos principios?

Todo médico que desee ser investigador debe estar convencido de que el progreso de la medicina se basa en la investigación en personas ya que permite obtener información que no podría ser obtenida de otra manera. Pero "...el fin no justifica los medios...".

El bienestar de los seres humanos debe tener primacía sobre los intereses de la ciencia y la sociedad. Todo proyecto de investigación debe ser aprobado por el comité de ética que es el responsable de proteger los derechos, la seguridad y el bienestar de los sujetos de investigación.

El principio de beneficencia se refiere a la obligación ética de maximizar los beneficios y minimizar los daños. Se prohíbe causar un daño deliberado a las personas y esto es conocido como principio de no maleficencia.

La justicia establece que la distribución de cargas y beneficios deber ser equitativa. La investigación debe responder a las necesidades y prioridades de salud de la población. No es ético investigar en una población o una comunidad que no tendrá, luego, la droga a su alcance.

El investigador debe obtener de todo sujeto que participa en investigación clínica su consentimiento por escrito. De esta forma se respeta la autonomía de las personas.

En los protocolos multicéntricos existe una fórmula de consentimiento informado común a todos los centros participantes. El patrocinante entrega habitualmente, junto con una copia del Protocolo y del folleto de la medicación, una copia del consentimiento informado traducido y aprobado por un comité de ética independiente.

La información esencial que debe contener un consentimiento informado se tratará en otro capítulo. Sin embargo, debe señalarse que el consentimiento informado es una responsabilidad del investigador y no del patrocinante. El proceso de obtención del consentimiento no es solo la firma del paciente, el investigador y un testigo.

Por ejemplo, son responsabilidades del investigador evitar la utilización de un lenguaje técnico y asegurar que el paciente ha comprendido la información suministrada.

Respetar la autonomía significa aceptar que le paciente puede negarse a participar de un estudio y que ello no implica un deterioro en la relación con el médico tratante ni en la calidad de la atención que recibe.

9.3
RECURSOS Y ASPECTOS ADMINISTRATIVOS

Al evaluar un proyecto de investigación el investigador debe evaluar, junto con los principios éticos y los aspectos metodológicos, si cuenta con los recursos necesarios para llevar a cabo el estudio. Se mencionarán sucintamente los siguientes:

1. Actividades con el paciente: el investigador deberá duplicar el tiempo que le dedica a sus pacientes. Una visita de un Protocolo de investigación insume entre 30 y 60 minutos según la complejidad del proyecto. Además, debe completar un formulario clínico de registro individual para cada paciente, ordenado por visita, actualizado con todas las condiciones clínicas concomitantes del paciente, medicaciones, tratamientos, etc. Deberá prestar muchísima atención a la detección y seguimiento de eventos adversos, en especial aquellos que terminen en internación, prolonguen una internación, generen una discapacidad, amenacen la vida o terminen en la muerte del paciente. En estos casos deberá ocuparse de informar fehacientemente a todas las otras partes involucradas en el estudio (patrocinante, comité de ética, autoridades regulatorias) de lo sucedido y actualizarlos a medida que reciba nueva información.

2. Actividades administrativas: el investigador deberá leer, ordenar y clasificar toda la correspondencia, lo que incluye además mantener en un archivo (y al día) todos los documentos esenciales del estudio, que en promedio son unos 6 a 10 biblioratos.

3. Actividades empresariales: el investigador deberá anotar en su agenda entrevistas de evaluación con los patrocinantes, reuniones de investigadores, reuniones de entrenamiento y de reentrenamiento, visitas de representantes de los laboratorios (gerentes de investigación, monitores); debe acostumbrarse a contestar las llamadas telefónicas a su trabajo, a su teléfono celular, a su casa; estar preparado para recibir auditorias externas e inspecciones.

4. El investigador tendrá que controlar los pagos que le han efectuado y llevar una contabilidad de los pagos realizados (honorarios de subinvestigadores, pagos de estudios, compras de medicación concomitante, pagos por material de librería, fotocopias, etc.). Debe tener los recibos de pago de todos los estudios hechos a los pacientes como constancia, en caso de inspecciones, de que ningún procedimiento del estudio fue realizado con costos para el paciente o su cobertura social, etc.

5. Los patrocinantes buscan que el centro tenga experiencia previa pero capacidad actual para llevar a cabo el estudio. La investigación clínica es un trabajo de equipo. Es impensable que un investigador (por más pergaminos que tenga) sea elegido para un estudio de investigación si no logra demostrar que, además de la experiencia requerida y los conocimientos en la materia, tiene un equipo que lo ayudará en la tarea. Un centro de investigación es el reflejo de la acción coordinada de muchas personas. El diseño de planes de trabajo, el control de calidad, la selección y el entrenamiento del personal, mantener la dinámica del grupo, ejercer el liderazgo, fomentar en su equipo la búsqueda de la excelencia pasarán a ser parte de las nuevas preocupaciones del investigador.

6. En relación al punto anterior, debe recordarse que cada integrante del equipo tiene una o más actividades delegadas, pero que toda la responsabilidad recae en el investigador principal. Por ello es importante que se realice un correcto entrenamiento del personal antes de empezar. Los detalles, por mínimos que parezcan, son importantes. El mal procesamiento de una muestra puede hacer que se pierdan datos de los pacientes que ya no podrán obtenerse a lo largo del estudio. También es necesario que se realice un control periódico de todas las personas y de los procesos. Se recomienda que un centro genere, en la medida de sus posibilidades, sus propios procedimientos operativos.

7. Es humano que haya errores. En caso de producirse, es necesario comunicarlos, dejar claro cuál fue la razón de la equivocación, quién la cometió, cuándo, a quién afectó y, fundamentalmente, las acciones que se llevarán a cabo para evitar que estas desviaciones se repitan. Si un investigador arrastra de la escuela primaria la mala costumbre de arrancar la hoja y empezar de nuevo para que el cuaderno quede prolijo, debe empezar a cambiar sus actitudes. Una historia impecable, sin problemas, sin errores, sin eventos adversos, sin más que felicitaciones, genera sospechas.

8. Cuando un investigador realiza un ensayo recibe periódicamente monitores, cuya función es controlar la marcha del estudio. Los monitores son gente entrenada y tienen el conocimiento científico necesario para monitorear un estudio de modo adecuado. Pueden ser profesionales relacionados a las ciencias de la salud (enfermeros, biólogos, farmacéuticos, bioquímicos, etc.) y rara vez médicos. Controlar el desempeño del centro de investigación y que la información que se brinda sea completa, precisa y verificable es el trabajo que tienen que hacer. Es obligación del investigador que el monitor tenga disponible toda la información necesaria (historias clínicas, formularios de reportes de casos, etc.) para hacer su trabajo en forma eficiente. También que las correcciones solicitadas se realicen en tiempo y forma, a fin de no entorpecer la marcha del estudio. Además de los monitores existen auditores e inspectores que pueden visitar el centro para evaluar la forma en que trabajan el investigador y su equipo. Un investigador debe aprender a moderar su soberbia. Los monitores no abren juicio sobre la labor médica; no es su trabajo ni están calificados para ello. Frases del estilo "…a mí que tengo tantos años no me va a venir a decir que…" denotan, paradójicamente, la falta de experiencia de un investigador.

9. Todo lo que no está escrito no existe. Ese es uno de los axiomas de la investigación clínica. Documentar cada proceso es una actividad que requiere de una personalidad metódica. Hay que ser ordenado e inculcar el orden en el grupo de trabajo. Si un investigador selecciona personas metódicas y ordenadas para su centro ahorrará tiempo y se evitará disgustos. Se aconseja consultar periódicamente las Normas de Buenas Prácticas Clínicas (ICH, *ver Apéndice* 2) donde se describen los documentos esenciales antes, durante y después de finalizado el estudio, así como la Disposición 690/05 de la ANMAT (*ver Apéndice* 4).

10. Los médicos consideramos que la historia clínica es nuestro anotador, un resumen personalizado que nos sirve para no tener que interrogar de nuevo al paciente cuando lo veamos de nuevo. ¡Nada más equivocado!

La historia clínica es un documento legal, es un registro metódico, ordenado y detallado de los datos médicos de los pacientes, de sus antecedentes personales o familiares, que sirven de base para un juicio acabado de su enfermedad, del tratamiento al que se le somete, de la evolución de su enfermedad y de todo el acto médico. Las hojas de la historia clínica deben estar foliadas, tener el nombre del paciente y su número de historia clínica en cada hoja. Las anotaciones deben seguir una secuencia temporal lógica, y las evoluciones deben ser legibles para terceros. Todas las anotaciones deben estar firmadas y selladas, a fin de poder determinar quién las hizo. Además, no se permiten agregados extemporáneos, al final, en el medio, entre líneas, con otra lapicera, con otra letra, etc.

9.4 CONSIDERACIONES FINALES

La investigación clínica ayuda a mejorar como médico. El médico investigador es un médico mejor, que se acostumbra a buscar las respuestas a sus dudas científicas en la experimentación. Respeta la autonomía de sus pacientes y recuerda que "lo primero es no dañar". Es líder, pero reconoce la importancia de trabajar en grupo. Se acostumbra a documentar todos los procesos a través de historias clínicas que permite reconstruir la historia médica del individuo.

La investigación clínica le permite mantener contacto con especialistas reconocidos internacionalmente en las diversas patologías y adquirir experiencia en tecnologías de innovación terapéutica o diagnóstica.

El camino del investigador es arduo, pero la oferta de la felicidad sin costo siempre ha sido engañosa.

BIBLIOGRAFÍA

1. *Declaración de Helsinki* con clarificación del párrafo 29 agregado por la Asamblea General de la AMM, Washington, 2002.
2. Disposición ANMAT 5330/97, Argentina.
3. Disposición 690/05. Argentina.
4. Disposición 2124/05. Argentina.
5. Normas de Buenas Prácticas Clínicas (BCP). Conferencia Internacional de Armonización (CIARM) sobre Requerimientos Técnicos para el registro de Productos Farmacéuticos para uso en Humanos, 1996. Guía Tripartita Armonizada de la Conferencia Internacional.
6. *Informe Belmont*. 30 de septiembre de 1978. The National Comission for the Protection of Human Subjetcs of Biomedical and Behavioral Research.

CAPÍTULO 10

COORDINADORES DE ESTUDIOS CLÍNICOS

Dr. Gabriel Sequeira

10.1
¿QUÉ ES UN COORDINADOR DE ESTUDIOS CLÍNICOS?

El coordinador de estudios clínicos (CEC) es un profesional que trabaja con y bajo la supervisión de un investigador clínico. Aunque toda la responsabilidad recae sobre el investigador principal el CEC coordina toda la tarea diaria del estudio y juega un rol crítico en la conducción del ensayo.

Suelen ser preferentemente médicos, enfermeras, u otros auxiliares de la salud.

Deben conocer la regulación nacional (disposición 5330/97 ANMAT, *ver Apéndice* 3) así como las normas básicas de GCP, que incluyen entre otras la Declaración de Helsinki (*ver Apéndice* 1), Conferencia Internacional de Armonización (ICH, *ver Apéndice* 2) y el Informe Belmont (*ver Apéndice* 6).

Deben estar familiarizados con el lugar, el lenguaje, las costumbres, las políticas y los sistemas donde se llevarán a cabo los estudios.

Deben conocer el Protocolo de estudio, el consentimiento informado y estar actualizados con todas las enmiendas e información relevante del mismo.

La personalidad del CEC debe ser perfeccionista, siendo imprescindible una buena organización del tiempo y de las tareas, dado que debe acostumbrarse a realizar (o tener en mente) varias tareas al mismo tiempo.

Debe ser además flexible en el trato con las personas, tener mucha energía (se trabaja muchas horas) y estar acostumbrado a tratar con las dificultades de otra gente: pacientes, investigadores y patrocinantes.

La tarea es multifacética e incluye dedicación a tiempo completo y un conjunto de responsabilidades hacia el paciente, éticas, médicas, administrativas, institucionales y empresariales, etc.

No existen cursos formales de entrenamiento, salvo algunos dictados por la industria farmacéutica y que, en general, están orientados a coordinadores de sus propios estudios clínicos.

La forma más común de entrenamiento es trabajar junto a otro CEC experimentado, ya sea en ese sitio o en otro. El inconveniente en estos casos es que el nuevo CEC adquiere todos los conocimientos pero también todos los defectos del CEC con más experiencia. Por último, existen algunos libros del tema e información de asociaciones de los Estados Unidos que pueden ser encontradas en Internet (véase *Association of Clinical Research Professionals* y *Society for Clinical Research Associates*).

Un estudio del CenterWatch demostró que en los Estados Unidos el número de CEC se ha estabilizado desde 2003. La mayoría de los centros han perdido a su CEC y las causas principales son: mala paga, *burn out*, problemas en la vida personal, cambio por un sitio de investigación mejor o traspaso a la industria farmacéutica.

La pérdida de un buen CEC puede ser devastadora para un sitio de investigación. Por ello se tiende a limitar la carga horaria y acomodar las necesidades profesionales y personales de los CEC a fin de mejorar la retención, manteniendo la eficiencia y la efectividad de las tareas del estudio.

10.2
FUNCIONES DEL CEC

10.2.1
EVALUACIÓN INICIAL DEL CENTRO

Cuando un patrocinante evalúa un centro a fin de determinar su selección (o no) es habitual que, además de solicitar la presencia del investigador, desee entrevistar al CEC.

El patrocinante busca que el centro tenga experiencia previa pero capacidad actual para llevar a cabo el estudio. La investigación clínica es una tarea de equipo donde todo puede fallar si un eslabón de la cadena falla.

Un patrocinante puede eliminar a un potencial investigador de la lista si no tiene CEC.

Si el sitio tiene muchos estudios activos al mismo tiempo, el patrocinante puede pensar que no habrá posibilidad de dedicar al estudio el tiempo que necesita, ni el espacio físico, ni el plantel adecuado. En estas entrevistas es función del CEC lograr que el centro luzca de la mejor forma. Esto no significa maquillar u ocultar las deficiencias. Sin embargo, para que un servicio sea requerido, toda empresa necesita mantener una buena imagen. No se debe permitir que las deficiencias de un centro contaminen a lo que sí se puede y se sabe hacer.

El primer contacto del patrocinante con el investigador suele ser mediante un sondeo o encuesta de factibilidad (*feasibility*). En muchos casos esta información se recibe y se envía por fax y se halla precedida de un contrato de confidencialidad que firma el investigador.

Un centro de investigación recibe periódicamente varios sondeos para nuevos estudios (de parte de patrocinantes, Organizaciones de Investigaciones por Contrato, etc.) pero la mayoría no se concretan. Sin embargo, esta información es de suma importancia y debe ser archivada porque forma parte de la carpeta regulatoria del estudio (véase más adelante).

EL CEC puede colaborar con el investigador en el cálculo de los pacientes a incluir, aportando datos estadísticos de los estudios ya realizados o de bases de datos propias de pacientes, y dando su opinión acerca de la repercusión del nuevo estudio en la infraestructura del centro. Si los recursos actuales son insuficientes, debe estimar los recursos humanos y materiales necesarios a incorporar y colaborar en la selección y entrenamiento del nuevo personal.

El conocimiento y la experiencia son útiles, pero la investigación clínica no es una línea de producción en serie. Ningún estudio es igual a otro, porque los estudios, los patrocinantes, los investigadores, etc., son piezas únicas. La labor es artesanal y exige al CEC elegir entre diferentes herramientas y los procedimientos adecuados al estudio que se va a realizar.

10.2.2
LA REUNIÓN DE INVESTIGADORES

Una ficción asocia a los CEC con viajes de placer alrededor del mundo.

Es cierto que las reuniones de investigadores se realizan en bellos lugares. Los gastos del viaje son a cargo del patrocinante. Cuando los viajes tienen una duración mayor a 12 horas es habitual que los patrocinantes lo envíen en clase *ejecutiva*. Cuando llegue a su lugar de destino (súmele el cambio de horario) un micro lo estará esperando para llevarlo a su hotel. Esa noche tendrá un cóctel de bienvenida. A las 8 de la mañana del día siguiente se iniciará la reunión de investigadores. Dos horas y un receso, otras dos horas y el almuerzo. Y vuelta a empezar a la tarde. A la noche habrá un cóctel de despedida, el único y verdadero tiempo libre. A la mañana siguiente otra vez el micro y las 12 horas de avión.

La reunión de investigadores es un ámbito de estudio y trabajo. El CEC debe leer completamente el Protocolo y toda información relevante del estudio que haya recibido hasta ese momento. En la reunión se repasan todos los procedimientos esenciales del estudio. Se realiza un entrenamiento en buenas prácticas clínicas y es el momento ideal para aclarar las dudas que los investigadores posean en aspectos prácticos de la investigación.

Una reunión es exitosa en la medida en que los participantes expresen sus opiniones, dudas o sugerencias acerca de los diferentes aspectos del estudio a realizar. Por ello es habitual que se generen reportes a todos los centros con las preguntas más frecuentes o con las conclusiones de las diferentes reuniones regionales.

10.2.3
APROBACIONES

Toda la documentación del estudio debe estar debidamente aprobada. Esto incluye, en un comienzo, el Protocolo y el consentimiento informado. Deben archivarse las cartas de presentación de la documentación y todos los requerimientos realizados por el Comité de Ética/ Comité de Docencia e Investigación (CE/CDI) o por la ANMAT.

Debe chequearse que la aprobación mencione correctamente al Protocolo, la versión de éste (si hubiera más de una), al centro, así como al consentimiento informado en sus diferentes versiones.

Es requisito, además, que toda documentación que se entregue a los pacientes (diarios, formularios, códigos o planillas de entrenamiento para llamada a sistemas de respuesta múltiple, etc.) sea aprobada por el CE/CDI.

Se deben enviar para aprobación también los programas de retención (si los hubiere) detallando si éstos incluyen regalos para los pacientes y los montos de los mismos.

Si se realizan charlas a los pacientes, folletos o publicidad en los medios de comunicación para el reclutamiento en el estudio, esta información debe ser aprobada por el CE/CDI y la ANMAT.

En caso de enmiendas, debe cerciorarse de contar con todas las aprobaciones (CE/CDI, ANMAT) antes de ponerlas en práctica.

Si el centro tiene una versión específica producto de modificaciones que pueda haber sugerido el CE/CDI local, debe asegurarse que la aprobación de la ANMAT se refiera a la versión específica para el centro.

En los Hospitales de la Ciudad de Buenos Aires es necesaria, además, la aprobación del Director del Hospital.

10.2.4
INICIO DEL CENTRO

Una vez realizada la reunión de investigadores y obtenidas todas las aprobaciones, el patrocinante procede a iniciar el centro. En esta reunión suelen estar presentes todos los integrantes del centro. Se repasan todos los puntos relevantes del estudio y las conclusiones de las diferentes reuniones. Es habitual que se generen, aún, preguntas de orden práctico. Es preferible que todas las preguntas y respuestas se realicen por escrito (carta, fax o e-mail).

Al inicio del estudio el investigador delega, por escrito, tareas a los subinvestigadores o miembros del equipo. Estas planillas deben consultarse permanentemente y actualizarse con la incorporación o baja de algún integrante del *staff*.

Todo procedimiento del estudio debe ser realizado después de la firma del consentimiento y ningún consentimiento informado debe entregarse antes de la visita de iniciación formal del centro.

Si la medicación es enviada al centro antes de la visita de iniciación se debe tener la precaución de controlar las condiciones de la temperatura de almacenamiento, generando incluso una planilla hasta que el patrocinante provea alguna.

10.2.5
INICIO DEL ESTUDIO

Una vez iniciado el centro y obtenidas todas las aprobaciones se inicia el estudio.

Todo centro debe repasar los procedimientos del estudio y tener siempre a mano una copia del Protocolo, dado que es común que surjan dudas. Se debe consultar al monitor todas las veces que sea necesario.

Es recomendable tener reuniones periódicas al inicio del estudio a fin de evitar errores o desviaciones del Protocolo.

El proceso de toma del consentimiento informado merece especial atención porque va a ser posteriormente revisado en un 100% por los monitores, auditores e inspectores.

Se debe proceder a leer, explicar y firmar dos originales del consentimiento en presencia de un testigo imparcial. Chequear en presencia de investigador, testigo y paciente que el mismo se haya llenado en forma correcta. Una copia del consentimiento firmado se entrega al paciente, pidiéndole que la conserve.

Errores habituales incluyen nombre incompleto del paciente o del testigo, equivocaciones en las fechas, firmas en lugares incorrectos, letra ilegible, etc.

Todo este proceso debe estar correctamente documentado en la historia clínica.

Cuando se lee que "...el paciente retira el consentimiento para participar del estudio..." significa que retira su autorización. Nunca se debe entregar el original que debe permanecer en el centro y ser pasible de monitoreo, auditorias e inspecciones.

Si el paciente perdió su copia se debe proceder a fotocopiar el original existente en el centro y entregar la fotocopia al paciente. Se debe documentar este proceso.

Es de buena práctica conservar todos los consentimientos en un mismo archivo (y no en la historia clínica de cada paciente), porque facilita el control por los monitores, los auditores y los inspectores.

En caso de enmiendas, realizar las mismas consideraciones que para la firma original del consentimiento informado.

Dado que es posible que haya más de una enmienda del estudio o del consentimiento se debe registrar correctamente qué versión de la enmienda es la que se firma.

Una vez aprobada una enmienda, todo paciente debe firmarla en la primera visita al centro sin excepción.

La historia clínica es el principal documento fuente: es un documento legal y un registro metódico, ordenado y detallado de los datos médicos de los pacientes, de sus antecedentes personales o familiares, que sirven de base para un juicio acabado de su enfermedad, del tratamiento al que se le somete, de la evolución de su enfermedad y de todo el acto médico.

Así como en una fábrica se producen autos, máquinas o tornillos, en investigación clínica se producen datos.

La historia clínica refleja la calidad de los datos del centro de investigación.

Si por alguna razón el formulario de reporte de casos (*Case Report Form*, CRF) se extravía, la historia clínica debe permitir reconstruir toda la historia clínica antes, durante y después del estudio.

Una buena empresa es la que genera buenos datos, exactos, y comprobables. El control de calidad de los datos se realiza con los monitoreos, las auditorias e inspecciones. Sin embargo debe formar parte de los planes de mejoramiento de cada centro realizar un seguimiento para el control de calidad datos. Si hay muchos *queries*, preguntas o aclaraciones que piden las bases de datos al recibir las hojas de los CRF, la calidad de los datos debe ser mejorada. Además, estas correcciones ocasionan pérdida de tiempo al patrocinante y al centro de investigación. Determinados datos pueden perderse. Conviene tener reuniones periódicas entre todos los involucrados para detectar precozmente los errores y tratar de corregirlos.

Es de utilidad un monitoreo inicial, luego de haber incluido el primer o el segundo paciente, para evitar errores sistemáticos, por la mala interpretación de determinados requerimientos del estudio.

10.2.6
DURANTE EL ESTUDIO

Es imposible mencionar en unas pocas carillas todas las tareas que deben realizarse durante el desarrollo del estudio. La cantidad de tareas dependerá, por otra parte, de determinadas características del estudio, del patrocinante y de la organización del centro.

Sin embargo, se mencionarán algunos puntos prioritarios:

a) Los pacientes: Es importante que los CEC hablen fluidamente inglés y conozcan al dedillo el Protocolo y todas las regulaciones nacionales e internacionales.

Se mencionó anteriormente que los CEC son personas muy ocupadas.

Sin embargo debe recordarse "que la preocupación por el bienestar de los seres humanos debe siempre tener primacía sobre los intereses de la ciencia y de la sociedad...".

Se hace investigación clínica pensando en los pacientes, antes que en la urgencia de los patrocinantes, de los cierres de bases de datos o de las fechas límites para contestar *queries*.

Las llamadas de los pacientes al centro deben contestarse en forma inmediata a fin de transmitirles la seguridad de que alguien está atento a sus inquietudes o padecimientos.

Se debe respetar la autonomía de las personas y recordar en todo momento que la investigación clínica no es igual a la práctica médica habitual. Los medicamentos están siendo puestos a prueba, pueden ser ineficaces o causar eventos adversos inesperados. Luego, recordar en todo momento que la prioridad la tiene el paciente.

Durante el estudio es habitual tener que llamar al paciente para aclarar datos, obtener informes de estudios realizados fuera del centro o informes de otros médicos.

Los pacientes en investigación clínica deben involucrarse en el proyecto manteniendo una buena *compliance* o adherencia a la medicación, concurriendo a las visitas, colectando muestras, realizando el ayuno antes de las extracciones, conservando la medicación sobrante en su poder hasta la devolución al centro, llenando cuadernos, etc.

Si un paciente tiene una internación debe llamar en forma rápida al centro a fin de que los investigadores se contacten con los médicos actuantes para obtener información relevante.

Es resumen, hay que hablar con el paciente, pero recordando que para que haya comunicación el proceso debe ser bidireccional.

b) Proactividad: Un buen CEC debe ser proactivo, es decir, asumir la responsabilidad de hacer que las cosas sucedan y recordar, como sugiere Sun Tzu en *El arte de la guerra*, que las mejores victorias son las que se logran sin pelear.

Además, hay que aprender a dosificar la energía y el tiempo. Ser proactivo no significa actuar de manera caótica dejándose llevar por los impulsos.

Hay que adelantarse a los problemas teniendo una visión de futuro que exceda los problemas de cada día, dado que a veces hay algunos que obligan a detener toda otra actividad.

Por ejemplo, hay que asegurarse que los materiales del estudio estén en el centro con anticipación y no falten a lo largo del estudio. Los pedidos deben ser hechos teniendo en cuenta los imponderables (por ejemplo, trámites aduaneros) que pueden retrasar la llegada de los envíos solicitados.

Hay que mantener una buena relación con el monitor del estudio a fin de lograr un buen ambiente de trabajo. El monitor no es nuestro enemigo (tampoco debe ser nuestro amigo). El objetivo del equipo debe ser que los datos sean de calidad y que lleguen a la base de datos en el menor tiempo posible.

Se recibe mucha información y hay mucho para hacer; sin embargo, no se pueden dejar sin leer y contestar todas las llamadas, los mails, los faxes, y las cartas que se reciban.

Se deben generar informes de todas las acciones, modificaciones, desviaciones, etc. ocurridas. Hay que participar a todo el equipo de toda la información relevante del estudio.

c) Medicación del estudio: Es responsabilidad del investigador almacenar y dispensar la medicación en forma correcta. La contabilidad de la medicación es en teoría muy simple: un balance entre lo que entra y lo que sale. La cuenta debe ser exacta. Por ello es importante documentar el uso que los pacientes hacen de la medicación. En algunos casos pueden extraviar comprimidos o perder íntegramente la medicación. En otros casos el paciente puede tomar por error más comprimidos de los indicados; o puede sobrar medicación producto de la suspensión por eventos adversos u olvidos. Cuando los estudios son largos, el patrocinante va retirando medicación devuelta y esto debe ser documentado.

Al realizar el cierre del mismo surgen enormes inconvenientes porque faltan comprimidos que fueron entregados por el patrocinante al investigador y que no fueron devueltos por los pacientes. Esto obliga a repasar todas las historias clínicas e insume mucho tiempo. Por ello, una buena tabla que registre las entradas y salidas de la medicación del estudio, así como la medicación devuelta al patrocinante, y una casilla para comentarios (si los hubiere) debe ser generada por el centro, si es que el patrocinante no la provee.

En estudios randomizados la elección del tratamiento a entregar al paciente se realiza mediante un sistema telefónico interactivo de voz. Si bien no debería haber errores se recomienda en todos los casos chequear que el tratamiento asignado no tenga su fecha de vencimiento dentro de las ventanas programadas del estudio.

d) Carpetas regulatorias: Se mencionó al principio lo importante de mantener el correcto archivo de las carpetas regulatorias. Todo lo que no está escrito no existe. Ese es uno de los axiomas de la investigación clínica. Documentar cada proceso es una actividad que requiere de una personalidad metódica. Mantener *el papeleo* en orden es siempre deseable. Sin embargo, más que deseable es imprescindible y es responsabilidad del CEC.

Por ejemplo, ¿confirmó la llegada de la medicación? Sí. ¿Tiene una copia del recibo que emite el fax? No. Conclusión: Usted no confirmó la llegada de la medicación.

Sea ordenado. Inculque en su equipo el orden. Seleccione personas metódicas y ordenadas para su centro. Ahorrará tiempo y se evitará disgustos.

e) Errores, mala conducta y fraude: Errar es humano. Por ello los errores son comunes a todos los estudios de investigación. Como son involuntarios, los errores son fáciles de arreglar y en general tienen poco impacto sobre el estudio. La actitud ante el error es determinar quién lo cometió, cuándo y por qué; no con un afán punitivo, sino para evitar que se vuelva a producir. La repetición de un error indica que el centro no ha tomado medidas para su prevención, o no ha aprendido de sus errores.

Se deben aprovechar las reuniones periódicas con el investigador principal para generar modificaciones en el sistema operativo de trabajo a fin de mejorar la marcha del estudio y evitar errores.

Algunos errores se convierten en desviaciones al Protocolo y deben ser informados a los comités de ética en forma inmediata. Las desviaciones al Protocolo son importantes porque pueden afectar la validez de los datos que se obtienen. Cuando son mayores (por ejemplo, pasar por alto un criterio de exclusión, equivocar el número de tratamiento asignado o no realizar un procedimiento especificado) pueden afectar la participación del sujeto en el estudio, o poner en riesgo su seguridad.

Mala conducta: Es una conducta más seria que el error y sucede cuando alguien hace algo equivocado sabiendo que está mal, por ejemplo, incluye un paciente que no cumple estrictamente algún criterio.

Los investigadores pueden estar al tanto de la desviación pero no hacen nada para solucionarla o piensan que no es importante.

Pueden tener impacto más pronunciado sobre el estudio dado que estas desviaciones no son siempre detectadas o, una vez detectadas, no pueden solucionarse.

Fraude: Es la ofensa más seria y más dificultosa de descubrir.

Antes se mencionó que en investigación clínica lo que no está documentado no existe. En el fraude "todo está documentado, pero no existe".

Incluye habitualmente pacientes o datos ficticios o documentos fraudulentos.

Es raro pero posible y se transforma en una pesadilla para el centro, para el monitor, para el patrocinante y también para el país en que este hecho ocurre.

Puntos más comunes a ser modificados en forma fraudulenta:

- Eliminar una medicación o una condición clínica no permitida al ingreso
- Cambiar la fecha de nacimiento, el peso o la altura
- Fabricar laboratorios, electrocardiogramas, visitas telefónicas o diarios del paciente

f) Informes de avance: Durante el desarrollo del estudio, si se extiende por más de 6 meses, es necesario realizar informes de avance preliminares con datos parciales acerca del desarrollo del ensayo.

La información incluida en estos informes es: el número de pacientes que han firmado el consentimiento, el número de pacientes que han sido randomizados, las causas de fallas de selección de pacientes y los eventos adversos serios ocurridos en el período. Se incluye además alguna opinión del investigador principal acerca de la marcha del estudio, y un detalle de todos los cambios realizados al estudio, al consentimiento, etc.

La información se debe enviar a la ANMAT y a los comités de ética a menos que éstos tengan otras normas de procedimientos estándar.

g) Evento adverso, evento adverso serio y reacción adversa medicamentosa: Un evento adverso es "cualquier manifestación, clínica o biológica no deseada que se presente durante el tratamiento con un medicamento o especialidad medicinal, el cual no tiene necesariamente una relación de causalidad con el tratamiento realizado o con el estudio clínico en ejecución". Se considera serio cuando cumple alguno de los siguientes requisitos: es un evento asociado con muerte, hospitalización del paciente, prolongación de la hospitalización, discapacidad significativa o persistente, incapacidad o hay amenaza de muerte en relación con un estudio clínico o, a juicio del investigador, es una condición clínica relevante.

Las pacientes que se embarazan durante la toma de un producto en investigación merecen un seguimiento especial dado que la anomalía congénita o el defecto del nacimiento también son considerados eventos adversos serios.

Los eventos pueden ser esperados (habían sido observados previamente y estaban mencionados en el folleto del investigador) o no.

A su vez, pueden ser relacionados o no relacionados con la medicación en estudio. Esta última evaluación depende de la opinión del investigador.

Debe recordarse que en investigación clínica solo están expuestos a la medicación en estudio miles de pacientes. Algunos eventos raros se presentan en 1/10 000 ó 1/100 000 pacientes. Por ello no debe pasarse por alto o subestimarse el reporte de ningún evento adverso mencionado por el paciente.

Por ejemplo, si un paciente sufre un accidente de tránsito, un análisis posterior puede revelar que la medicación provoca sedación por falta de coordinación motora.

Es un error común confundir los eventos esperados con los relacionados. Para ser relacionado, un evento adverso serio requiere que haya aparecido después de la toma de la medicación. Esto es importante dado que no es lo mismo participar en un estudio que haber tomado la medicación.

En investigación clínica debe considerar *reacción adversa medicamentosa* a todas las respuestas nocivas a un producto medicinal, siempre y cuando la relación causal entre el medicamento y el evento adverso sea al menos una posibilidad razonable, es decir, que la relación no pueda ser descartada.

Según la ANMAT es obligación de los investigadores reportar en forma inmediata al patrocinante los eventos adversos serios. También debe reportar los eventos adversos serios e inesperados a los comités de ética o Docencia e Investigación en los tiempos y formas establecidos por los mismos.

Los tiempos requeridos para reportar al patrocinante son 24 horas desde la toma de conocimiento del evento adverso por el investigador.

Los eventos adversos serios forman parte de la documentación que revisan en un 100% el monitor, las inspecciones y las auditorias. Los errores más comunes incluyen retraso en el reporte inicial, falta de reportes de seguimiento, falta de constancia de reportes a los patrocinantes o a los comités (constancia de recepción escrita o copia sellada o comprobante de fax).

10.2.7 AL FINAL DEL ESTUDIO

Cuando el último paciente realiza la última visita programada del estudio comienza el periodo final.

Es necesario en este tiempo controlar que todos los CRF sean completados y los *queries* respondidos en tiempo y forma, a fin de no retrasar el cierre de base de datos.

Se procede a una contabilidad final de la medicación sobrante (usada o no por los pacientes).

Se redacta un informe final del estudio que se envía a la ANMAT, a los comités de ética y Comité de Docencia e Investigación. En este informe se detallan las desviaciones al Protocolo (si las hubiere), los eventos adversos observados, los eventos adversos serios, la cantidad de pacientes que completaron el estudio, la cantidad de pacientes que discontinuaron o perdieron seguimiento y las causas de discontinuación de los pacientes del estudio.

Por último, se programa una visita de cierre de centro. El monitor debe enviar una carta detallando que el centro ha sido cerrado y la medicación en estudio retirada. Las historias clínicas, los CRF y las carpetas regulatorias deben ser correctamente archivados.

Debe recordarse que mientras la ANMAT suele inspeccionar a los centros durante el desarrollo del ensayo, la *Food and Drug Administration* (FDA) de los Estados Unidos realiza las inspecciones cuando el estudio ha finalizado.

Si bien la legislación nacional dice que el investigador debe archivar la información registrada antes, durante y después del estudio durante un plazo mínimo de 2 años, desde un punto de vista operativo todo el material debe ser archivado por al menos 15 años.

BIBLIOGRAFÍA

1. *Declaración de Helsinki* con clarificación del párrafo 29 agregado por la Asamblea General de la AMM, Washington, 2002.
2. Disposición ANMAT 5330/97. Argentina.
3. *Normas de Buenas Prácticas Clínicas* (BCP). Conferencia Internacional de Armonización (CIARM) sobre Requerimientos Técnicos para el registro de Productos Farmacéuticos para uso en Humanos, 1996. Guía Tripartita Armonizada de la Conferencia Internacional.
4. *Informe Belmont*. 30 de septiembre de 1978. The National Comission for the Protection of Human Subjetcs of Biomedical and Behavioral Research.
5. Woodin, Karen. *The CRC´s Guide to Coordinating Clinical Research*. Thompson Centerwatch, Boston, 2004.

CAPÍTULO 11

MONITOREO EN LOS ESTUDIOS CLÍNICOS

LIC. PABLO MATEOS

11.1
¿QUÉ ES UN MONITOR?

La palabra monitoreo tiene como definición el acto de vigilar, observar, rever, regular o controlar. En las normas que regulan la Buena Práctica en Investigación Clínica de la Conferencia Internacional de Armonización se da la siguiente definición al monitoreo: "es el acto de supervisar el progreso de un estudio clínico y de asegurar que es conducido, registrado y reportado en concordancia con el Protocolo, los procedimientos normatizados y escritos de trabajo del patrocinante (SOPs), la GCP y todos los requerimientos regulatorios aplicables".

Las responsabilidades administrativas del patrocinador incluyen el establecimiento de todos los procedimientos y responsabilidades para el desarrollo de un estudio clínico, entre las que se cuentan establecer un sistema para el Aseguramiento de Calidad (*Quality Assurance*) y el Control de Calidad (*Quality Control*) o un plan para establecerlo, con el fin de garantizar la buena calidad del estudio.

Según establecen los lineamientos para la Buena Práctica Clínica de la Conferencia Internacional de Armonización (GCP-ICH, *ver Apéndice* 2, sección 5.1.1), antes de comenzar un estudio de investigación clínica, el patrocinador es el responsable de implementar y mantener sistemas para un aseguramiento de la calidad y control de calidad con Procedimientos Estándar de Operación escritos para asegurar que los estudios sean conducidos y los datos sean generados, documentados (registrados) y reportados en cumplimiento con el Protocolo, la Buena Práctica Clínica y los requerimientos regulatorios aplicables.

Los sistemas de aseguramiento de calidad son todos los procesos internos de generación y actualización de lo que se conoce como *Procedimientos Operativos Estándar (SOPs)*. Estos procedimientos definen y acotan el área de actuación de cada una de las personas involucradas en las diferentes etapas de la investigación clínica así como el grado de preparación y entrenamiento individual requerido, de tal forma que establecen un comportamiento esperado para cada una de ellas. Los SOPs generan entonces dos mecanismos básicos de aseguramiento de calidad:

a) un aumento en la predicción del comportamiento de los participantes en investigación clínica (Pacientes, Investigadores, Monitores, Auditores, etc.), y

b) evidenciando los desvíos de este comportamiento esperado.

Los sistemas de control de calidad desplegados sobre el desarrollo de los estudios clínicos por parte del patrocinador suelen dividirse en dos actividades:

a) Monitoreo: En el siguiente título nos abocaremos con mayor detalle a los distintos aspectos del monitoreo. Por el momento diremos que es un proceso predecible y sistemático de revisión de las distintas actividades que se llevan a cabo en un centro de investigación clínica (las actividades de monitoreo se encuentran detalladas en la sección 5.18 de las Guías GCP-ICH, *ver Apéndice* 2).

b) Auditorias: El proceso de auditorias consiste en una revisión de las actividades del equipo de investigadores de los centros de investigación clínica así como también del monitoreo de las mismas. Las auditorias suelen hacer foco en aquellos centros en los que una inspección de las autoridades sanitarias es más probable (centros con alto reclutamiento, con incidencia en la evaluación de los resultados del estudio, etc.) o en los centros en los que un desvío de un valor esperado se hace evidente (desvío en la incidencia esperada de un evento adverso, disbalance en la demografía de la población esperada, etc.)

11. 2
RESPONSABILIDADES DEL MONITOR

El patrocinador puede delegar al monitor algunas de sus responsabilidades, ya que éste funciona como el embajador del patrocinador en cada uno de los centros de investigación.

El monitor visita los centros de investigación y realiza allí parte de su trabajo. Esta persona tiene además responsabilidades éticas, científicas y administrativas. Desde la perspectiva ética, el monitor es responsable de velar por los derechos y el bienestar de los sujetos que participan en el estudio. También es responsable de que el proceso a través del que se concede el consentimiento informado sea correcto y de que se haga oportunamente. Desde la perspectiva científica, el monitor debe supervisar y verificar el seguimiento estricto del Protocolo y de las enmiendas que se le hayan hecho. Asimismo es responsable de que los datos asentados en el Formulario de Reporte de Casos concuerden con los datos fuente. El monitor debe también asegurarse de que lo que se informa sea realmente lo que ha sucedido durante el tratamiento de los sujetos.

Asimismo es responsable de verificar el manejo correcto de la droga, que se debe usar tal y como lo indica el Protocolo y exclusivamente para el estudio en cuestión. El monitor debe verificar que el investigador conozca el Protocolo en su totalidad además de todo lo que tiene que ver con la droga en estudio.

Una de las responsabilidades más importantes del monitor es verificar el reporte de los eventos adversos, ya que todos los aspectos de seguridad del estudio clínico son críticos para el éxito del mismo. Otra de sus responsabilidades son las visitas al centro de investigación y reportar si ha habido alguna desviación del Protocolo o un incumplimiento de éste. Estas visitas de monitoreo deben incluir un informe para el patrocinador y el investigador, en el que se describa el estado del estudio y se verifique que las actividades se lleven a cabo debidamente. El monitor también debe ponerse de acuerdo con el investigador para garantizar que todos los suministros y materiales necesarios sean enviados oportunamente.

11.3
FUNCIONES DEL MONITOR

Si bien las actividades de monitoreo engloban una amplia y variada gama de operaciones se puede resumir como su principal objetivo el de verificar, por medio de actividades sistemáticas y planificadas en forma cuidadosa, que:

• las actividades desarrolladas y los procedimientos vinculados a una investigación clínica se encuentren en conformidad según los lineamientos de calidad y los estándares del *sponsor* patrocinante (de acuerdo con las normas de la GCP y las regulaciones locales e internacionales vigentes) antes, después y durante el desarrollo de cada una de sus etapas, es decir, en el planeamiento del diseño del estudio, su iniciación, conducción y terminación, así como en el análisis y publicación de los datos obtenidos.

• los datos clínicos sean veraces, confiables y verificables a partir de los documentos originales

• la información esté documentada correctamente

• los participantes del estudio clínico en cada uno de los centros de investigación estén adecuadamente entrenados

• la conducción de cada etapa del estudio clínico y del desarrollo del programa de aprobación de un fármaco esté de acuerdo a lo previamente planificado.

El monitor debe ser entonces una persona que posea una gran variedad de habilidades ya que debe actuar como:

• *Entrenador:* Aunque hay monitores expertos en distintos campos del área de ciencias de la salud no se espera que los monitores entrenen al equipo de investigación en los aspectos científicos del Protocolo ni en los aspectos clínicos de las patologías en estudio. Es obligación del monitor, sin embargo, asegurar un correcto entrenamiento en los lineamientos de la GCP, en los distintos procedimientos del Protocolo, en los requerimientos regulatorios aplicables así como en los SOPs del patrocinador que sean relevantes para el desarrollo del estudio clínico.

• *Consultor:* Actúa de nexo entre el investigador y el equipo científico del estudio ayudando a evitar, según sea posible, o a evaluar, corregir y/o remediar aquellas situaciones de descalce entre la práctica clínica real y los procedimientos establecidos en el Protocolo.

• *Facilitador:* El monitor, por estar en contacto con distintos centros, suele estar familiarizado con una mayor variedad de eventos que, ocurridos en algún centro, pueden servir de experiencia a otros. El monitor complementa también al equipo de investigación del centro, aportando la perspectiva del auditor/inspector preparando al centro durante todo el desarrollo del estudio clínico para un proceso de auditoria/inspección. De esta forma, el monitor actúa como una extensión de la autoridad regulatoria, actuando de manera preventiva para asegurar un correcto desarrollo de las actividades en cada uno de los centros de investigación. De este modo, el proceso de monitoreo, bajo la perspectiva de la autoridad regulatoria, se transforma en un sistema de aseguramiento de calidad al ser aplicado en todos los centros de forma sistemática, pasando a ser la auditoria un proceso de control de calidad sobre una muestra relativamente pequeña de centros de investigación.

En resumen, podemos decir que el monitor es entonces el aliado fundamental que complementa al equipo de investigación del centro en cuanto al proceso de gestión de calidad de un estudio clínico.

11.4
CALIFICACIONES DEL MONITOR

Los monitores deben tener una base amplia de conocimientos que les permitan desarrollar adecuadamente las tareas de campo que definen su rol de nexo entre el *sponsor* patrocinante y el centro de investigación. Deben estar también familiarizados con la medicación objeto del estudio así como con todos los aspectos del Protocolo, de los estudios a su cargo, del proceso de consentimiento informado, los SOPs del *sponsor* patrocinante, las normas de GCP y las regulaciones vigentes tanto nacionales como internacionales.

El patrocinante tiene la responsabilidad de definir SOPs escritos, que contemplen las normas GCP y regulaciones vigentes. Los mismos son utilizados para definir las distintas acciones operativas de la actividad de monitoreo de la investigación clínica por parte de los monitores clínicos. El patrocinante es, además, responsable de entrenar en todos los aspectos relevantes de la investigación clínica a todo el personal involucrado en el desarrollo del Protocolo en cada uno de sus roles así como de monitorear su cumplimiento, con objeto de asegurar la adherencia en el cumplimiento de las obligaciones específicas por parte de cada persona involucrada.

Como cualidades propias de la persona actuante como monitor se pueden mencionar las siguientes:

• *Metódico/ordenado:* Las actividades de monitoreo ponen en juego las habilidades de desarrollar rutinas sistemáticas de trabajo a fin detectar posibles fuentes de desvío en las actividades del centro para así poder evitarlas.

• *Comunicador eficaz:* para poder desarrollar las actividades de entrenamiento del personal del centro y, más aún, para generar la apertura por parte del *staff* del centro con el objeto de ser percibido como una parte independiente pero integral del equipo responsable del correcto desarrollo del estudio clínico, el monitor debe poder desplegar herramientas adecuadas de comunicación según sea necesario para con las personas involucradas en cada uno de los centros a su cargo.

El monitoreo es una responsabilidad del patrocinante que implica trabajar en colaboración y en forma constructiva con los investigadores, por lo que los monitores deberían ser considerados por los investigadores como los miembros del equipo de trabajo encargados de velar porque los ensayos clínicos se realicen dentro del marco de calidad esperado. La calidad de un estudio clínico no sólo está dada por su resultado final, sino por toda la documentación que testifique el cumplimiento con las normas y regulaciones vigentes. A diferencia del investigador, el monitor solo puede conocer la evolución de los pacientes a través de la información incluida en los documentos clínicos originales existentes y para poder cumplir su función de forma efectiva deberá adentrarse en los detalles de las actividades desarrolladas en el centro, realizando un monitoreo adecuado en frecuencia e intensidad.

BIBLIOGRAFÍA

1. 21CFR10.115. Code of Federal Regulations, Title 21, Volume 1 Revised as of April 1, 2006.
2. 21CFR10.115. Code of Federal Regulations, Title 21, Volume 5 PART 312 *Investigational New Drug Application* Subpart D *Responsibilities of Sponsors and Investigators Consolidated Guidance for Industry.* Good Clinical Practice, ICH, April 1996.
3. Disposición N° 4854/96. *Buenas Prácticas de Investigación en Farmacología Clínica.* Argentina.
4. Disposición N° 5330/97. Ampliación de Buenas Prácticas de Investigación en Farmacología Clínica. Argentina.
5. Disposición N° 690/05. *Investigadores clínicos.* Aprueba la guía de inspección a investigadores clínicos. Argentina.

CAPÍTULO 12

EL PATROCINANTE: CONTROL Y SEGUIMIENTO DE LOS ESTUDIOS CLÍNICOS EN EL MARCO DEL DESARROLLO DE UN MEDICAMENTO

DR. ANDRÉS SCHEIMBERG

12.1 INTRODUCCIÓN

El desarrollo de un nuevo medicamento es un proyecto largo, difícil, costoso, reglamentado y raramente repetible en caso de resultados no concluyentes.

Entre la fase preclínica de una nueva droga y la presentación de un dossier para su registro en varias indicaciones terapéuticas, transcurren aproximadamente entre 8 y 12 años. El costo de este desarrollo se estima en no menos de 800 millones de dólares. En general, el desarrollo de la etapa clínica está constituido por varios estudios de Fase I, II y III. Dependiendo de las indicaciones, un solo estudio de Fase III puede necesitar el enrolamiento de 300 a 10 000 pacientes con una duración que varía desde 6 a 24 meses o más. El nuevo medicamento que será introducido en el mercado farmacéutico debe entonces responder a la vez a las expectativas de los profesionales de la salud en términos de eficacia y seguridad en las indicaciones estudiadas, a las exigencias regulatorias y de calidad de las autoridades de tutela y a las expectativas financieras del laboratorio promotor. La conjunción de estos elementos hace que la realización de los estudios esté sometida a una vigilancia y a una búsqueda de calidad que conlleva la implementación de instrumentos de seguimiento en cada etapa del proceso de su realización.

Esto es aún más cierto sabiendo que la búsqueda para acortar los tiempos de desarrollo resulta en la participación de numerosos centros de investigación repartidos en Estados Unidos, América Latina, Europa y Asia.

Más allá de la evaluación del contenido científico y metodológico de un estudio, que debe ser siempre la primera etapa de control antes de aceptar la participación en un estudio, existen los aspectos logísticos para su realización. Es sabido que no basta con tener buenos proyectos sino que hay que ser capaz de llevarlos adelante con éxito hasta su finalización. De la calidad y funcionalidad de los parámetros de seguimiento de un estudio dependerá, en gran parte, el cumplimiento de los objetivos y plazos cuando no la posibilidad de completar un proyecto.

Existen en el mercado diferentes útiles informáticos (software) diseñados para el seguimiento de las acciones propias a los estudios clínicos u otros proyectos (MS Project®, IMPACT®, EDMS®, ORACLE®, etc.) o creados por cada compañía farmacéutica particularmente útiles cuando se manejan decenas de proyectos. (Gráfico 1)

Sin embargo, con elementos simples como documentos Word, tablas Excel o una base de datos se puede perfectamente planificar y asegurar el seguimiento de un estudio clínico.

Existen variantes relacionadas al tipo de estudio clínico: estudio internacional o nacional, participación de varios centros por país o un solo centro, doble ciego o abierto, etc. Para ilustrar el tema de este capítulo tomaremos como ejemplo un estudio internacional, multicéntrico (10 centros en Argentina), con un período de enrolamiento de 6 meses y un seguimiento por paciente de un mes y para el que se esperan 10 pacientes por centro.

En un estudio con este perfil, que aparece como relativamente abordable, el número de documentos que hay que controlar es de por lo menos 300. Una lista extensiva aunque no limitada se presenta en la Tabla 1.

Gráfico 1. Tabla de planificación general de un estudio internacional

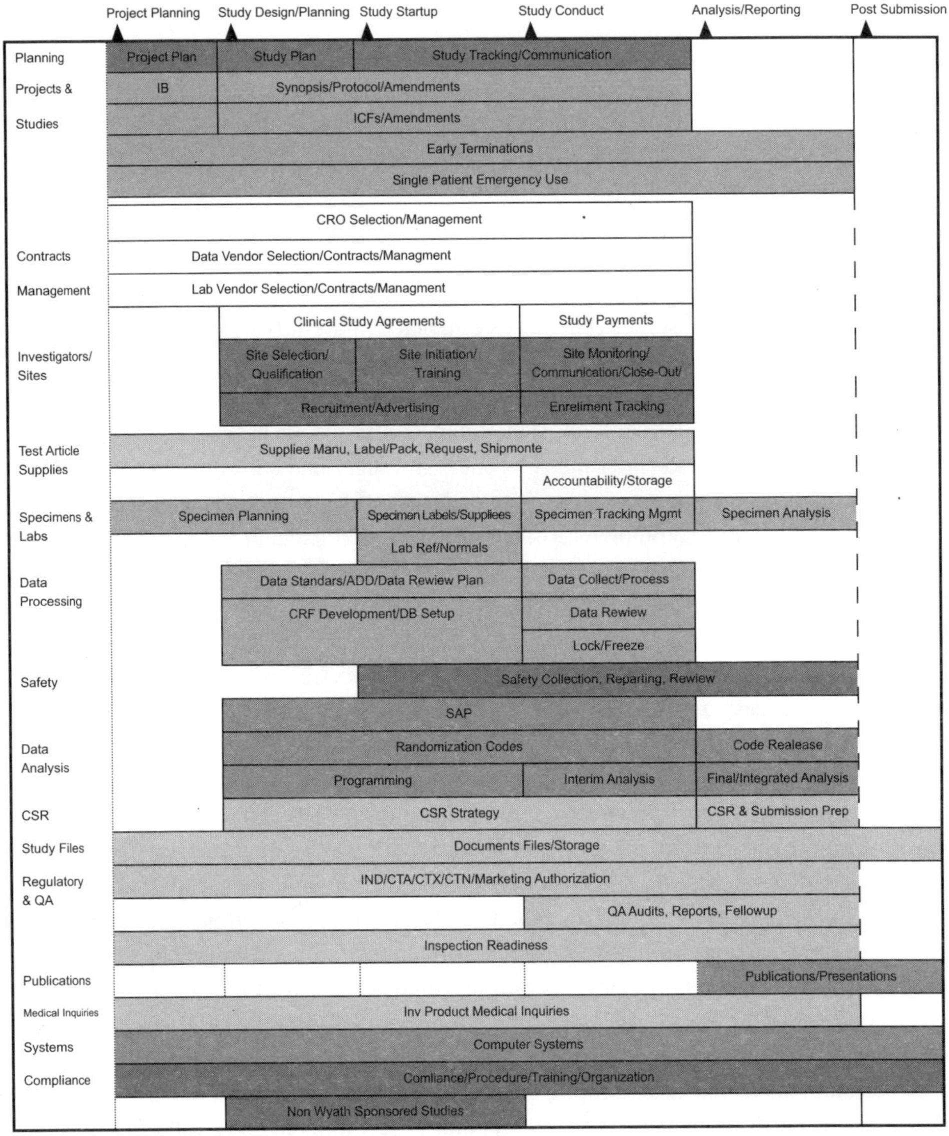

Tabla 1. Lista de documentos necesarios para un estudio

Documento	FDA@	Comité Ética/ Institución	ANMAT§	Promotor/ Investigador
Curriculum vitae	X	X	X	X
Declaración jurada		X	X	X
Formulario 1572 de FDA	X			
Acuerdo de confidencialidad				X
Recepción de documentos*		X	X	X
Aprobación Comités£			X	X
Lista de miembros Comités		X	X	X
ECLÍN			X	X
Plan de monitoreo		X	X	X
Contrato Financiero				X
Aprobación ANMAT		X		X
Valores de laboratorio				X
Acreditaciones de laboratorios	X			X
Recepción de medicamentos				X
Circulación de CRF**				X
Circulación DCF#				X
Informes de avance		X	X	X
Envíos de formularios de SAE&		X	X	X
Envíos de Notificaciones de seguridad		X	X	X

@ Food and Drug Administration; *§ Administración Nacional de Medicamentos, Alimentos y Tecnología Médica;* * Protocolo, *Brochure Investigador, etc.* ** Case Repport Form *o Ficha de información clínica; £ Comité Independiente de Ética; Comité Institucional de Dolencia e Investigación;* # Data Clarification Form *o pedido de corrección de datos;* & Serious Adverse Event *o Efecto Adverso*

12.2
FASE INICIAL DEL PROYECTO

En esta fase se constituirá el equipo de proyecto (EP), se identificarán las etapas críticas y se definirán las responsabilidades. Se entiende por etapa crítica aquella sin cuya realización el pasaje a la etapa siguiente es imposible. Así, este protocolo de estudio cuya versión original está en inglés necesita ser traducido para ser presentado a un Comité de Ética. Su traducción es, en este caso, una etapa crítica. En el seno del EP debe quedar claro y perfectamente documentado quién es el responsable de cada tarea identificada. (Tabla 1, Figura 1) Para el seguimiento de las acciones identificadas serán necesarias la planificación y realización de reuniones regulares del EP seguidas de una minuta donde se informe de las acciones realizadas y las pendientes. Ciertas tareas que pueden parecer secundarias condicionan a veces el éxito de una etapa. Un ejemplo de esto es la preparación logística de la reunión de investigadores: reserva de sala, habitaciones para los que vienen de regiones alejadas, traducción simultánea para presentaciones en otros idiomas, etc. Para ser productivas, estas reuniones deben tener una agenda enviada a los participantes por lo menos 48 horas antes de la fecha de la reunión, ser preparadas previamente, tener una duración prevista y un responsable de la redacción de la minuta. (Gráfico 2)

12.3 DURANTE EL ESTUDIO

Los parámetros para controlar son, en líneas generales, extrapolables de un estudio al otro. Estos controles no tratan de sustituir ni realizar ningún análisis de eficacia o de tolerancia durante el estudio o fuera del Plan de Análisis Estadístico. Se trata de tener una lectura fácil, rápida y sintética de ciertos parámetros clave que permitirán tomar las decisiones que corresponden para mantener el buen rumbo del proyecto. Es fundamental elegir un número *razonable* de parámetros a controlar; es inútil y contraproducente reproducir en una tabla cada información que debe estar presente en un *Case Report Form* (CRF) o en un reporte de monitoreo. En caso de dudas, habrá que investigar más a fondo las razones recurriendo a otros documentos (reporte de monitoreo, visita al centro, auditorias, etc.) o personas involucradas.

Las tablas de control pueden apuntar al monitoreo (frecuencia, número de visitas/paciente monitoreadas, CRF enviados, etc.), a los centros (enrolamiento, declaración de *Serious Adverse Events* –SAE–, etc.), a los aspectos regulatorios (envíos/recepciones a los Comités, a ANMAT, a la casa matriz, etc.), o administrativos (nombres de los Investigadores y otros miembros del equipo, teléfonos, fax, e-mail dirección, etc.).

Algunos ejemplos están presentados en las Tablas 2 y 3 y en el Gráfico 2. El análisis de estos datos, permite discutir ciertas dificultades. En la Tabla 2 faltan datos importantes para facilitar la comunicación con los centros. Por otro lado, el hecho de que haya células

Gráfico 2. Ejemplo de Agenda y Minuta de reunión

Agenda Reunión del 18/3/05 15 hs. a 16:30 hs.	Minuta Reunión del 18/3/05	Responsable / fecha
1) Identificación de centros .... Pablo R 2) Preparación Material .... Andrea M 3) Traducciones .... Marta C 4) Reunión de investigadores ... Marta C	1) Se contactaron 3 de los 10 centros previstos: Domínguez, Ramos y Schabelman aceptan el Protocolo. Los 7 centros restantes deben ser contactados.	P R 30/3/05
	2) Se enviaron los protocolos a fotocopiar y se imprimieron 6 *brochures*. Preparar protocolos y *brochures* suplementarias (n= 20)	A M 30/3/05
Reunión en sala 5	3) CVs enviados a traducir 10/3/05: No hubo retorno aún. Contactar urgente traductor.	M C 20/03/05
	4) Agencia contactada, planificamos una actualización semanal.	M C 1/semana
	Fecha de la minuta: 19/03/05 P. Rendo	

Tabla 2. Información administrativa al inicio del estudio

Centro	Investigador Principal	Sub Investigador	Study Coordinator	Farmacéutico
Hospital Oriental Uruguay 1200 ZIP code CABA	Pedro Viars Tel. 48034523 Fax 48034521 Cel 155 4433221 viarsp@yhaa.com	María Sanchez Tel. 48034500 Fax 48034521 Cel. 155 5747332 sanchezm@yhaa.com	José Pedroni Tel. 48034500 Fax 48034521 Cel. no pedronij@yhaa.com	NA
Hospital Occidental Esquivel 5500 Mendoza	Sergio CECI Tel. 3412344561 Fax 3412344560	Sonia Vives Tel. Fax vivess@hotmail.com		

Tabla 3. Información de enrolamiento y monitoreo durante el estudio el 12/03/06

Centro	Monitor	Paciente	N°	V1	M*	V2	M*	V3	M*
Viars	AS	JUP	2201	17/11/05	Sí	17/12/05	Sí	17/01/06	No
		UCR	2202	20/11/05	Sí	20/12/05	No	20/01/06	No
Ceci	PC	MIR	2301	15/12/05	No	15/01/06	No	15/02/06	No
		U-P	2302	17/12/05	No	17/01/06	No	17/02/06	No
Total		4		4	2	4	1	4	0

* **M**: monitoreado

Gráfico 3. Gráfico de enrolamiento en el estudio

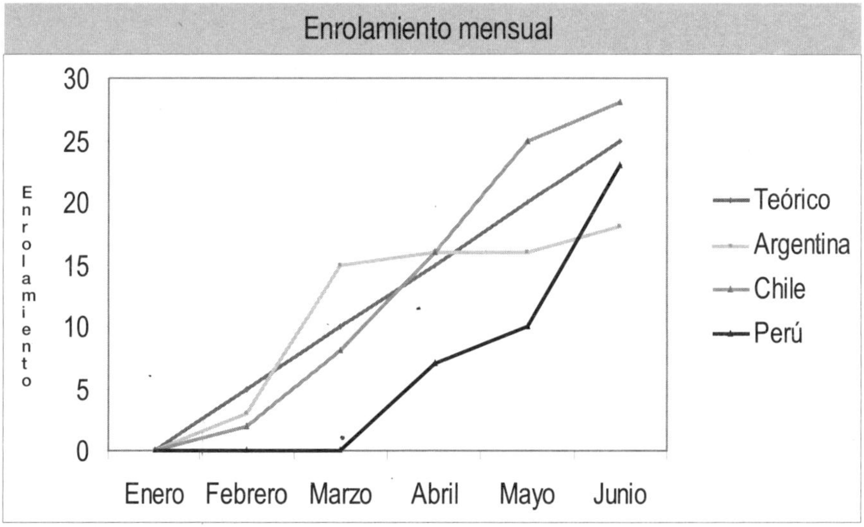

vacías no permite saber si se trata de ausencia de información o de que el personal listado no existe en el centro.

En la Tabla 3 lo que se destaca es que hay falta de monitoreo de visitas de pacientes ya que la actualización de la Tabla corresponde al mes de marzo y el último paciente monitoreado lo fue el 17/12/05. Las explicaciones pueden ser múltiples, por lo que se necesitará profundizar la investigación: dificultad de los investigadores para acordar el tiempo necesario al monitor; monitor sin tiempo o capacidad para realizar las visitas, ¿tabla mal actualizada?

Finalmente, el gráfico permite visualizar el retardo entre el enrolamiento real y el teórico abriendo el interrogante sobre si las medidas necesarias para solucionar este problema fueron analizadas y llevadas adelante en tiempo óptimo.

Algunos principios para recordar

La confección y mantenimiento de tablas y otros útiles de seguimiento de un estudio clínico necesitan una reflexión en su concepción y su uso. Ciertos principios y consignas deben ser claramente implementados para que los datos presentados sean legibles para todo aquel que consulte estos útiles. Es muy recomendable dejar por escrito las reglas de utilización en un documento específico. En éste deberían figurar indicaciones como: frecuencia de la actualización, acceso a la lectura sola o a la lectura y escritura, valor de los espacios vacíos, etc.

Hay que destacar que la herramienta más importante sigue siendo el trabajo en equipo, sistemático y organizado. De nada servirán las mejores tablas y los mejores gráficos si no son consultados, analizados, compartidos y discutidos.

BIBLIOGRAFÍA

1. Boletín Oficial N° 29.756 1ª sección Martes 21 de octubre de 1997;20. Administración Nacional de Medicamentos y Tecnología Médica. Salud Pública Disposición 5330/97.
2. Boletín Oficial N° 30.638 1ª sección Viernes 22 de abril de 2005;6-7. Administración Nacional de Medicamentos y Tecnología Médica. Salud Pública Disposición 2124/2005.
3. www.ich.org E6 (R1) "Good Clinical Practice". 10 June 1996. (FDA Federal Register Vol. 62 N° 90 May 9, 1997 pages 25691-25709E7; EU CPMP/ICH/135/95 Step 5).
4. Caulin C, Chastang C, Dahan R. *Méthodologie de l'évaluation thérapeutique.* Masson Edit., París. 1993.
5. Collet JP, Boissel JP, Validata Group. "Sick population – treated population: the need for a better definition". *Eur. J. Cli. Pharmacol.* 1991;41:267-71.
6. Boissel JP, A Leizorowicz. "Controle de qualité des Essais Thérapeutiques". En: *Colloque INSERM-DPhM.* INSERM Edit., Paris, 1980.
7. Friedman, LM. "Data collection and quality control". En: *Fundamentals of Clinical Trials.* L.M. Friedman, PSG Publ. Cy. Littleton 1985.

CAPÍTULO **13**

REGLAMENTACIÓN PARA EL TRANSPORTE DE MUESTRAS INFECCIOSAS Y ESPECIMENES DE DIAGNÓSTICOS POR VÍA AÉREA

SR. HERBER MONTERO

13.1 MARCO REGULATORIO

En este capítulo se detallará lo que se debe tener en cuenta para transportar muestras de suero, sangre, medicamentos, etc., tanto a nivel nacional como a nivel internacional.

Lo primero que se debe saber es que año a año, un Comité de Expertos de la División Transporte de las **Naciones Unidas (ONU)** confecciona las normas generales para los tres medios de transporte (aéreo, marítimo y terrestre).

La **Organización de Aviación Civil Internacional (OACI)** extrae las Instrucciones Técnicas (Anexo 18) basadas en las Normas Generales que realizó la ONU. Se debe tener en cuenta que OACI es la que regula todo el transporte aéreo, sea aerocomercial, privado o militar.

Por esta razón, OACI es más restrictiva en su regulación que la **Asociación del Transporte Aéreo Internacional (IATA)**.

IATA publica todos los años su manual de Transporte sin Riesgo de Mercancías Peligrosas por Vía Aérea, que han de seguir todas las líneas aéreas miembros de dicha Asociación.

A su vez, la autoridad de aviación competente (en Argentina, Fuerza Aérea) debe hacer cumplir estas normas. Similar actitud deben tener los Ministerios de Salud locales (Cuadro 1).

Existen compañías aéreas y Estados (países) que no aceptan todo lo que dicen ONU, OACI o IATA, y generan variaciones o discrepancias con respecto a lo publicado.

Por ejemplo, AF-04 es una **Variación de Compañía Aérea** (Air France) que informa que todas las muestras biológicas de origen humano o animal deben de clasificarse como Sustancias Infecciosas con el número de UN 2814 o UN 2900. La única excepción son las muestras libres de cualquier patógeno y, como se sabe, habitualmente no se puede asegurar que las muestras que se envían estén libres de todos los patógenos, debido a que no se hace un análisis para todos los gérmenes.

¿En qué beneficia o perjudica esto?

Básicamente, como se verá más adelante, se pueden transportar como Sustancia Biológica de Categoría B, muchas o casi todas las muestras de uso clínico; el costo por enviar muestras como Sustancia Biológica de Categoría B (UN 3373) es muchísimo menor que si se envían como Muestras Infecciosas (UN 2814).

En este caso en particular se debe estimar el COSTO/BENEFICIO.

Cuadro 1.

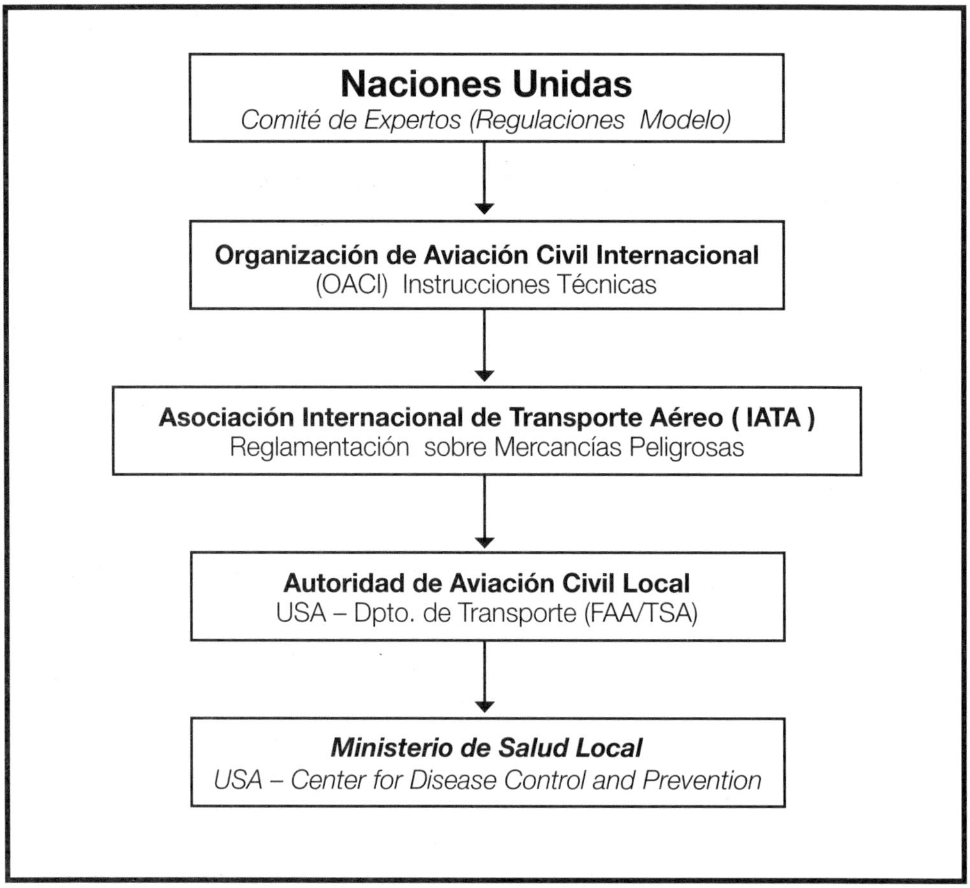

COSTO: al enviarlo como Muestra Infecciosa se debe poseer un embalaje homologado por la ONU para tales muestras y también una Declaración de Mercancías Peligrosas, por lo que quizás se esté gastando, solo en estos ítems, alrededor de u$s 150. Si se enviara por otra compañía aérea, al poder catalogarlo como Espécimen de Diagnóstico, el costo sería de u$s 30.

BENEFICIO: si estas muestras fuesen a temperatura ambiente y tuvieran que llegar a su destino en Francia en menos de 36 hs. (porque por razones de estabilidad de las muestras hay que analizarlas en ese tiempo), no queda otra opción que enviarlas por Air France, como Sustancias Infecciosas UN 2814. El beneficio estaría en que nuestras muestras se analizarán en el momento debido.

También se tiene que considerar que hay **Variaciones de los Estados** (países)

Por ejemplo, una variación importante que se debe conocer es la USG-12 (US Código del país Estados Unidos de América, G porque es Gubernamental y 12 porque tienen varias discrepancias a la Reglamentación).

En este caso en particular, USG-12 dice que todas las Mercancías Peligrosas que vuelen desde, hacia, dentro o sobrevuelen los Estados Unidos necesitan un teléfono de respuesta de emergencia de 24 hs. y una persona de contacto.

13.2
RESPONSABILIDADES DEL EXPEDIDOR

13.2.1
¿QUIÉN ES EL EXPEDIDOR?

El expedidor es quien envía la muestra, es decir, los centros, hospitales o clínicas que participan en el Protocolo.

No es expedidor el laboratorio, la organización de investigación por contrato, etc. Éstos harán todo lo necesario para que el estudio se apruebe, pero no serán los responsables de los envíos.

13.2.2
¿CUÁLES SON LAS RESPONSABILIDADES DEL EXPEDIDOR?

El Expedidor es responsable de:

1. Clasificar un envío, es decir, determinar si éste es o no peligroso.
2. Identificar la Clase correcta, Nombre apropiado de envío, # UN, etc.
3. Empacar el envío correctamente (siguiendo la Instrucción de Embalaje y usando el embalaje adecuado).
4. Etiquetar el envío de conformidad con la reglamentación vigente.
5. Marcar el envío de conformidad con la reglamentación vigente.
6. Proveer la documentación original para el envío.
7. Celebrar los acuerdos necesarios con el destinatario o receptor para que éste procure los permisos de importación.
8. Confirmar que todos los requerimientos para el transporte por vía aérea han sido cumplidos.
9. Confirmar que todos los individuos involucrados en la preparación o el manejo de Mercancías Peligrosas estén debidamente entrenados.

13.3
CLASIFICACIÓN DE LAS MERCANCÍAS PELIGROSAS

13.3.1
¿QUÉ SON LAS MERCANCÍAS PELIGROSAS?

Una mercancía peligrosa es cualquier artículo o sustancia que al ser transportada por vía aérea puede llegar a tener un riesgo importante para la salud, la propiedad, la seguridad y el medio ambiente.

Las mercancías peligrosas se definen como aquellas que cumplen los criterios de una o más de las nueve clases de riesgo de las Naciones Unidas y, cuando corresponda, de uno de los tres grupos de embalaje de la UN.

Grupo de Embalaje I	Peligro Alto
Grupo de Embalaje II	Peligro Mediano
Grupo de Embalaje III	Peligro Bajo

Ciertas mercancías peligrosas están asignadas al grupo de embalaje relevante, de acuerdo con el grado de riesgo que presentan: Clase 3 y 4 División 5.1 y 6.1 y Clase 8 y 9. Las mismas se clasificarán de acuerdo al peligro que puedan tener; a mayor peligro, se podrá enviar menor cantidad de producto. Estas clases y/o divisiones tienen tablas específicas para determinar el grado de peligro. Luego veremos algún ejemplo.

Las ***nueve clases de Mercancías Peligrosas*** son:

Clase 1 Explosivos

- 1.1 Peligro de explosión masiva
- 1.2 Peligro de proyección pero no de explosión masiva
- 1.3 Peligro de Incendio, Peligro de explosión menor y/o peligro de proyección menor, pero no peligro de explosión masiva
- 1.4 Peligro no significativo
- 1.5 Peligro de explosión masiva muy insensible
- 1.6 Peligro de explosión no masiva extremadamente insensible

Clase 2 Gases

- 2.1 Gas inflamable
- 2.2 Gas no tóxico, no inflamable
- 2.3 Gas tóxico

Clase 3 Líquidos Inflamables (sin divisiones)

Ejemplo: Fuel Oil; de acuerdo al punto de inflamación y al punto de ebullición que tenga el producto, será grupo de Embalaje I, II o III. Por ello, si fuese Grupo de Embalaje III se podrá enviar más cantidad del producto que si fuese Grupo de Embalaje I o II.

Clase 4 Sólidos Inflamables

- 4.1 Sólido Inflamable
- 4.2 Sustancias propensas a combustión espontánea
- 4.3 Sustancias que, en contacto con el agua, emiten gases inflamables

Clase 5 Sustancias Oxidantes y Peróxido Orgánico

- 5.1 Oxidante
- 5.2 Peróxido Orgánico

Clase 6 Sustancias Tóxicas e Infecciosas

- 6.1 Sustancias Tóxicas
- 6.2 Sustancias Infecciosas

Clase 7 Material Radioactivo (sin divisiones)

Clase 8 Corrosivos (sin divisiones)

Clase 9 Mercancías Peligrosas diversas (sin divisiones)

En este capítulo solo se explicará la **Clase 6 División 6.2.**

13.3.2 SUSTANCIAS INFECCIOSAS

La división 6.2 comprende el siguiente material:

- Sustancias Infecciosas para los seres humanos

- Sustancias Infecciosas para los animales
- Sustancias Biológicas de Categoría B
- Especimenes Exentos
- Productos Biológicos
- Microorganismos y organismos modificados genéticamente
- Desechos Clínicos o Médicos

Sustancias Infecciosas: Son aquellas que contienen (o se tiene razones para creer que contienen) patógenos. Los patógenos son microorganismos que incluyen bacterias, virus, parásitos, hongos y otros agentes (por ejemplo, priones), que pueden causar enfermedad en humanos o animales.

Las mismas se clasifican de acuerdo a dos Categorías:

Categoría A: Una sustancia infecciosa que es transportada en una forma que, cuando ocurra una exposición a ella, es capaz de causar invalidez, amenazar la vida o causar enfermedades mortales a los humanos o animales.

Categoría B: Una sustancia que no alcance los criterios para su inclusión en la Categoría A. Las sustancias infecciosas de la Categoría B deben ser asignadas al UN 3373.

En la siguiente tabla se verá más claro cómo clasificar las muestras.

Se tomará como ejemplo el ultimo virus (Virus de Hepatitis B - Cultivo Solamente) Este cuadro informa que si se tuviese que enviar muestras de sangre, orina o plasma de este patógeno se las podría enviar como Sustancia Biológica de Categoría B. Pero si fuese un cultivo, se debería enviar como Sustancia Infecciosa, Categoría A.

¿Por qué motivo la ONU y la Organización Mundial de Salud (WHO) dan este beneficio de poder enviar dichas muestras sin la necesidad de hacer una Declaración de Mercancías Peligrosas ni de enviarlas como Sustancias Infecciosas?

¿Son las regulaciones menos restrictivas que antes? ¿Qué sucede con la Bioseguridad?

Tabla 1. Ejemplos indicativos de Sustancias Infecciosas prohibidas como muestras de diagnóstico en cualquier forma, a menos que se indique por otro medio

N° UN y Nombre Propio de Envío	Microorganismos
UN 2814 Sustancia Infecciosa que afecta a Humanos	Carbunclo (cultivos solamente) *Brucilla abortus* (cultivos solamente) Brucelosis (cultivos solamente) *Chlamydia psittaci-avians strains* (cultivos solamente) *Clostridium botulinum* (cultivos solamente) *Coccidiodes immitis* (cultivos solamente) Virus de Fiebre Hemorrágica de Crimen-Congo Virus de Dengue (cultivos solamente) Virus de la encefalitis equina de Asia (cultivos solamente) *Escherichia coli, veratogenic* (cultivos solamente) Virus de Ébola Virus de Hepatitis B (cultivos solamente)

Lo que sucede es que IATA junto con la WHO comprendieron que si dichas muestras se transportan de acuerdo a la Instrucción de Embalaje 650 (la veremos adelante) es bastante improbable que cualquier persona pueda contagiarse con ese patógeno.

13.4
INSTRUCCIÓN DE EMBALAJE 650

Esta instrucción dice que para poder enviar dichas muestras se debe contar con al menos 3 componentes:

- Un embalaje primario a prueba de filtraciones (llámese *eppendorf*, *canister*, vial, etc.),
- un embalaje secundario, y
- un embalaje exterior

El embalaje primario o los embalajes primarios deben ser a prueba de filtraciones y no deben contener más de un litro cada uno.

El embalaje secundario también debe ser a prueba de filtraciones y no puede contener más de 4 litros.

Entre el recipiente primario y el secundario debe haber suficiente material absorbente. En caso de producirse una rotura en los embalajes primarios, el absorbente deberá ser capaz de absorber todo el contenido de las muestras derramadas.

Si se colocasen varios recipientes frágiles primarios debe colocarse material de almohadillado para evitar el contacto entre sí.

Los recipientes primarios y secundarios deben ser capaces de soportar, sin filtraciones, una presión interna de 95Kpa en un rango de temperatura de -40ºC y +55ºC.

Finalmente, el embalaje exterior debe ser capaz de pasar con éxito la prueba de caída libre, donde el alto de la caída no debe ser inferior a 1,20 metro de altura.

Una vez cerrada la caja, se deben colocar las etiquetas correspondientes para estos envíos (véase más adelante).

Es muy importante señalar que no es necesario que la caja esté homologada por la ONU; solo se debe cumplimentar esta Instrucción.

Volviendo al ejemplo anterior, con muestras de sangre humana infectadas con Hepatitis B, si se embalan correctamente de acuerdo a la Instrucción de Embalaje 650 es prácticamente imposible que cualquier persona pueda contagiarse con ellas.

Si se rompiesen los embalajes interiores, el absorbente (por ejemplo, algodón) no permitirá que nadie se ponga en contacto directo con las mismas. Por este motivo, se debe conocer el procedimiento correcto para embalar las muestras.

13.5
CATEGORÍA EXENTA

Hay una tercera clase de especimenes, que son considerados como *exentos* y consisten en:

- Sustancias que no contengan componentes infecciosos o sustancias que no son probables de provocar enfermedades en humanos o animales.

- Sustancias que contengan microorganismos que no sean patógenos para humanos o animales.
- Sustancias a las que, de alguna forma, se les haya neutralizado o desactivado cualquier patógeno presente para que ya no supongan un riesgo para la salud.

- Las muestras de sangre seca, la sangre o los componentes de la sangre que se han recogido con el objeto de realizar transfusiones (o para la preparación de productos sanguíneos para ser usados en transfusiones), o cualquier tejido u órgano destinado para transplante.

- Las muestras ambientales (incluidas las muestras de comida y agua) que se consideren no suponen un riesgo para la salud.

- Especimenes de pacientes **(ISSG 3.3.7)** para los que haya una probabilidad muy baja de patógenos presentes, no están sujetos a las regulaciones si el espécimen es empacado en un embalaje que prevendrá de cualquier derrame y esté marcado como *exempt* (ver requerimientos específicos abajo). Algunos ejemplos de especimenes de pacientes que están exentos son revisión de niveles de colesterol, niveles de glucosa en la sangre, niveles hormonales, funcionamiento de los órganos , pruebas de embarazo, fármaco vigilancia, biopsias, revisión de anticuerpos, etc.

13.5.1
REQUERIMIENTOS PARA ESPECIMENES *EXENTOS*

- El exterior del empaque debe estar marcado *EXEMPT HUMAN SPECIMEN* o *EXEMPT ANIMAL SPECIMEN*
- El empaque debe consistir en:
  - ✓ Un recipiente primario a prueba de filtraciones
  - ✓ Un empaque secundario a prueba de filtraciones
  - ✓ Un empaque exterior de adecuada resistencia para su capacidad, masa y uso
  - ✓ Las dimensiones de uno de sus lados debe ser como mínimo de 100 mm x 100 mm
  - ✓ Para líquidos, suficiente material absorbente entre el empaque primario y el secundario para absorber el contenido total del empaque
  - ✓ Cuando se usen múltiples contenedores primarios, se debe envolver cada uno, o separar, para prevenir el contacto entre ellos.

13.6
PRODUCTOS BIOLÓGICOS *(ISSG 3.3.3)*

Se fabrican y se empacan de conformidad con los requerimientos de las autoridades nacionales y son transportados para propósitos de empaque final o distribución y usados para cuidado de salud personal por médicos profesionales o individuos. No están sujetos a estas regulaciones, a menos que cumplan con los criterios de UN2814/UN2900/UN3373.

13.7
MICROORGANISMOS Y ORGANISMOS MODIFICADOS GENÉTICAMENTE *(ISSG 3.3.9)*

Si alcanzan la definición de sustancias infecciosas, deberán ser transportados como UN2814/UN2900/UN3373 según corresponda. Si no son infecciosos, se enviarán como Clase 9 Misceláneos y deben atribuirse a UN 3245.

Los Microorganismos y Organismos Modificados pueden clasificarse de una forma u otra debido a que, de acuerdo a la modificación genética que se le haga al producto, el mismo deberá ser clasificado como el embarcador decida, esto puede ser:

Sustancia Infecciosa de Categoría A, Sustancia Biológica de Categoría B, No Regulado o bien dentro de Clase 9 porque afecta al medio ambiente.

13.8
DESECHOS CLÍNICOS Y MÉDICOS *(ISSG 3.3.5)*

Pueden ser de 3 clases:

- Desechos clínicos o médicos que contienen sustancias infecciosas de la Categoría A (UN2814 ó 2900)
- Desechos clínicos o médicos que contiene sustancias infecciosas de la Categoría B (UN 3291)
- Desechos clínicos o médicos descontaminados que previamente contuvieron sustancias infecciosas = No regulados

13.9
MATERIALES NO REGULADOS PARA ESTA CLASIFICACIÓN

- Sangre para Transfusión
- Algunos productos de la sangre
- Sangre para la preparación de productos de la sangre
- Microorganismos y organismos modificados genéticamente (ciertas clases)
- Tejidos para transplante
- Órganos para transplante

Se supone que ninguna de estas muestras contendrá ningún material patogénico.

13.10
CLASE 9. MERCANCÍAS PELIGROSAS DIVERSAS

Son artículos y sustancias que durante el transporte aéreo presentan un riesgo no cubierto por otras clases.

Solo se mencionará al Hielo Seco y a los Microorganismos Modificados Genéticamente.

13.10.1
HIELO SECO (**UN** 1845, ISSG 3.3.8)

El dióxido de carbono sólido o Hielo Seco (ambos nombres apropiados de envío) es una mercancía peligrosa. Libera gas de dióxido de carbono. Por lo tanto, debe ser empacada en un embalaje con ventilación. El hielo seco se utiliza para mantener las muestras congeladas. La instrucción de embalaje de IATA que corresponde para el Hielo Seco es la 904.

¡Nunca coloque hielo seco en un recipiente sellado!

Nota: La declaración del Expedidor sobre mercancías peligrosas es solamente necesaria en caso de usar el hielo seco como refrigerante de una mercancía peligrosa que requiera esa declaración. Por lo tanto, si se efectúan envíos de muestras infecciosas con hielo seco, es necesario indicar a ambos en la declaración del Expedidor. Pero si se trata de un envío de especimenes de diagnóstico en hielo seco, no se requiere dicha declaración, ya que las muestras de diagnóstico no son peligrosas.

13.10.2
MICROORGANISMOS MODIFICADOS GENÉTICAMENTE - **UN** 3245

Son aquellos que no son infecciosos, pero que son capaces de alterar animales, plantas o sustancias microbiológicas de un modo que no es normalmente el resultado de la reproducción natural.

13.10.3
¿QUÉ SIGNIFICAN LOS NÚMEROS **UN**?

Son los números que Naciones Unidas (UN) determinó para estos nombres:

UN 2814 Sustancia Infecciosa que Afecta a los Humanos (Líquida o Sólida)
UN 2900 Sustancia Infecciosa que Afecta a los Animales (Líquida o Sólida)
UN 3373 Sustancia Biológica de Categoría B
UN 1845 Hielo Seco o Dióxido de Carbono Sólido
UN 3291 Desechos Médicos, n.e.p.
UN 3245 Microorganismos que han Sufrido mutación genética

13.11
EMBALAJES

Veamos ahora qué se necesita saber en cuanto a los embalajes y cuál se debe utilizar en cada caso.

Cuando se clasifique una muestras como Sustancia Infecciosa de Categoría A, se debe utilizar un embalaje diseñado para tal fin. En ese caso se utilizará una caja de acuerdo a la Instrucción de Embalaje 602. La misma debe estar Homologada (autorizada) por la ONU para este tipo de transporte. Por ejemplo:

UN Symbol	Type Code	Text (c)	Year	State	Manufacturer	Complete Code
UN	4 G	Class 6.2	0.1	DK	SP 9989 Eriksson	UN Class 6.2/01 DK/ SP 9989 Eriksson

El **símbolo UN encerrado en el círculo** significa que es una caja homologada.

4G significa caja de Cartón.

Class 6.2 quiere decir que esta caja solo será utilizada para esta clase de muestras y **01** es el año en que fue fabricada.

Recuerden que NUNCA se puede utilizar una caja cualquiera para enviar muestras Infecciosas de Categoría A. Siempre deben ser enviadas en cajas que tengan dicha homologación. A continuación se mostrará cómo queda una caja con todas las inscripciones que se le deben hacer para las Sustancias Infecciosas de Categoría A.

Se recuerda que para las Sustancias Biológicas de Categoría B no se necesitan cajas homologadas y solo deberá tenerse en cuenta la Instrucción de Embalaje 650. Para dicha caja, las etiquetas que llevará por fuera quedarían como se ve en el siguiente ejemplo, correspondiente a una muestra que va acompañada de Hielo Seco.

Si las muestras que se deben enviar son a temperatura ambiente o refrigeradas con Gel Packs, solo colocaremos lo siguiente:

Datos del *Shipper's* (quien envía, el expedidor)
Datos del *Consignee* (quien recibe)

Gráfico 1.

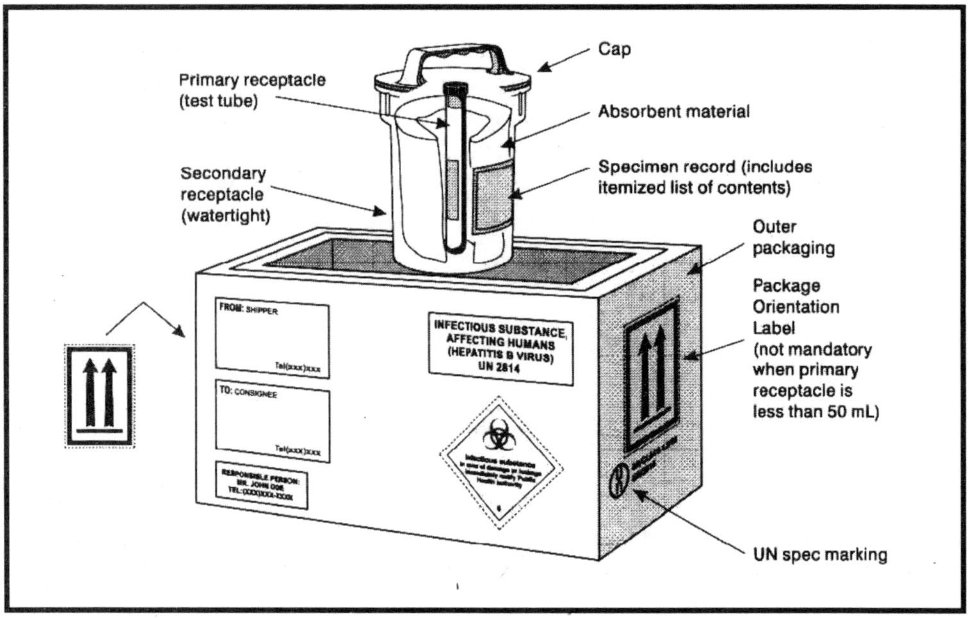

Gráfico 2. Ejemplo de embalaje y etiquetado

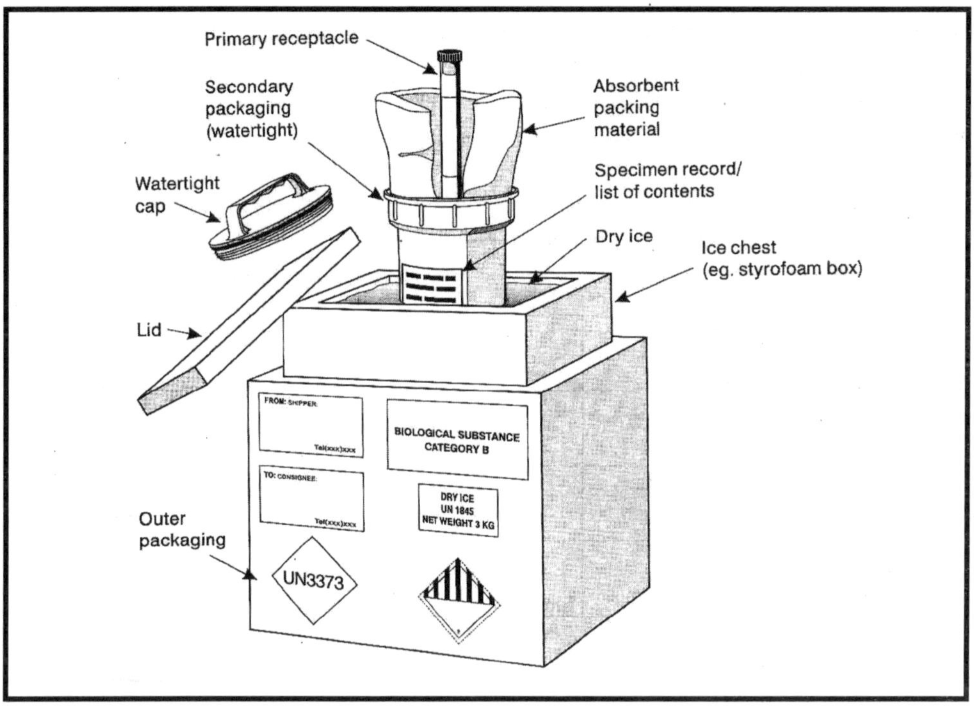

Y la etiqueta de:

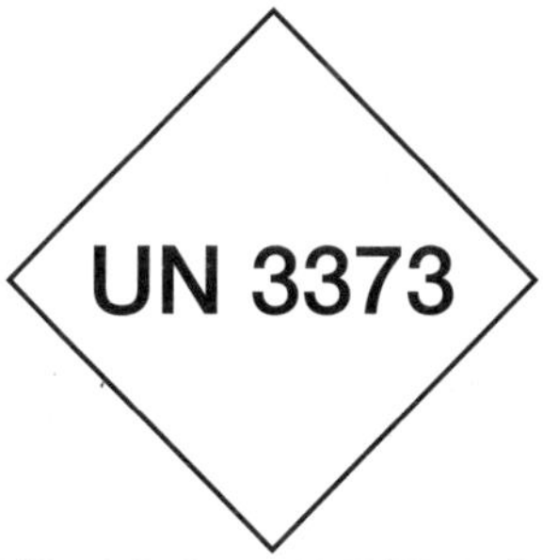

BÍOLOGICAL SUBSTANCE
CATEGORY B

13.12 DOCUMENTACIÓN

Finalmente se describirá la documentación necesaria para el envío de las muestras.

Si bien dependerá de la clasificación que se ha hecho de las muestras a enviar, en todos los casos se necesita:

- La **guía del *courier*** /remito/ awb

- La ***INVOICE***, documentación muy importante y que debe confeccionarse de acuerdo a la mercancía que se esté enviando). La *INVOICE* debe ser confeccionada por el Centro, Instituto, Hospital, Clínica, etc. donde se retire el envío. Debe estar firmada por las personas responsables de los envíos o las personas asignadas para tal fin. El *invoice* es el documento que avala lo que se está declarando, por esto nunca debe faltar.

• Para los envíos que se clasifiquen como Sustancia Infecciosa de Categoría A se debe agregar la **Declaración de Mercancías Peligrosas**.

A continuación se muestra un modelo de *Invoice* para que se tengan los parámetros a seguir. Siempre debe ir en hoja con membrete del centro.

Por último se exhibe el formulario a utilizar si se clasifica la muestra como Sustancia Infecciosa de Categoría A.

CUSTOMS INVOICE

Date:

Shipper:

Consignee:

Contents: Biological Substance Category B – UN 3373
Plasma/Serum/Blood/Urine
Quantity: 25 mL

Human material that was neither inoculated with nor exposed to infectious agents of agricultural concern, including zoonotic agents.
Obtained directly from humans, not recombinant, not cultured. For Laboratory Testing Only. For drug level evaluation in a clinical study. Human material containing no animal material and not of tissue culture origin.
No Commercial Value - For Customs Purposes Only $ 10.-

____
Signature and Job Title

Reset Form SHIPPER'S DECLARATION FOR DANGEROUS GOODS

Shipper	Air Waybill No Page of Pages Shippers Reference Number *(optional)*
Consignee	WORLD COURIER
Two completed and signed copies of this Declaration must be handed to the operator.	WARNING
TRANSPORT DETAILS This shipment is within the limitations prescribed for: (delete non-applicable) PASSENGER AND CARGO AIRCRAFT / CARGO AIRCRAFT ONLY Airport of Departure	Failure to comply in all respects with the applicable Dangerous Goods Regulations may be in breach of the applicable law, subject to legal penalties.
Airport of Destination :	Shipment type : (delete non-applicable) NON-RADIOACTIVE / RADIOACTIVE

NATURE AND QUANTITY OF DANGEROUS GOODS

Dangerous Good Identification						
UN or ID No.	Proper Shipping Name	Class or Division (Subsidiary Risk)	Pack-ing Group	Quantity and type of packing	Packing Instr.	Authorization

Additional Handling Information

24 Hour emergency Contact Number:

I hereby declare that the contents of this consignment are fully and accurately described above by the proper shipping name, and are classified, packaged, marked and labelled/placarded, and are in all respects in proper condition for transport according to applicable international and national governmental regulations. I declare that all of the applicable air transport requirements have been met.	Name/Title of Signatory Place and Date Signature (see warning above)

BIBLIOGRAFÍA

1. ISSG – Infectious substances Shipping Guidelines de IATA.
2. Reglamentación sobre Mercancías Peligrosas 47° edición, 2007.

CAPÍTULO 14

RECLUTAMIENTO Y ADHERENCIA EN ENSAYOS CLÍNICOS

DR. JOSÉ LUIS VELASCO ZAMORA

14.1 INTRODUCCIÓN

El reclutamiento de sujetos para participar en ensayos clínicos continúa siendo un desafío tanto para las compañías farmacéuticas como para los sitios de investigación. La incorporación de pacientes en los estudios clínicos así como su retención durante los mismos, se ha transformado en un aspecto crítico en la confirmación o refutación de la hipótesis planteada. Considerando que las dos terceras partes del tiempo empleado en un ensayo clínico son destinadas sólo a la incorporación de sujetos, es coherente que la industria farmacéutica se preocupe en desarrollar y fortalecer las herramientas que mejoren la *performance* de cada sitio en forma individual.

Teniendo presente que el tiempo de protección de la patente del fármaco es de 20 años, y que los ensayos clínicos consumen aproximadamente la mitad de ese tiempo, es evidente que cuanto más rápido se pueda lanzar un producto al mercado, mayor valor financiero tendrá para la compañía. De esta manera, el factor tiempo se suma al número de pacientes requerido para demostrar eficacia y seguridad de acuerdo a las hipótesis propuestas por el Protocolo. Esto se ha transformado en un verdadero desafío ya que, por diferentes razones que exceden el propósito del presente capítulo, el número de sujetos requerido por protocolos que se encuentran bajo NDA (*New Drug Application*) de la FDA es cada vez mayor, alcanzando un promedio de 4 000 sujetos por droga.[1-2]

A pesar de la creciente preocupación por este tema, la ecuación sigue siendo la misma que hace varios años: cerca del 80% de los ensayos clínicos debe ser prolongado más allá de lo estimado por problemas de reclutamiento, y el 20% de éstos se demora más de seis meses.[3] De todas maneras, nada se nos presenta como más importante que la demora en disponer de un nuevo recurso diagnóstico o terapéutico con que enfrentar las múltiples afecciones que comprometen al ser humano.

Cada vez más estudios clínicos se realizan de manera globalizada, lo que implica que las reglas del reclutamiento estarán sujetas a diferencias culturales y regulatorias entre las distintas regiones. De esta manera, las iniciativas aplicadas al reclutamiento en cada país estarán influenciadas por particularidades del Protocolo y la molécula en estudio, legislaciones vigentes, comités de bioética, capacidad y experiencia de los investigadores, características del sistema de salud y por la propia percepción de la población, esta última influenciada por factores económicos, sociales y culturales, entre otros. Los múltiples aspectos a considerar obligan a diseñar permanentemente las diferentes estrategias a lo largo del tiempo y adaptarlas a las distintas regiones y momentos históricos.

14.2 EL EQUIPO DE RECLUTAMIENTO

La alta exigencia que genera la transferencia de tecnología hacia la comunidad, trabajar con elevados estándares éticos y científicos y comulgar con guías locales e internacionales, necesariamente requiere de un trabajo en equipo. El reclutamiento y la adherencia de sujetos a un estudio clínico comprenden tareas de alta exposición y exigencia, donde el desempeño del sitio se mide por alcanzar o superar el objetivo propuesto en términos de pacientes randomizados en un tiempo establecido, lo que demanda una enorme responsabilidad y compromiso.

Antes de planificar la estrategia de reclutamiento es recomendable que se constituya un equipo específico para esta labor, que debería estar integrado por personas involucradas en los procesos del Protocolo, en la selección de pacientes y en la comunicación.

Un equipo de reclutamiento ineludiblemente pasará por situaciones de alta y de baja productividad, marcada por los tiempos establecidos, las características técnicas de la investigación, las expectativas de los sujetos, las particularidades de la enfermedad estudiada y la logística desarrollada. Esto obliga a considerar aspectos esenciales en la dinámica del equipo tales como: liderazgo, motivaciones, valores, actitudes, sinergia, roles, etcétera. Un equipo funciona sobre la base objetiva de la demanda y los servicios que ofrece y sobre la base subjetiva de la interdependencia y la confianza entre sus miembros.

Un equipo de reclutamiento es, en esencia, un equipo de alto rendimiento. Es decir, es un equipo capaz de optimizar los recursos de los que dispone (humanos y materiales) para producir por encima de la media en situaciones de alta exigencia.

Los resultados del equipo de reclutamiento no sólo se miden en el número de sujetos randomizados o que finalizan el estudio, sino que deben considerarse los aportes que realizan en el campo de la ingeniería de procesos, de la formación de otros integrantes y del propio desarrollo profesional de los mismos. Un buen equipo estará integrado por buenos profesionales, pero equipos de buen rendimiento, además, se encuentran orientados a la excelencia, lo que a la larga supone un enriquecimiento social.(4)

Un equipo puede formarse y deshacerse de acuerdo a las necesidades de cada Protocolo (*ad hoc*), o bien construirlo en forma estable y permanente con capacidad para llevar a cabo las tareas de reclutamiento y adherencia del sitio. Lo importante es que trabajen con roles definidos y, si es posible, con procedimientos escritos, lo que permitirá conocer, con reglas claras y establecidas, qué se espera de cada uno. Es preciso que se definan previamente los roles de cada uno y aquellos que estarán en contacto con los posibles sujetos, deberán estar adecuadamente entrenados en aspectos básicos del Protocolo que permitan evacuar las dudas surgidas del proceso del reclutamiento.

14.2.1
EL COORDINADOR DE RECLUTAMIENTO

Los equipos de alto rendimiento requieren un equilibrio entre las tareas que llevan a cabo y la cohesión interna. En general, resulta más difícil encontrar personas que sepan cohesionar que personas orientadas a las tareas. Esto supone la figura de un conductor o coordinador, quien se preocupará tanto de definir la estrategia y fijar las metas como de mantener la fisiología del equipo con actitud de sinergia, evitando o manejando los conflictos internos. El coordinador debería ser una persona con sólidos conocimientos en los marcos regulatorios que afectan a las acciones del reclutamiento como así también, poseer consistentes valores morales, una indiscutible formación en bioética y actitudes para el liderazgo y la toma de decisiones bajo presión.

Las funciones del coordinador de reclutamiento pueden ser las siguientes:

- Organiza y lleva a cabo el plan de reclutamiento.
- Mantiene la lista de los procesos de *screening*.
- Identifica las acciones que mejoren el reclutamiento.
- Asiste al IP con las relaciones públicas.
- Entrena y supervisa al *staff*.
- Mantiene el contacto con las fuentes de reclutamiento.
- Revisa los objetivos del reclutamiento junto con el IP.

El coordinador de reclutamiento puede ser designado a un estudio, a una patología, a una especialidad o bien manejar el área de reclutamiento y adherencia de un sitio. Tener reuniones periódicas con cada investigador principal permitirá identificar las debilidades de cada estudio definiendo así la estrategia a desarrollar. La experiencia del IP en la patología a investigar permite proyectar la posible tasa de abandono o sobrevida de los participantes. Esto determinará las tareas de adherencia que pueden ser empleadas, así como definir el número de sujetos propuesto para el ensayo. El investigador será quien aporte las herramientas técnicas para poder construir la estrategia. Entre los roles del IP en el equipo de reclutamiento se encuentran:

- Informar a la comunidad médica del propósito del ensayo clínico
- Establecer el contacto primario con los médicos
- La evaluación global del programa de reclutamiento
- La educación del *staff* acerca del ensayo clínico y de cómo actuar con los pacientes
- Participar del proceso del consentimiento informado
- Revisar los objetivos del reclutamiento y del plan de acción

14.3
DISEÑO DEL PROTOCOLO Y RECLUTAMIENTO

Los elementos del método científico destinados a refutar una hipótesis propuesta pueden influir en la velocidad de reclutamiento, en la adherencia al Protocolo o en la retención de pacientes. (Tabla 1)

Es necesario obtener un equilibrio entre la necesidad de lograr una población de pacientes bien definida y un aceptable nivel de variabilidad que permita concluir con la suficiente confiabilidad estadística. Cada vez más, las compañías farmacéuticas, diseñan protocolos con poblaciones *target más realistas* y, por consiguiente, con menos dificultades en la etapa de reclutamiento.[5]

Para evitar la presencia de factores confusores, la mayoría de los protocolos excluyen muchas enfermedades concomitantes a la estudiada. Cuanto mayor sea la restricción en enfermedades concomitantes más difícil el reclutamiento, con una elevada falla de *screening* o bien con alta exclusión de pacientes previo a la visita de selección.

La hiperselectividad de los criterios de inclusión y exclusión de la población a estudiar permite obtener una mayor estabilidad de la muestra, menor cantidad de variables y una mayor robustez de los resultados. Sin embargo, estos estudios con poblaciones más seleccionadas conllevan a períodos de reclutamiento usualmente prolongados con incorporación de nuevos sitios e incluso, contratando a consultoras de reclutamiento, lo que inevitablemente eleva el costo final del estudio. Los ensayos clínicos con criterios de selección muy estrictos, requieren de un mayor trabajo de pre *screening* en el sitio, con una importante base de datos previa y períodos de reclutamiento por lo común extenuantes.

La inclusión de una rama placebo siempre se presenta como un obstáculo a la hora de aceptar un Protocolo, tanto para el paciente como para el investigador. Situación similar se observa en aquellos estudios con múltiples dosis, usualmente en fases tempranas de una investigación.

Los tratamientos de larga duración son más aceptados en estudios de aquellas enfermedades de curso crónico, en especial si pueden llevar a daños irreversibles, discapacidad o muerte (enfermedades oncológicas, artritis reumatoidea, etc.).

Cada vez con mayor frecuencia se diseñan protocolos con poblaciones vírgenes de tratamiento. Esto permite estudiar con mayor certeza el verdadero efecto de la medicación en estudio. La búsqueda de estos pacientes deberá generar estrategias adecuadas, como campañas de concientización en la población y en las estaciones de atención primaria (dispensarios, unidades sanitarias, guardias, etc.), llevando entonces a selecciones más complejas y largas. Lamentablemente, en países en desarrollo, donde existen dificultades en el acceso al cuidado de la salud, no es difícil encontrar pacientes con historia de una enfermedad de larga duración sin un tratamiento adecuado. En un estudio transversal realizado en el gran Buenos Aires, en una población con artritis reumatoidea, el 52% de los pacientes nunca había recibido un tratamiento correcto, a pesar de la larga evolución promedio de la enfermedad.[6] Uno de los factores encontrados que se asoció a esta carencia terapéutica fue la falta de consulta con un médico especialista en la patología.

Una gran cantidad de procedimientos diagnósticos y análisis de seguridad realizados durante el estudio puede llevar a dificultades en la participación. Para poblaciones en edades de plena capacidad laboral, es aconsejable proyectar el tiempo que cada visita insumirá en el sitio, así como las ventanas de tiempo permitidas en cada una de ellas. Si el Protocolo lo admite, se puede plantear realizar algunas de las visitas fuera del horario laboral, inclusive los sábados, evitando así el impacto sobre su trabajo.

Aquellos pacientes con más tiempo disponible, como en grupo de edades mayores, el tiempo en el sitio puede no ser una barrera importante. No obstante, es aconsejable crear una atmósfera cordial y agradable intentando alejar a estos pacientes de largas esperas técnicas en salas contaminadas con información médica.

Aquellas personas que padecen enfermedades con tratamientos satisfactorios disponibles o de curso benigno y corta duración, plantean dificultades en el momento de decidir ingresar a un estudio. La principal motivación en estos grupos es el deseo de contribuir al avance del conocimiento científico y poder ayudar así a otras personas con la misma dolencia. La posibilidad de acceder a un tratamiento innovador tanto como a recibir un control de su salud de alta calidad, son los motivos más poderosos a la hora de decidir participar de una investigación clínica. Estos intereses se presentan con más firmeza en enfermos con dolencias crónicas o de curso severo.[7]

Tabla 1. Factores del diseño asociados a dificultades con el reclutamiento y la adherencia[8]

Criterios de selección muy restrictivos
Placebo
Múltiples dosis
Exclusión de enfermedades concomitantes
Pacientes vírgenes de tratamiento o enfermedades de corta duración
Selección de una franja etárea determinada
Elevado número de procedimientos
Estudios invasivos
Múltiples visitas
Enfermedades asintomáticas

14.4
LA ESTRATEGIA DE RECLUTAMIENTO

La estrategia de reclutamiento necesariamente comienza con la evaluación del Protocolo en términos de población objetivo por parte del investigador principal. El investigador principal es el responsable y el único capacitado para estimar el número de pacientes que podrían ser incluidos en el estudio. Este es quizás el momento clave a partir del que se dispara la maquinaria del reclutamiento. El número estimado a reclutar resultará del discernimiento entre los antecedentes en estudios similares, la experiencia en la práctica asistencial, las dificultades técnicas y bioéticas del estudio y la capacidad de desarrollar una estrategia predecible.

De acuerdo a la ley de Lasagna o tercer postulado de Muench, "el investigador principal sobrestima varias veces el *pool* disponible de pacientes que reúnen los criterios de selección del Protocolo y que podrían estar dispuestos a participar en un determinado ensayo clínico" o, siguiendo los mismos postulados, "El número sugerido de sujetos para ingresar a un EC es 10 veces mayor al verdadero disponible". [9] Los motivos por los que los investigadores sobrestiman el número de pacientes a incluir son diversos. Entre ellos habría que considerar:[10]

- Criterios de selección inesperadamente restrictivos
- Período de reclutamiento insuficiente
- Inexperiencia en ensayos clínicos
- Desconocimiento de las actitudes y del interés de los potenciales sujetos frente a la decisión de participar en el estudio

En consecuencia, el investigador principal se podrá comprometer con un número *cómodo* de sujetos a reclutar. De esta manera, podrá diseñar una estrategia más realista y demostrará un desempeño confiable. La experiencia publicada ha dado cuenta de que el número de pacientes potenciales considerados para ingresar a un ensayo clínico cae marcadamente cuando el estudio se inicia y aumenta luego de que finaliza.

Al momento de determinar el número estimado de sujetos a incluir, es útil considerar el efecto de desgaste (o de embudo de acuerdo a algunos autores) que producirá el proceso de selección. A través de este efecto, el número inicial de pacientes considerados para un estudio puede sufrir una reducción gradual que estará determinada por la aplicabilidad de los criterios de selección y por el interés de los potenciales pacientes en participar.[9] La tasa de participación es el porcentaje de pacientes que inician los procedimientos de *screening*, quienes podrían o no reunir los criterios de selección del estudio, de aquellos inicialmente contactados para participar. La tasa de participación demuestra el interés de los convocados por una campaña para participar en un ensayo clínico. Estas tasas son usualmente bajas, entre el 3 y el 20% y estarán determinadas por múltiples factores.[9] Las tasas de participación son más altas en estudios terapéuticos que en ensayos de prevención.[11]

Considerando que cerca del 70% de los sitios no alcanzan a reclutar el número de pacientes estimados en principio por el investigador principal, es comprensible que el patrocinante de un estudio deba recurrir a evaluar la *performance* retrospectiva del sitio, basándose entonces en protocolos previos. De acuerdo a las ICH (*ver Apéndice* 2): 4.2.1, "El investigador debe ser capaz de demostrar (por ejemplo, basado en datos retrospectivos) el potencial para incluir el número requerido de pacientes adecuados dentro del período de reclutamiento acordado".[12] Esto no significa que aquellos investigadores que no han tenido experiencia en investigación no puedan ser seleccionados, ya que pueden demostrar *ese potencial* para reclutar mediante una estrategia adecuadamente diseñada. El desarrollo de esta estrategia estará basado en el número de pacientes disponibles en el sitio y en los pacientes comprometidos. De este modo, la estrategia podrá ser sistemática si el período de reclutamiento es prolongado o si el número de pacientes a reclutar es elevado.

Una vez estimado el número de pacientes a reclutar y con el Protocolo aprobado en el sitio, la discusión inicial en el desarrollo de la estrategia deberá basarse en los siguientes aspectos:

- Evaluación de la actividad asistencial del sitio, o de una base de datos de pacientes disponible con la patología *target*
- Enumerar y discutir aquellos aspectos del Protocolo que puedan influir en el reclutamiento (diseño, criterios de selección, placebo, etc.)
- El tipo de sujeto a reclutar: pacientes verdaderos o voluntarios sanos
- Probabilidad estimada de aceptabilidad de la población de pacientes con esta patología. Estará basada en el tipo de enfermedad a estudiar, las características de la intervención y fundamentalmente en la relación de riesgos y beneficios previstos en la investigación. También se puede considerar la posibilidad de desarrollar un plan piloto para testear el nivel de aceptabilidad del estudio en un grupo de pacientes con la enfermedad *target*.
- Identificar las fuentes de consulta habitual de los pacientes a estudiar
- Considerar la posibilidad de realizar una estrategia de comunicación o una campaña publicitaria
- Acordar una tasa de reclutamiento deseada de acuerdo al número de pacientes comprometidos y al tiempo de reclutamiento estimado

14.4.1
FUENTES: ¿DÓNDE HALLAR A LOS PACIENTES?

De acuerdo a las características de la población de estudio, los potenciales sujetos pueden contactarse dentro o fuera del sitio. Las fuentes de pacientes son los lugares en los que se estima que deberá encontrarse una población con las características buscadas en el estudio. Es posible que cada fuente de pacientes pueda aportar sujetos con características comparables entre sí. Reconocer estas características ayudará a interpretar los resultados del reclutamiento en el período de evaluación.

Deberán listarse las posibles fuentes y determinar si se necesita recurrir a una o varias de ellas. Las fuentes únicas son las más utilizadas en estudios de pocos sujetos, como en ensayos de Fase I o de Fase II. Las fuentes múltiples serán consideradas cuando se estima que el período de enrolamiento será corto o cuando se requiera un número mayor de sujetos, como suele suceder en las fases tardías de investigación.[9]

La fuente propia (pacientes en asistencia contemporánea) será la primera a considerar, ya que contiene pacientes con los que se puede establecer un contacto rápido y posiblemente cuya adherencia será mayor, debido al conocimiento de las actividades que realiza el sitio. Será útil recurrir a estadísticas previas y a discusión con médicos del servicio a fin de determinar la posible prevalencia de la enfermedad *target*.

14.4.2
MÉTODO: ¿CÓMO LLEGAR A ELLOS?

Una vez identificada la o las fuentes de potenciales sujetos de investigación, deberá establecerse la forma de acceso a ellas. En las situaciones en que se utilice una sola fuente de potenciales sujetos, se podrá considerar el uso de un método único, en especial si éste ha resultado satisfactorio en otras ocasiones. Por ejemplo, enviando cartas a los pacientes en base de datos (pacientes cautivos en consultas contemporáneas), realizando un *screening* poblacional (comunidad en área de influencia), contactando a médicos referentes (población no propia), etc.

En circunstancias en las que sea difícil estimar cuál será la tasa de respuesta a un método determinado, en reclutamiento competitivo o en aquellas en las que se requiera un número considerable de pacientes a reclutar, en especial en megaestudios, se podrá considerar la utilización de métodos múltiples. Los mismos se podrán emplear en forma simultánea, en particular cuando el período de reclutamiento sea corto, en forma acumulativa, o bien de manera secuencial.[9] Esta última alternativa permitirá establecer métricas que van a determinar la utilización del método subsiguiente hasta alcanzar el objetivo fijado. (Figura 1) En estos casos, la evaluación de parámetros de seguimiento, como la tasa de reclutamiento, la falla de *screening* o la tasa de participación son los que confirmarán el éxito (o fracaso) del método utilizado. La utilización de métodos múltiples secuenciales permitirá también sistematizar la utilización de los recursos económicos vinculados a las actividades de reclutamiento. La utilización de métodos en forma acumulativa, en donde cada acción tomada refuerza una previa, permitirá potenciar los resultados de un método determinado sin necesidad de discontinuar ninguna acción.

Resulta de utilidad desarrollar procedimientos para los diferentes componentes de un método determinado. El entrenamiento del personal involucrado en el contacto con el pa-

Gráfico 1. Utilización de métodos múltiples y secuenciales

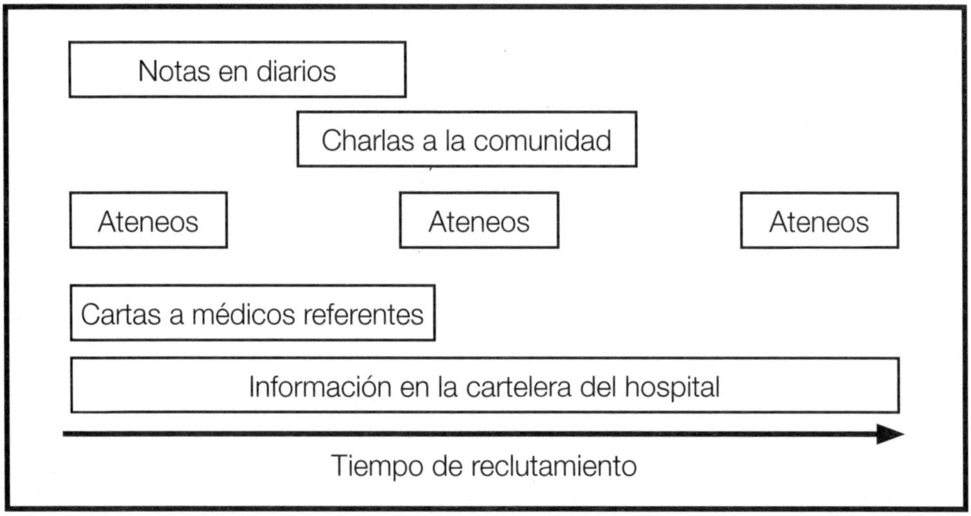

ciente a través de un manual de procedimientos, ayudará a hacer más efectiva su intervención, optimizando el tiempo y mejorando la comunicación. Se intentará identificar los posibles impedimentos que aseguren el éxito de una determinada campaña y se documentará el modo de enfrentarlos. La creación de un manual de entrenamiento podrá ayudar a establecer contactos eficaces con los potenciales sujetos, así como habilidades para recoger la información de utilidad en el proceso de *screening*. Una vez diseñada la estrategia de llegada a la fuente de pacientes, será imprescindible asignar un equipo de trabajo que sea responsable de establecer los contactos y de coordinar las acciones. Este equipo deberá ser constituido de acuerdo a las habilidades demostradas o a su fácil llegada a las fuentes.

Cuando se contactan médicos con capacidad de derivar pacientes para evaluación, se deberán tomar medidas adecuadas para mantener el interés en cada estudio. Estos médicos suelen perder el interés o la atención inicial en el estudio propuesto. De acuerdo a una encuesta realizada por CenterWatch a 7342 médicos[13], las cinco razones principales por las que los médicos no derivan pacientes a los estudios clínicos son:

→ Falta de información sobre los tratamientos o la medicación en estudio
→ El tipo de tratamiento no comulga con su práctica asistencial
→ Falta de tiempo para leer sobre un ensayo clínico en particular
→ Poco acceso a la información del Protocolo
→ Temor a perder el paciente

Rápidamente, la información gráfica pierde su impacto primario y el médico suele olvidar las características principales de la población a estudiar. Por esto, es conveniente establecer una planificación adecuada de la forma y la frecuencia de contacto. Algunas recomendaciones propuestas para mejorar la *performance* con los médicos referentes son las siguientes:[9]

- Es recomendable que el investigador principal o un investigador asignado por éste, se contacte con los médicos referentes. El contacto puede ser personal o por correo, debiendo ser acompañada esta última alternativa por un llamado posterior para reforzar el contacto.
- Durante el primer contacto deberá realizarse una breve descripción del Protocolo, enfatizando las características de la población a estudiar.

- Discutir cómo la tarea de derivación puede influir en sus actividades asistenciales diarias.
- Si algún miembro del equipo será el encargado de realizar los futuros contactos con el médico referente, el investigador principal deberá presentarlo en las primeras visitas.
- Envío periódico de material gráfico (posters o boletines) para recordar las principales características de los sujetos requeridos.
- Mantener el flujo de las comunicaciones en forma constante. Los contactos telefónicos o personales pueden acercar una idea del grado de motivación encontrado en el médico. Si se advierte una pérdida de interés en el estudio, se pueden desarrollar medidas con el fin de mantener la idea del reclutamiento con suficiente motivación en cada médico.

14.4.3
EL PERÍODO DE RECLUTAMIENTO: ¿CUÁNDO COMENZAR LA ESTRATEGIA?

Quizás ésta sea la mayor y más imprevisible amenaza para desarrollar una estrategia de reclutamiento exitosa. Con la incorporación de cada vez más países con buena trayectoria en reclutamiento, el tiempo estimado de enrolamiento se ha reducido en muchos estudios. Será sustancial conocer con antelación el período de reclutamiento estimado, no solo por el tiempo para desarrollar nuestra estrategia sino por el patrón de reclutamiento proyectado.

En un análisis realizado en estudios Fase II y III, sobre 1 577 sujetos, se demostró que el periodo de reclutamiento varía con la clase terapéutica utilizada. [1] Según estos datos, el tiempo medio de reclutamiento para agentes antibióticos y antivirales fue de 5 y 6 meses respectivamente. El tiempo enrolamiento promedio para la línea cardiológica, sin considerar los antihipertensivos, fue de 16 meses y para las drogas antihipertensivas fue de 8 meses. Esta diferencia en una misma especialidad puede obedecer a la prevalencia y a la disponibilidad de sujetos con hipertensión en la consulta de médicos clínicos o de atención primaria, lo que reduciría el tiempo de incorporación al estudio. Sorprendentemente, el mismo análisis demostró que en los megaestudios, con más de 400 sujetos, el periodo entre la primera y última randomización fue menor que en otros ensayos. Según los autores, esto puede obedecer a que los recursos disponibles para realizar estos estudios son mayores y que, usualmente, los llevan a cabo grandes empresas farmacéuticas.

El período de reclutamiento podrá ser competitivo, es decir, que varios sitios de diferentes países intervengan al mismo tiempo, pudiendo cerrar globalmente la incorporación de sujetos cuando el objetivo es alcanzado. En este caso, es aconsejable iniciar una estrategia con múltiples métodos de acercamiento a las fuentes, si es posible simultáneos, lo que permitirá alcanzar el número estimado en menor tiempo.

Por otro lado, el período de reclutamiento podrá ser simultáneo o secuencial dependiendo del patrón de habilitación de los sitios involucrados. De este modo, en un reclutamiento con patrón secuencial, habilitarán sitios por región o país de acuerdo al número alcanzado globalmente. Esto permitirá trabajar con un número fijo de pacientes sin riesgo de cierre prematuro.

14.4.4
CONTROL: ¿CÓMO EVALUAR LA *PERFORMANCE* DE UNA ESTRATEGIA?

Los resultados de una estrategia de reclutamiento no podrán evaluarse si no se establecen las métricas y los objetivos con anticipación. Antes de desarrollar una estrategia de reclutamiento resulta imprescindible considerar el tiempo disponible del equipo, así como los recursos materiales, de manera que permitan mantener un ritmo alto de *screening* y enrolamiento.

Considerando entonces el tiempo estimado de reclutamiento y el número total de sujetos comprometidos a enrolar, se podrán establecer los objetivos y cuotas de la campaña con anticipación. Estos parámetros permitirán predecir los resultados de la estrategia y anticipar cambios de acuerdo a la tendencia que muestran. Algunos de los parámetros más útiles a considerar son los siguientes:(14)

- ***Objetivo global de reclutamiento***
- Es el número total de pacientes necesarios para alcanzar el tamaño de la muestra calculada dentro de un periodo de tiempo específico. Este número se calculará considerando las etapas involucradas en el proceso de reclutamiento (convocatoria, visitas de evaluación, *screening*, rechazo al consentimiento, etc.).
- ***Cuota de enrolamiento***
- Es la unidad de enrolamiento utilizada para evaluar el progreso de la campaña. Por consiguiente, se refiere al número mínimo de pacientes a ser enrolados en un período de tiempo establecido (semana, mes, etc.) para alcanzar el número de pacientes comprometidos.
- ***Cuota de reclutamiento***
- Es el número de pacientes que firman consentimiento informado y concurren a visita de selección sobre un período de tiempo acordado.
- ***Tasa de* screening**
- Ésta es una medida de tiempo (velocidad) que relaciona la cantidad de pacientes que son enrolados con aquellos que inician el proceso de evaluación por unidad de tiempo. Esta variable arroja una importante información acerca del desgaste (efecto embudo) que aportan los diferentes procesos ligados al *screening*. También permite evaluar el rendimiento de un equipo de trabajo en las tareas relacionadas al reclutamiento. Es útil para tomar como medida en futuras estrategias de reclutamiento.
- ***Número de pacientes contactados por unidad de tiempo***
- Son aquellos pacientes que respondan a una determinada campaña, sea ésta activa o pasiva. Una caída en el número de pacientes contactados en un tiempo determinado puede establecer una falla en la comunicación o bien un agotamiento del método o de la fuente utilizada. Esto podría implicar un cambio en el método empleado o una reevaluación de la estrategia.
- ***Número de pacientes invitados a participar a un estudio por unidad de tiempo***
- Estos pacientes ya han sido evaluados y podrían reunir las características de la población buscada. Se los ha invitado a participar del Protocolo y se los ha citado a la primera visita del estudio. Esta variable determina el número de pacientes *extraíbles* de una campaña de reclutamiento y permite evaluar la utilidad de una determinada estrategia. Si se los compara con el número de sujetos enrolados en el estudio, permitiría evaluar una parte del proceso de consentimiento informado.

14.5 MEDIDAS DE ADHERENCIA Y RETENCIÓN DE PACIENTES

Mientras que el objetivo de las acciones de reclutamiento es obtener el mayor número de pacientes para evaluar e invitarlos a participar en un determinado estudio clínico, las medidas de retención y adherencia apuntan a mantener el mayor número posible de pacientes en estudio.

Si consideramos que de la exposición a un nuevo fármaco, a través de un método científico idóneo, se puede obtener la información para valorar la real respuesta al mismo, es comprensible que las acciones destinadas a aumentar el número y la calidad de las variables por sujeto investigado a lo largo de la duración del estudio sean un componente crítico.

Se entiende, entonces, que existen medidas de cantidad similar al reclutamiento, que tienden a aumentar el número de evaluaciones por sujetos (medidas de retención) y acciones de calidad (medidas de adherencia) destinadas a motivar a los sujetos para respetar los procedimientos del Protocolo.

Tanto las medidas de adherencia como las de retención suelen ser un 70 a 80% más económicas que las de reclutamiento. No obstante, más del 75% de los sitios, según una encuesta de Medici Group Co, no poseen ni establecerán un verdadero plan para la retención de sujetos al estudio.[15]

La retención y la adherencia de sujetos a un ensayo clínico se encuentran estrechamente vinculadas a la satisfacción de los pacientes. Cada contacto establecido entre el sitio y el sujeto investigado contribuye a la posibilidad de que el sujeto continúe o no en un estudio. Por esto es crítico que un sitio desarrolle un plan para retener pacientes y evaluar el grado de satisfacción de los sujetos involucrados.

La mayoría de los estudios de satisfacción realizados en sujetos de investigación concluye que gran parte de ellos tuvieron una experiencia muy positiva al participar en los ensayos clínicos. En dos estudios realizados por Center Watch, más de la mitad de los encuestados respondieron que su experiencia en un estudio clínico fue excelente.[16-17] El 75% de los encuestados podría proponerse como voluntario en otro estudio y el 42% refirió que el cuidado recibido en un ensayo clínico fue mejor que el que recibía antes de ingresar.

Tal como sucede al tomar la decisión de participar en un ensayo clínico, la permanencia de los pacientes en el estudio está muchas veces influenciada por las opiniones de su entorno. Según Gorelick, la decisión de participar o permanecer en un estudio clínico es muchas veces tripartita, cobrando un especial interés las opiniones de personas allegadas al involucrado, especialmente médicos de cabecera y familiares cercanos.[18] Surgió de esto un "triángulo del reclutamiento y la retención", cuyas tres paredes están constituidas por el propio paciente, médicos allegados y miembros clave de la familia o amigos. De acuerdo al mismo Gorelick, el triángulo se mantiene estable por otras tres variables: el soporte social, la educación acerca de la naturaleza de la investigación y la confianza depositada en el equipo de investigación. (Figura 2) Cuando cualquiera de estas variables cobra mayor relevancia, toda la estructura puede colapsar, llevando entonces al rechazo o al retiro del consentimiento.

De acuerdo a este concepto, la dinámica de la retención de los pacientes al estudio involucra necesariamente una fluida comunicación con el contexto familiar y social del sujeto, lo que permitirá establecer una atmósfera de mayor confianza basada en el respeto y la adecuada revelación de la información.

Gráfico 2. Triángulo del reclutamiento (Adaptado de Gorelick y col.) (18)

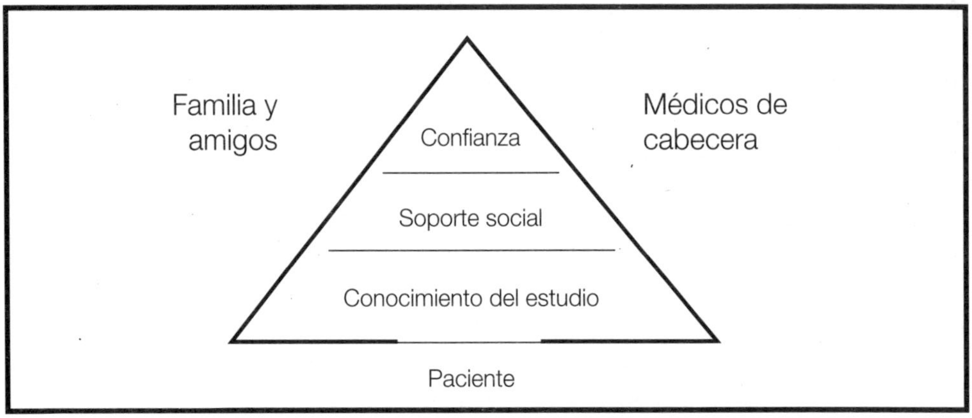

Según los resultados de diferentes estudios nacionales e internacionales de satisfacción, la cantidad de información suministrada es considerada como altamente satisfactoria y no parecieron permanecer con dudas. Sin embargo, podría existir un divorcio entre el grado de satisfacción y la comprensión de la información, tal como lo demuestran los resultados de diversos estudios.[19-20-21] Recientemente, Bertoli y col.[19], hallaron en su muestra un índice de satisfacción del 99%. Un 84% de ellos refirieron haber recibido una adecuada información pero fallaron al ser interrogados acerca de aspectos clave en la metodología de la investigación, tales como placebo, randomización o ceguera. Estos mismos hallazgos se han repetido en otro estudio nacional.[7]

Siguiendo el mismo pensamiento que Gorelick, en una población fuertemente influenciada por la información mediática que, en el mejor de los casos se comporta de manera inconsistentemente contradictoria, creer que la información recibida en el consentimiento informado y en la etapa previa al ingreso a un estudio (expectativas y deseos mediante) es suficiente para mantener su entusiasmo en el mismo es poco menos que ingenuo. Será necesario reforzar periódicamente no sólo los procedimientos del Protocolo sino también los elementos metodológicos de una investigación, tanto al paciente como a su familia. Esto se ha transformado no sólo en una obligación bioética sino que, decididamente, disminuirá la tensión y aumentará la adherencia del paciente y de su entorno.

Aaronson y col.[22], en un estudio a 12 meses, randomizaron a 180 sujetos que participaban en estudios Fase II y III en dos ramas: una con un proceso de consentimiento informado estándar y otra con el mismo proceso más información suplementaria por teléfono que reforzaba la brindada en el consentimiento. Reportaron que hubo una mejoría estadísticamente significativa en el conocimiento del derecho a retirarse del estudio en los sujetos que recibieron información adicional. Por lo tanto, si consideramos que la información entregada en materia de deberes y obligaciones del paciente puede no ser completamente comprendida desde el inicio, podríamos esperar menor compromiso en los subsiguientes procesos del Protocolo. El mejor modo de evitar una discontinuación es prevenirla desde el comienzo empleando todos aquellos métodos pedagógicos necesarios (además, claro está, del Consentimiento Informado) que aseguren una profunda comprensión de los ensayos clínicos, de la droga en estudio y de los procedimientos del Protocolo.

La línea entre el reclutamiento y la retención es muchas veces indivisible. Esto es más notorio cuando consideramos a los pacientes que participaron en ensayos clínicos como posibles candidatos a incorporarse en otro. Comulgando con la idea del consentimiento informado continuo[(23)], la información brindada en el proceso del consentimiento informado se debería extender a través de todo el estudio y hasta su culminación. Se ha descrito que los participantes desean conocer los resultados de los estudios en los que han participado[(24)], e incluso se ha sugerido que sean ellos los primeros en conocerlos.[(25)] Hay una obligación moral de velar por los principios éticos de respeto por la dignidad humana y evitar utilizar a los sujetos como un instrumento para obtener la información deseada; esto puede motivar a revelar los hallazgos del estudio a cada participante.[(26)] Realizar una carta de agradecimiento por su participación en el estudio e informar los resultados obtenidos por ello, es un pequeño pero poderoso gesto que desestimará el sentimiento de explotación. Un participante que se siente valorado y respetado y que ha sido realmente informado durante todo el estudio, se adherirá con mayor probabilidad a los procedimientos del Protocolo y considerará la posibilidad de participar en otros.

La tasa de abandono de ensayos clínicos depende del área terapéutica, entre otras variables, y se estima que se encuentra entre el 15 y el 40%. No existe, hasta la actualidad, información demográfica suficiente para proyectar conclusiones válidas que determinen qué características poseen los sujetos con más probabilidades de terminar un estudio. La identificación de aquellos factores asociados a mayor riesgo de abandono podría ayudar a desarrollar medidas para anticipar estas discontinuaciones y lograr una mejor *performance*. Los posibles predictores propuestos en la literatura son:[(27)]

- Bajos ingresos
- Bajo nivel educativo
- Estado de salud inestable o de alto riesgo
- Soporte social de bajo nivel
- Etnia o nivel socioeconómico diferente al del investigador

Del mismo modo que sucede con el reclutamiento, la retención de pacientes deberá ser planificada, gestionada y controlada. El diseño de una estrategia dependerá de diversos factores como el tipo de enfermedad (síntomas, pronóstico), las características del tratamiento (rama placebo, preventivo *vs.* terapéutico, frecuencia de eventos adversos), duración del Protocolo, presencia de minorías, etc. Será útil entrenar al equipo del sitio que mantiene contacto con los pacientes; esto permitirá decodificar posibles señales que sugieran una caída en el nivel de interés de los pacientes.

Las acciones destinadas a mejorar la adherencia y a aumentar la retención de sujetos a un estudio clínico dependerán de factores locales relacionados con la propia fisiología del sitio. No obstante, se pueden enumerar algunas medidas a seguir o mejorar:[(28)]

- Puntualidad en las citas
- Estudio sobre satisfacción
- Enviar información por correo sobre aspectos del estudio o la enfermedad
- Recordar situaciones especiales (navidad, cumpleaños)
- Mantener contacto con el médico de cabecera del paciente
- Asistir al paciente con el transporte o compensación financiera (cuando corresponda y sujeto a aprobación por el comité de ética)
- Sala de espera confortable

- Mantener el entrenamiento del *staff* en el trato al paciente
- Entregar información (como nombres y números de teléfono) sobre los miembros del *staff* que participan en el estudio.

La responsabilidad social de un sitio de investigación se sustenta, no solo en preservar el bienestar de los sujetos investigados y asegurar la calidad de los datos emitidos, sino en el suficiente aporte de individuos evaluables, cuya misión es la de contribuir a una rápida y segura transferencia tecnológica.

BIBLIOGRAFÍA

1. Kermani F, G Findlay. "The Pharmaceutical R&D compendium". Disponible en www.cmr.org/publications/books/html, 2000.
2. Kermani, F *et al.* "New ways to recruit trial subjects". *Applied Clin Trials.* 2003;38-42.
3. Kirkpatrick, F *et al.* "Rev Up Patient Recruitment". *Pharmaceutical executive.* April 2002;60-6.
4. Borrel, F. *Cómo trabajar en equipo y crear relaciones de calidad con jefes y compañeros. Equipos de alto rendimiento.* Ed, Gestión 2000, Barcelona, 2004;13-29.
5. Getz KA, A De Bruin. "Speed Demons of Drug Develompment". *Pharmaceutical Executive.* Julio 2000;78-84.
6. Velasco Zamora JL, Di Giorgio E y col. "Factores asociados a la demora en el tratamiento de pacientes con artritis reumatoidea". Congreso Argentino de Reumatología, 2004. [poster]
7. Velasco Zamora J, Chichotky Y, Papagno M y col. "Subject Perspective in a Long Term Clinical Research in a Developing Country". *J Clin Rheumatol.* 4;2006;(12) suppl S82.
8. Sietsema, W. "Protocol design and patient recruitment. A guide to patient recruitment". *CentreWatch*; Thompson Healthcare 2001;119-40.
9. Spilker B, J Cramer. *Developing a recruitment strategy. Patient Recruitment in Clinical Trial.* Raven Press Ed., New York, 1992;175-207.
10. WLH Temple University School of medicine 2001. Disponible en: www.research.temple.edu/oct/doc/lectures/recruit1.ppt
11. "A word from clinical trial volunteers". *CenterWatch.* Editorial Staff. June 1999;(6) issue 6:6.
12. ICH Harmonised Tripartite Guideline: "Guide for Good Clinical Practice". 1996. www.ifpma.org/pdfifpmale6.pdf
13. Gambrill, S. "Increasing minority participation in clinical trials". *The CenterWatch Monthly.* 2006;12(13):3-12.
14. Spilker B, J Cramer. *Goals and quotas for patient recruitment. Patient Recruitment in Clinical Trial.* Raven Press Ed., New York, 1992;238-261.
15. Moench, E. "Moving beyond recruitment to retention". 35th Annual DIA Conference. Baltimore, MD; June 27-July 1, 1999.
16. "A word from clinical trial volunteers". *CenterWatch.* Editorial Staff. June 1999;(6) issue 6:6.
17. "Patient experiences in industry sponsored clinical trial". *Research Roudtable. Ken Getz.* September 2000.
18. Gorelick PB, Harris Y, Burnett B, *et al.* "The Triangle of Recritment: reason why African-Americans enroll, refuse to enroll, or voluntarily withdraw from a clinical trial". *National Medical Association* N° 3 1998;(90):141-4.
19. Bertoli, A *et al.* "Participation in clinical trials: patient understanding *versus* satisfaction". *EULAR* 2004.

20. Criscione, L *et al.* "Informed consent in clinical trials: a novel treatment for rheumatoid arthritis". *Arthritis Rheum.* 3 2003;(49)361-7.
21. Pope, J *et al.* "Are subjects satisfied with the informed consent process? A survey of research participants". *J Rheumatol.* 2003;30:815-24.
22. Aaronson NK, Visserpol E, Leenhouts GH, *et al.* "Telephone based nursing and intervention improves the effectiveness of the informed consent process in cancer clinical trials". *J Clin Oncol.* 1996;14:984-96.
23. Golec, L. "Are you truly informed about informed consent?" *Monitor.* 2004;3(18):15-23.
24. Marshall, S. "Participants should be given feedback about the trial". *BMJ* [letter]. 1995;310:1277-8.
25. Goodacre H, R Smith. "The rights of patients in research". *BMJ* 1995;310:1277-8.
26. Fernández CV, Skedgel C, Weijer, *et al.* « Considerations and costs of disclosing study findings to research participants". *CMAJ.* 2004;170:1417-9.
27. Anderson, D. *The Importance of retention and patient satisfaction in clinical trial. A guide to patient recruitment.* 1st ed. Centerwatch, Thompson Healthcare, Boston, 2001;213-38.
28. Johnson, GP. "Subjet recruitmen into clinical research trials: practical tips and strategies". www.researchroudtable.com/ebook/ebookintro.html 2002.

CAPÍTULO 15

FÁRMACOVIGILANCIA

DRA. INÉS BIGNONE

15.1 INTRODUCCIÓN

Se define como Fármacovigilancia al estudio de la seguridad de los medicamentos durante su comercialización. Estos estudios se realizan con pacientes en las condiciones de la práctica clínica y en grandes poblaciones.

La tragedia de la talidomida en los años 60 fue el más grande de los desastres ocurridos con drogas en los últimos tiempos. La talidomida fue introducida en el mercado como hipnótico y antiemético; su uso para el tratamiento de las náuseas y vómitos de la embarazada se volvió rápidamente popular. Esta droga demostró ser un teratógeno humano potente que causó una cantidad de defectos al nacimiento (específicamente focomelia) en aproximadamente 10 000 niños en los países donde fue comercializada.

Este desastre de la talidomida resultó ser el mayor estímulo para la decisión de establecer los mecanismos regulatorios de control de la seguridad de drogas que existen hoy.

¿Por qué ocurrió semejante tragedia? y ¿por qué sigue siendo necesario retirar del mercado productos farmacéuticos después de más de 40 años de experiencia acumulada?

La cantidad de pacientes que *prueban* el medicamento antes de que éste sea aprobado por una autoridad sanitaria competente y comercializado ampliamente es parte importante del problema. Solo por tomar un ejemplo, el promedio de pacientes que contribuyen a la obtención de datos para la seguridad clínica de un fármaco antes del registro del producto en el Reino Unido puede no superar 1 500 (Rawlins y Jefferys, 1991). Es sabido que estos números se han ido aumentando, especialmente en moléculas nuevas, sin embargo siguen siendo escasos para la detección de efectos adversos poco frecuentes y raros, tanto leves como graves.

La clase de pacientes y voluntarios que reciben los fármacos es también algo que debe ser tenido en cuenta. Estos pacientes son muy diferentes a aquellos que fueron incluidos en los ensayos clínicos cuando el medicamento estaba en fase de investigación o, como suele llamarse, en los estudios de pre-marketing, particularmente en cuanto a la edad, enfermedades concomitantes, polifarmacia, etc.

Una tercera parte del problema es que los médicos y otros profesionales de la salud suelen lentos e inefectivos en detectar y reportar los efectos adversos de las drogas.

La incidencia de efectos adversos de las drogas en las admisiones hospitalarias se ha calculado entre 2,4 y 3,6% (estudios realizados en Australia, Francia, EEUU y Argentina; Pouyanne *et al.* 2000).

Algunas de estas dificultades fueron rápidamente reconocidas. En 1964 se comenzó con la tarjeta amarilla para la recolección de datos de efectos de drogas en el Reino Unido. En este país, el Comité de Seguridad de Drogas (establecido luego de la tragedia de la talidomida) participó activamente para que el tema de seguridad de drogas se tratase en la Ley de medicamentos de 1968. Desde entonces se tiene cada vez más claro que "ninguna droga que sea farmacológicamente activa está exenta de riesgo y por lo tanto no todos los riesgos pueden ser conocidos antes de la comercialización de los medicamentos". En esos años también en EEUU se gestaron acciones y conclusiones similares.

La identificación de señales de reacciones a drogas es una tarea compleja y a veces hasta desalentadora, teniendo en cuenta que muchas reacciones semejan síntomas de enfermedades y por lo tanto son difíciles de identificar. Tal vez baste con algunos ejemplos: se tardó 90 años para sospechar de la nefropatía por fenacetina, 40 años de la agranulocitosis por amidopirina, 20 años para descubrir los trastornos óseos por tetraciclina y 39 años para sospechar de la aspirina y la hemorragia digestiva

Cada país formó su centro de Fármacovigilancia que recibía los reportes de efectos adversos y en 1968 se estableció un programa de la WHO –*World Health Organization*– u OMS –Organización Mundial de la Salud–, como proyecto piloto, con la participación de los 10 países que hasta ese momento ya tenían organizados sus sistemas nacionales de Fármacovigilancia (EEUU, Reino Unido, Francia, Suecia, Suiza, etc.). Este programa se basa por lo tanto en la colaboración internacional para hacer más fácil la detección de reacciones adversas raras a drogas (ADR según sus siglas en inglés) que no hubieran sido no observadas durante los ensayos clínicos. Desde 1978 el Centro Colaborador de OMS, conocido habitualmente como Centro de Monitoreo de Uppsala (UMC), funciona en la ciudad de Uppsala, Suecia.

Asimismo la regulación fue cambiando con el fin de que las empresas de medicamentos también continuaran con el estudio de cada nuevo producto luego de su comercialización, la denominada fase IV de la investigación clínica o Fármacovigilancia.

Actualmente son 81 países los que componen el sistema como miembros plenos y 17 como asociados. La cantidad de reportes en la base de datos desde la creación del centro ha ido en aumento siendo actualmente de más de 3,5 millones. Nuestro país ingresó al programa UMC en 1994.

En el año 2002 la OMS ha ampliado la definición de Fármacovigilancia a "La ciencia y las actividades relacionadas con la detección, evaluación, conocimiento y prevención de reacciones adversas y otros posibles problemas relacionados con los medicamentos", incluyendo también hierbas, medicamentos tradicionales, hemoderivados, biológicos y vacunas.

La OMS y la UMC mantienen regularmente alrededor de doce publicaciones diferentes, basadas en el funcionamiento del Centro y los datos obtenidos de la base internacional que funciona en Uppsala. Muchas de esas publicaciones se refieren *señales* y *alertas* en cuanto a reacciones adversas a drogas.

La Conferencia Internacional de Armonización de los requerimientos técnicos para el registro de medicamentos para uso humano (ICH según sus siglas en inglés) es un foro en que participan tanto la autoridades regulatorias como los representantes de la industria farmacéutica mundial. Se trata de un foro tripartito (EEUU, UE y Japón), que funciona desde hace aproximadamente 10 años y ha concentrado su actividad en la edición de guías de los distintos aspectos de la práctica del registro de medicamentos. Al capítulo dedicado a la seguridad se lo clasifica como E1 en referencia al número de pacientes necesarios para estudios de seguridad de eventos adversos que no pongan en peligro la vida, E2A referente al manejo de datos de seguridad clínica, reporte inmediato, E2B datos elementales en la comunicación de reporte de casos de seguridad individuales, E2C reportes periódicos de seguridad de drogas comercializadas (PSURs), E2D reportes inmediatos luego de la aprobación del producto y E2E establecimiento de planes de Fármacovigilancia (reportes espontáneos, reportes estimulados y vigilancia activa), con el fin de estudiar tanto los riesgos identificados como los potenciales y todo lo que ocurra con el medicamento. Además han incluido entre los posibles eventos adversos la comunicación de las sospechas de falla terapéutica ligada a la calidad del producto farmacéutico.

Entre las organizaciones internacionales que se ocupan del tema de efectos adversos y riesgos de los medicamentos figura el Consejo Internacional de Organizaciones de Ciencias Médicas (CIOMS según sus siglas en inglés). Este consejo está integrado por expertos de Organismos estatales y de empresas privadas. Uno de los Grupos de Trabajo se ha abocado desde 1986 a estudiar la mejor forma comunicar y evaluar los efectos adversos de medicamentos en su fase de comercialización y ha publicado 5 informes de temas relacionados a Fármacovigilancia y Farmacoepidemiología, muchos de los que han sido tomados como guía para la redacción de las normas ICH.

En Argentina, ya en los años 70 se comenzó a tratar el tema de la importancia de los efectos adversos y cómo notificarlos, en especial cuando se crearon los Centros de Toxicología (Piola y col. 1993), muchos de los que fueron posteriormente efectores periféricos del Sistema Nacional de Fármacovigilancia. Recién en el año 1994 se crea un Sistema Nacional de Fármacovigilancia con un efector central y varios efectores periféricos. El área de Fármacovigilancia funcionó primero en el Instituto Nacional de Farmacología y Bromatología y cuando pasó a ser el efector central del Sistema Nacional inició su funcionamiento en la Administración Nacional de Medicamentos, Alimentos y Tecnología Médica (ANMAT), creada como tal por un decreto del poder ejecutivo de 1992. En la actualidad existe el Departamento de Fármacovigilancia en ANMAT y aproximadamente 60 efectores periféricos que funcionan en Universidades, Hospitales, Colegios de Profesionales, Sociedades, etc. Desde su creación, el Sistema Nacional de Fármacovigilancia ha publicado, tanto en disposiciones ANMAT, como en el Boletín de Profesionales de ANMAT, todo lo relacionado con el modo de funcionamiento y las obligaciones de los distintos actores así como los resultados obtenidos cada año (*Boletín de profesionales*, 1993-2006). Teniendo en cuenta que la mayoría de los países ha publicado sus *Buenas Prácticas en Fármacovigilancia* y que hay situaciones diferentes en cada país es que se ha programado su publicación para el año 2008.

15.2
LAS REACCIONES ADVERSAS

Cualquier sustancia que es capaz de producir un efecto terapéutico puede también producir un efecto no deseado o adverso. El riesgo de este tipo de efecto adverso puede ir desde casi cero (por ejemplo, para la nistatina o la hidroxicobalamina) hasta mucho (por ejemplo, con los inmunosupresores o antineoplásicos). La definición de la OMS de reacción adversa que se ha usado durante los últimos 30 años enuncia que es una respuesta no intencionada a una droga que es nociva, y ocurre a las dosis usadas normalmente en el hombre para la profilaxis, el diagnóstico o tratamiento de una enfermedad o para la modificación de una función fisiológica. Una definición actualizada aclara que puede ser un daño apreciable o un efecto indeseable resultante de una intervención relacionada con el uso de un producto farmacéutico, lo que predice un riesgo para futuras administraciones, requiere prevención o tratamiento específico, o modificación del régimen de dosis o la suspensión del producto.

Los términos reacción adversa o efecto adverso son en general intercambiables, aunque el efecto adverso es visto desde la droga y la reacción desde el paciente. Ambos deben distinguirse dado que el efecto adverso puede ser atribuido a alguna de las acciones de la droga, en cambio el evento adverso es un situación adversa que ocurre mientras el paciente está tomando una droga. Esta distinción es importante especialmente en los ensayos clínicos, cuando una droga está todavía en fase de investigación y debe comentarse todo lo que ocurre cuando el paciente está tomando el fármaco, que puede o no estar relacionado con él.

Las reacciones adversas (ADRs) se clasifican en 5 tipos, según se trate de efectos relacionados a la dosis o no, relacionados con el tiempo y la dosis, relacionados con el tiempo de administración, en el caso de la suspensión o por una falla terapéutica no esperada. En la Tabla 1 se muestran y describen los tipos de reacciones adversas.

La terminología aceptada hasta el momento para identificar a las ADRs es la de la WHO, denominada WHO-ART (*World Health Organization – Adverse Reaction Terminology*). Es probable que esta clasificación se convierta en un subgrupo de la ICD (*International Classification of Diseases*). Una nueva iniciativa de terminología aportada por las autoridades regulatorias y la industria farmacéutica se denomina MeDDRA (*Medical Dictionary for Drug Regulatory Affaires*). Esta terminología incluye las denominaciones que históricamente figuran en WHO-ART, IC9 y COSTART (*Coding Symbols for Thesaurus of Adverse Reaction Terms*, usada en el pasado por FDA-EEUU) MeDDRA, está siendo promocionada comercialmente y ha sido aceptada por la Unión Europea, EEUU y Japón. Actualmente un grupo de trabajo de OMS–UMC está trabajando en la compatibilización entre ambas, lo que no resulta fácil dado que MeDDRA tiene más términos y diferentes niveles.

Por otro lado la nomenclatura usada para cada droga o principio activo se basa en la Clasificación denominada ATC (*Anatomical, Therapeutic, Chemical*) elaborada por un Centro Colaborador de la OMS que funciona en Oslo, Noruega.

Una reacción adversa será uno de los diagnósticos diferenciales frente al estudio de un paciente, especialmente si el mismo está tomando fármacos en el momento o ha tomado en los días previos a la consulta, recordando siempre interrogar también por medicinas de venta libre, fitoterápicos, drogas de abuso, etc. Una de las situaciones más difíciles suele ser llegar a saber, con cierta seguridad, si el efecto observado puede deberse o no al medicamento, más aún cuando los fármacos que el paciente ha ingerido son muchos. A este proceso se lo denomina búsqueda de la causalidad o imputabilidad. Hay varios métodos formales para asignar la probabilidad de causalidad a un efecto adverso sospechado. (Tabla 2) Se tiene en cuenta la relación temporal, el tipo de sinto-signología y los antecedentes, tanto de la droga como del paciente.

Tabla 1. Clasificación de las reacciones adversas a drogas (ABCDE)

Tipo reacción	Mnemotec	Características	Ejemplos
A. Dosis relacionada	Aumentada	* Común * Relacionada con la acción farmacológica de la droga * Predecible * Baja mortalidad	* Efectos tóxicos: Sme. serotoninérgico con los IRSS+, vómitos con digoxina * Efectos colaterales: sequedad de boca con los anticolinérgicos
B. No relacionada a la dosis	Bizarra	* Poco común * No relacionada a una acción farmacológica * Impredecible * Alta mortalidad	* Reacciones inmunológicas: hipersensibilidad a la penicilina * Reacciones idiosincrásicas: Porfiria Aguda, Hipertermina maligna, pseudoalergia (ampicilina y rash)
C. Relacionada con la dosis y relacionada con el tiempo	Crónica	* Poco común * Relacionada con la acumulación de dosis	* Supresión del eje hipotálamo-hipofisiario-adrenal por corticoides
D. Relacionada con el tiempo	*Delayed* (Retrasada)	* Poco común * Usualmente dosis–relacionado * Ocurre o se hace aparente un tiempo después del uso de la droga	* Teratogenia adeno-carcinoma vaginal con DES+ * Carcinogénesis * Disquinesis tardías
E. Retiro	*End of use* (Fin de dosis)	* Poco común * Ocurre pronto luego del retiro de la droga	* Sme. de abstinencia a opiáceos * Isquemia miocárdica (retiro de beta bloqueantes)
F..Falla terapéutica inesperada	Falla	* Común * Dosis relacionada * Generalmente causada por interacciones	* Dosis inadecuada de un anticonceptivo oral; particularmente usados con inductores enzimáticos específicos

+ Inhibidores selectivos de la recaptación de serotonina / + DES: Diehylestilbestrol

15.3
MÉTODOS CORRIENTES EN FÁRMACOVIGILANCIA

La Farmacoepidemiología es el estudio del uso y de los efectos de las drogas en un gran número de personas. Como el término indica, esta forma de cuestionarse usa los métodos epidemiológicos y está en connivencia con todos los aspectos de la ecuación beneficio-

Tabla 2. Imputabilidad –Categorías de causalidad– WHO-UMC

Definido (*certain*)	* Evento o prueba de laboratorio anormal con una posible relación temporal con la administración de la droga * No puede ser explicado por la enfermedad ni por administración de otra droga * Evento farmacológica o fenomenólogicamente definitivo * Re-exposición positiva, si fuera necesaria
Probable (*likely*)	* Evento o prueba de laboratorio anormal con una razonable relación temporal con la administración de la droga * Rara posibilidad de asociación con la enfermedad o administración de otra droga * Respuesta clínicamente razonable al retiro * Re-exposición no se requiere
Posible (*posible*)	* Evento o prueba de laboratorio anormal con una razonable relación temporal con la administración de la droga * Puede ser explicado por la enfermedad u otra droga * La información sobre el retiro de la droga puede ser escasa o no clara
Improbable/dudosa	* Evento o prueba de laboratorio anormal con una relación temporal con la administración de la droga improbable (no imposible) * La explicación de asociación con la enfermedad o administración de otra droga es plausible
Condicional/ No clasificada	* Evento o prueba de laboratorio anormal * Se requieren más datos para una correcta relación de causalidad * La información sobre el retiro de la droga puede ser escasa o no clara
Inclasificable/ desestimado	* Reporte sugiriendo una reacción adversa * No puede ser analizado por falta de datos o datos controversiales * Los datos no pueden ser verificados ni investigados

La información contenida en los prospectos del producto original es fundamental para establecer la causalidad entre droga y efecto adverso sospechado.

riesgo de las drogas en amplias poblaciones. La Fármacovigilancia es una rama de la Farmacoepidemiología pero restringida al estudio, en escala epidemiológica, de los eventos o reacciones adversas a drogas.

Eventos en este contexto son situaciones que ocurren mientras el paciente está medicado con la droga siendo reportadas durante el período de monitoreo; éstos pueden deberse a la enfermedad para la que la droga ha sido indicada como a otras intercurrencias o infecciones, a efectos adversos de la droga monitoreada o a una droga administrada concomitantemente. También pueden deberse a interacciones droga-droga.

Estos métodos de vigilancia de la Salud Pública son usados para identificar nuevas señales de posibles reacciones adversas.

Los objetivos de los estudios en Farmacoepidemiología pueden ser "generadores de hipótesis" o "comprobadores de hipótesis" o un conjunto de ambos. Los estudios generadores de hipótesis en el monitoreo de una droga recientemente aprobada tienen el objetivo de detectar reacciones adversas inesperadas. Los de comprobación tienden a avalar si alguna sospecha de efecto adverso requiere ser justificada (Mann *et al.* 2002).

15.4
MÉTODOS GENERADORES DE HIPÓTESIS

15.4.1
REPORTES ESPONTÁNEOS

Los profesionales de la salud y también los pacientes están provistos de distintas formas (envíos por correo, por Internet, por fax, telefónica, personalmente, etc.) para la notificación a un Sistema de Fármacovigilancia de cualquier reacción adversa sospechosa de estar relacionada con el fármaco. En el Reino Unido se comenzó a usar la tarjeta amarilla en 1964; en EEUU se notifica por un sistema denominado MEDWACH que está disponible en Internet para cualquier profesional de la salud.

El mayor valor de los reportes espontáneos es que operan para todas las drogas, a lo largo de toda su vida útil y es el único método disponible para la real detección de efectos adversos raros.

La gran debilidad es que en general hay un sub-reporte y los datos aportan únicamente un *numerador* (el número de reportes de reacciones sospechosas). Sin embargo, el esquema es invalorable siendo esencial que los profesionales de la salud se comprometan con el hecho de reportar sus sospechas o dudas respecto de un efecto adverso que podría estar relacionado con la medicación que está usando.

Con el fin de detectar señales se han desarrollado varios métodos de estudio, algunos de ellos aún no están totalmente convalidados. El método Bayesiano se ha usado para el cálculo del porcentaje proporcional de reporte. Este estudio se denomina PRRs – *Proporcional Report Rate* (Evans y col. 2001) y con su uso puede obtenerse una señal con una fuerte evidencia. La significación estadística de la asociación se calcula por el test de chi cuadrado y bajo criterios éticos para obtener la generación automática de la señal. PRRs mayor a 3 con chi cuadrado mayor que 5 y como mínimo 3 casos.

Esta técnica de manejo de datos (*data mining*) es usada también para observar interacciones entre dos o más drogas. Sin embargo, estas técnicas estadísticas no permiten la evaluación de la magnitud del riesgo.

Este sistema de reportes espontáneos y su evaluación han permitido identificar y verificar una cantidad de reacciones adversas inesperadas y serias. Así, estos hallazgos han resultado en que una cantidad de drogas ya comercializadas se han retirado del mercado farmacéutico o se ha modificado el prospecto con el fin de llevar a un uso más seguro de cada medicamento.

15.4.2
SERIE DE CASOS

El reporte de una serie de casos puede permitir evidenciar la relación entre la droga y el efecto adverso, en general es más útil para la generación de hipótesis que para verificarla. Por ejemplo, en el caso de drogas que puedan producir Síndrome de Stevens-Jonhson, necrólisis epidérmica tóxica, anafilaxia o anemia aplásica, el estudio más profundo de los reportes espontáneos y su seguimiento puede resultar de gran utilidad.

15.4.3
MONITOREO DE EVENTOS DE PRESCRIPCIÓN (*PRESCRIPTION EVENTS MONITORING* - PEM)

Estos estudios son realizados fundamentalmente en Reino Unido y Nueva Zelanda y representan un método *híbrido* que combina aspectos de vigilancia de Salud Pública y reportes de efectos adversos con las características de los estudios de Epidemiología. Estos estudios en el Reino Unido han tenido la ventaja de contar con la *ayuda* de los datos del Sistema Nacional Británico de Salud (*National Health System* – NHS). Las prescripciones realizadas por los médicos generalistas, una vez que han sido dispensadas, se envían a la autoridad central de auditoría de prescripciones (*Prescription Pricing Authority* – PPA). Esta institución provee copia de ciertas prescripciones de drogas recientemente introducidas en el mercado para ser enviadas a la Unidad de Investigación sobre Seguridad de Drogas (*Drug Safety Research Unit* – DSRU), ubicada en Southampton, donde son monitoreadas. Luego de 6 a 12 meses de la fecha de la primera prescripción de la nueva droga a un paciente, el DSRU envía a cada médico generalista, que originariamente haya hecho la prescripción, un interrogatorio en una *ficha verde*. En este punto es preciso aclarar que se han ido cambiando los sistemas de modo de mantener la confidencialidad dado que, de no ser así, los resultados pueden distorsionarse.

Estas recetas proveen los "datos de exposición" mostrando la cantidad de pacientes expuestos a la nueva droga monitoreada y, de los datos de la *tarjeta verde*, se obtienen los eventos observados durante el período de estudio. Los embarazos, las muertes o los eventos de especial interés pueden ser seguidos contactando con el médico prescriptor, quien guarda la historia clínica completa de todos los pacientes atendidos dentro del NHS.

El gran valor de este método es la obtención de un numerador (cantidad de reportes) y un denominador (cantidad de pacientes expuestos), ambos recolectados de un conocimiento relativamente preciso durante ese período de observación. En estos estudios no se interfiere con la decisión del médico de prescribir, quien elige lo que le parece correcto para su paciente en particular y evita desvíos en la selección que podrían tornar difícil la interpretación de los datos. La mayor debilidad de los PEMs es que aproximadamente 50-70% de los médicos contestan las tarjetas verdes y la experiencia de los pacientes que no se reportan puede ser diferente a las de los que sí se reportan. Es muy importante que los médicos tomen real conciencia de la importancia de tales datos y envíen sus informes. Acorde con la realidad es importante que el profesional de la salud que notifica reciba alguna *devolución* de tipo académica por este trabajo *extra*.

Con este método PEM se ha realizado el seguimiento de aproximadamente 80 productos y el promedio de pacientes incluidos (tamaño de la cohorte) ha sido de hasta 10 000.

Estos son estudios que proveen datos sobre los primeros momentos de la prescripción del nuevo producto. El gran inconveniente de llevarlo a cabo en otros países suele ser el mantenimiento de la confidencialidad en sistemas legales y de salud pública muy estrictos.

Otro tipo de Fármacovigilancia estimulada son estudios realizados inmediatamente al lanzamiento del producto. Por ejemplo, en Japón, las empresas farmacéuticas están obligadas a llevar adelante un seguimiento muy cercano de los pacientes que consumen el nuevo producto observando todos los eventos que pudieran ocurrir. Se los conoce como estudios EPPV (*Early Pre-marketing Phase Vigilance*).

En caso de querer acotar la investigación de efectos adversos se han considerado como ciertos eventos o alteraciones en órganos específicos a los que se los denomina Signos u Órganos Centinelas.

15.5
MÉTODOS DE COMPROBACIÓN DE HIPÓTESIS

15.5.1
ESTUDIOS DE CASOS Y CONTROLES

Estos estudios comparan casos de pacientes expuestos a la droga que han desarrollado la enfermedad (la reacción adversa en este caso) con los que eran susceptibles de desarrollarla pero no lo han hecho. El uso de este método permite comparar la cantidad de casos expuestos que han desarrollado la patología *versus* los controles que han estado expuestos pero no han desarrollado la patología, ajustando estadísticamente los factores que pueden confundir de esta asociación. Debe prestarse especial atención en la definición de caso ya que estos casos deben ser representativos de la *enfermedad* que interesa estudiar (por ejemplo, el síndrome de Stevens-Johnson y no todos los casos de rash). Es muy importante también seleccionar apropiadamente el grupo control que representa a la población expuesta que podría presentar el efecto adverso. Un diseño correcto puede minimizar la cantidad de sesgos siendo también muy importante un control adecuado en el análisis.

Dos ejemplos notables pueden ser la evaluación del DES y el cáncer vaginal en las niñas descendientes de madres que habían ingerido DES durante el embarazo (Herbst y col., 1975) o la asociación de aspirina y síndrome de Reyé (Hurwitz y col., 1987). Los resultados finales de estos estudios permiten medir el riesgo de la enfermedad asociada a la exposición, expresado como *Odds Ratio* (Razón de proporciones). Solo en condiciones muy especiales puede determinarse el riesgo absoluto. Claramente, un incremento pequeño en el riesgo de un condición común y seria (por ejemplo, cáncer de mama) puede ser mucho más importante para la salud pública que un gran aumento en un riesgo pequeño (por ejemplo, carcinoma hepático).

Los estudios de caso-control son más eficientes que los estudios de cohorte, ya que los datos solo deben recolectarse en los casos y controles que interesan al estudio. Muchas veces los casos y controles se extraen de cohortes existentes o de estudios clínicos con gran número de pacientes. Un caso control extraído de un estudio más grande tiene la posibilidad de cuantificar el riesgo absoluto mientras se mantiene la ventaja de la eficiencia inherente al diseño del caso control.

15.5.2
ESTUDIOS DE COHORTE

Estos estudios involucran a una gran cantidad de pacientes seguidos durante un tiempo suficiente como para detectar el evento en estudio. Generalmente incluyen un grupo expuesto y uno no expuesto, se cuenta también con estudios ya publicados de seguimiento de grandes poblaciones, de enfermedades específicas o exposiciones a drogas.

Una de las ventajas de estos estudios es que se pueden conocer tanto el riesgo absoluto como el relativo. Los estudios de cohorte pueden ser prospectivos o retrospectivos. Los prospectivos requieren mucho dinero y tiempo para ser realizados, en cambio los retrospectivos requieren contar con grandes bases de datos y tienen la ventaja de un diseño que utiliza datos ya existentes.

Los estudios caso-control son especialmente útiles para confirmar una señal de seguridad relacionada con un evento raro (menos de 1/1000); los estudios de cohorte son útiles cuando el evento aún no ha sido identificado o cuando el objetivo es el estudio de varios eventos. Ambos estudios deben ser realizados con grandes bases de datos asumiendo que la información requerida está disponible.

15.5.3
ENSAYOS CLÍNICOS CONTROLADOS

En este método de estudio se comparan dos o más grupos de pacientes que son divididos en forma randomizada. Estos estudios, en general, son muy resistentes a los sesgos. En varias oportunidades en realidad se han observado nuevos efectos adversos cuando una droga comercializada para una indicación se estudia en otra indicación con diferente dosis, por más tiempo, etc… Tal fue el caso de la asociación de riesgo cardiovascular en pacientes que consumían rofecoxib en dosis altas para adenoma colónico.

Los estudios de valoración del riesgo de las drogas comercializadas y, por lo tanto, de la ecuación beneficio-riesgo, requiere de estadísticos conocedores tanto de las técnicas como de las enfermedades y drogas en estudio (CIOMS IV, 1998).

Las Normas ICH E2E esquematizan estos Métodos de Fármacovigilancia de la siguiente forma (ICH, 2005):

1. Vigilancia pasiva
- Reportes espontáneos
- Serie de Casos

2. Reporte estimulado

3. Vigilancia activa
- Signos u Órganos centinela
- Monitoreo de eventos de drogas
- Registros

4. Estudios observacionales comparativos
- Estudios cruzados
- Caso-Control
- Cohorte (retrospectivos o prospectivos)

5. Estudios o investigaciones clínicas dirigidas

6. Estudios descriptivos
- Historia natural de la enfermedad
- Estudios de utilización

15.6 CONCLUSIONES

El manejo de los pacientes que presentan reacciones inducidas por drogas puede ser muy frustrante tanto para el paciente como para el médico. Los médicos, en ciertas situaciones, deberían dar a sus pacientes alguna información sobre los posibles efectos adversos de los medicamentos que prescriben.

El diagnóstico diferencial entre una reacción adversa y signos propios de la enfermedad puede resultar difícil.

Los médicos ven pacientes individuales y deben tomar decisiones terapéuticas. El juicio clínico es esencial pero éste puede ser mejor mediante una apreciación de las fortalezas y debilidades de los diferentes tipos de evidencia.

La detección de señales es un mecanismo complejo y una tarea por momentos desalentadora. El profesional de Fármacovigilancia es el mejor preparado para contextualizar el posible efecto adverso a una droga conociendo los métodos de vigilancia, de epidemiología y de valoración clínica.

La aplicación de los principios epidemiológicos a las reacciones adversas a drogas en situaciones clínicas requiere un entendimiento conceptual de los riesgos absolutos y relativos y del balance de los mismos con la visión, al mismo tiempo, de los beneficios de tal o cual medicamento.

BIBLIOGRAFÍA

1. CIOMS (Council for International Organizations of Medical Sciences). *Benedit-Risk Balance for Marketed Drugs: Evaluating Safety Signals. Report of Working Group* IV- WHO, Ginebra, Suizà, 1998.
2. Edwards IR, Aronson JK. "Adverse drug reactions: definitions, diagnosis and management". *Lancet* 2000; 356:1255-59.
3. Edwards IR, Lindquist M, Meyboom, Olsson S. *et al.* "Repring collection Pharmacovigilance in focus". *Drug Safety*, 2005;28: 93-386
4. Evans S. "Statistical Methods of Signal Detection". En: *Pharmacovigilance.* Mann RD John Wiley & Sons, Ltd., England, 2002.
5. Gruchalla RS. "Clinical assessment of drug-inuced disease". *Lancet,* 2000;356:1505-11.
6. Herbst AL, Robboy SJ, Scully RE, Poskanzer DC. "Clear-cell adenocarcinoma of the vagina and cervix in girls: An analysis of 170 registry cases". *Am J Obstet Gynecol.* 1974;119:713-24.

7. ICH Guidelines. *Seguridad de drogas* capitulo E2, htpp/www.ich.org
8. Mann RD and Andrews EB. "Basis of Pharmacovigilance". En: *Pharmacovigilance.* Mann RD John Wiley & Sons, Ltd., England, 2002.
9. Piola JC y col. "El rol de los centros de Toxicología en el Sistema Nacional de Fármacovigilancia". *Revista del Hospital Niños R. Gutiérrez,* 1993.
10. Pouyanne P, Haramburu F, Imbs JL, Begaud B for the French Pharmacovigilance Centres. "Admissions to hospital cuased by adverse drug reactiones: Cross sectional indidence study". *BMJ* 2000;320:1036
11. Rawlins MD, Jefferys DB. "Study of United Kingdom proudct licence appplications containing new active substances 1987-9". *BMJ,* 1991;302: 223-5.
12. Strom BL (ed). *Pharmacoepidemiology* 3rd. Ed John Wiley & Sons, Ltd., USA, 2002.
13. Waller PC, Arlett PA. "Responding to Signals" En: *Pharmacovigilance Editors.* Mann RD and Andrews EB John Wiley & Sons, Ltd., England, 2002.

CAPÍTULO **16**

ORGANIZACIONES DE INVESTIGACIÓN POR CONTRATO (CRO)

PROF. DR. EDUARDO MARIO KERZBERG
DRA. GUILLERMINA STEVENS

16.1 INTRODUCCIÓN

Los costos de desarrollo de un fármaco son altos por diferentes razones. Una de ellas es la aparición de nuevos fármacos que emergen de la revolución genómica y que están ampliando enormemente el territorio de investigación de las diferentes compañías farmacéuticas.

Sin embargo, no sólo la revolución genómica ha aumentado los costos. Existen otras razones que han provocado que el desarrollo de fármacos se haya vuelto más costoso y complicado.

Existe una proporción creciente de fármacos prescriptos para el tratamiento de condiciones crónicas. Este cambio en la prescripción ha provocado que las Agencias Reguladoras gubernamentales sean más cautelosas respecto de los efectos de los fármacos a largo plazo; agregado a esto, muchos fármacos son tomados por pacientes ancianos y con numerosa medicación concomitante.

Ha surgido la necesidad de contar con estudios de farmacoeconomía. Debe demostrarse que los fármacos son seguros, tolerables y eficaces pero también efectivos de acuerdo a su costo-beneficio.

El proceso de desarrollar un nuevo medicamento es caro e implica una inversión considerable de tiempo.

Sólo uno de cada 60 000 compuestos termina siendo un producto comercial de éxito. Algunas razones para esta pérdida de productos durante los planes de desarrollo farmacológico son la complejidad del proceso y el número de fases por las que debe pasar un producto durante su proceso de desarrollo. Sin embargo, estudios realizados sobre planes de desarrollo de diferentes compañías farmacéuticas mostraron que el tiempo de desarrollo clínico de un producto variaba desde 10 años en algunas compañías hasta 3 años en otras. Este amplio rango en el tiempo de desarrollo clínico sugirió a las Organizaciones de Investigación por Contrato (CROs) que existía una variabilidad significativa en la eficiencia de los procesos de desarrollo. De este modo, algunas compañías eran más eficientes que otras y existían formas de mejorar este proceso.

Hoy, muchos procesos empresariales han seguido la tendencia a subcontratar servicios, contratación externa total o parcial del proyecto. De hecho, la subcontratación es definida como "una relación contractual entre un vendedor externo y una empresa en la que el vendedor asume la responsabilidad de una o más funciones de negocio de la empresa".

Dicha subcontratación requiere un cambio en la manera tradicional de pensar en cuanto a Investigación Clínica. Implica un planteamiento estratégico y un análisis económico riguroso, particularmente de las actividades que no son esenciales para la competencia operativa de una compañía farmacéutica. En el caso de la Industria Farmacéutica, dicha subcontratación ha generado un especial crecimiento de las CROs.

16.2
DIMENSIONES DEL CAMBIO PRODUCIDO EN LA INVESTIGACIÓN CLÍNICA

La Investigación Clínica es concebida hoy como el puente entre la ciencia de laboratorio y la práctica clínica.

La industrialización de la Investigación Clínica constituye por sobre todo una situación emergente de este tipo de investigación y en especial de los Ensayos Clínicos. Aunque esto ha ocurrido principalmente en el desarrollo de fármacos, es trasladable a la biotecnología y al desarrollo de instrumentación médica. La industrialización se refleja también como una intensificación en la búsqueda de la eficiencia durante el ciclo de desarrollo de producto, reflejado especialmente en la realización y conducción de ensayos clínicos con fármacos.

16.3
ORGANIZACIONES DE INVESTIGACIÓN POR CONTRATO (**CRO**S)

Una Organización de Investigación por Contrato (CRO) es aquella contratada por un promotor (cliente) para realizar una o más funciones y servicios relacionados con la realización de Ensayos Clínicos, diseñados para obtener la aprobación reguladora en el mercado de un nuevo producto farmacéutico o biotecnológico. Durante los últimos 20 años, la industria de la Investigación Clínica por Contrato ha aumentado significativamente. Este crecimiento se ha producido por dos razones principales. Primero, la Industria Farmacéutica ha sufrido una transición que ha incluido el uso estratégico de la subcontratación en el desarrollo de fármacos. Segundo, las CROs han respondido a esta demanda mediante un liderazgo emprendedor, basado en la aplicación combinada tanto de prácticas científicas como empresariales.

Las CROs nacen en principio como servicios de consultoría pero rápidamente avanzan hasta ofrecer una amplia gama de servicios.

16.4
SERVICIOS OFRECIDOS POR LAS **CRO**S

Los servicios que ofrecen las CROs a los laboratorios farmacéuticos van desde la consultoría y el asesoramiento relacionados con el diseño de programas de desarrollo de fármacos hasta los diferentes servicios que forman parte del proceso de desarrollo clínico tales como la monitorización clínica de los centros investigadores, utilizando sistemas clásicos (en papel) o innovadores tecnológicamente (sistemas on-line a través de Internet); el manejo de datos y análisis estadístico; la redacción de informes estadísticos, clínicos, de experto y publicaciones, y la presentación a las autoridades reguladoras de la documentación necesaria para la aprobación de diferentes fases del desarrollo del producto o de la comercialización del propio producto. De algún modo, dichos servicios pueden agruparse en tres áreas: desarrollo del fármaco, recursos relacionados y marketing. El área de recursos relacionados incluye estudios de farmacoeconomía, de análisis de la calidad de vida, y de satisfacción del paciente.

En los inicios de la aparición de CROs en la Industria Farmacéutica, las relaciones con los laboratorios solían ser informales y el perfil de trabajo era bastante estrecho y definido. Por ejemplo, en muchas ocasiones el trabajo realizado solía ser estadístico. Sin embargo, a medida que el uso de CROs aumentó y que su número fue mayor, dichas CROs comenzaron a competir, con el objetivo de alcanzar una masa crítica sustancial y con ello un crecimiento.

Pronto quedó claro que las CROs debían competir en dos niveles: entre ellas mismas y frente a los equipos de desarrollo clínico interno de las compañías promotoras, muchos de los que no creían inicialmente que las CROs podrían ofrecer el mismo nivel de servicio que ellos proporcionaban.

Sin embargo, los equipos de dirección de las compañías farmacéuticas y de biotecnología empezaron pronto a recomendar la subcontratación como una forma de reemplazar los costos fijos, que se hallaban asociados históricamente con la infraestructura de desarrollo de fármacos, por los costos variables que representaban el uso de CROs. Además, otra expectativa del uso de CROs fue que los tiempos de desarrollo se ajustaran y que se garantizara un objetivo de calidad alto.

16.5 LAS ACTIVIDADES DE LAS **CROS** Y SUS RELACIONES CON LAS COMPAÑÍAS FARMACÉUTICAS

Los procedimientos de calidad rápidamente adoptados por las CROs facilitaron la forma no sólo de ganar clientes sino también de organizar con eficiencia los diversos servicios y operaciones. Dichos procedimientos consideraron siempre el mayor nivel de calidad posible, el tiempo de desarrollo y el menor costo para el promotor.

A medida que la industria de las CROs maduró, los promotores farmacéuticos empezaron a desarrollar formas estandarizadas de trabajar con ellas. Éstas incluyeron la formación de equipos de dirección de investigación por contrato y la implementación de propuestas formalizadas, ofertas y procesos de contrato. Esto impulsó la calidad, dado que las CROs debían competir para firmar contratos. A diferencia de los contratos firmados con Instituciones Públicas, la Industria Farmacéutica a menudo no prefiere los contratos basados en el menor costo sino que suele decidir dicha contratación por la capacidad de la CRO para ofrecer soluciones innovadoras a los problemas de desarrollo clínico y farmacológico. Muchas de estas innovaciones representan iniciativas de mejora de procesos por parte de las CROs. Esto es particularmente cierto en el área de gestión de datos, un área donde con frecuencia la Industria Farmacéutica tuvo inconvenientes, ya sea por baja eficiencia, altos costos o largos retrasos. La Industria de las CROs ha recogido muchas de las nuevas aportaciones tecnológicas y las ha aplicado directa y rápidamente para mejorar la gestión de datos en gran escala durante el desarrollo de Ensayos Clínicos. Debido a sus posiciones siempre competitivas, las CROs han sido capaces de adoptar, desarrollar y adaptarse a distintas herramientas con el objetivo de beneficiarse a sí mismas y, en consecuencia, a sus clientes.

Una vez adjudicado, el contrato entre un promotor y una CRO es muy específico en cuanto a la definición de los procedimientos y suele incluir herramientas de mantenimiento y mejora de la calidad. Por su propia naturaleza, la industria de las CROs es mayoritariamente definida por sus clientes y sus proyectos. El cliente define los proyectos en los que trabajará la CRO y cada uno de ellos tiene su ciclo de vida específico. No obstante, la decisión de continuidad de un cliente específico viene determinada en gran parte por la realización del proyecto último completado para dicho cliente y por el grado de satisfacción obtenido. Dos aspectos únicos de las CROs son que 1) el trabajo desarrollado por la CRO es científico por naturaleza, requiriendo un alto nivel de pericia, y 2) los promotores realizan una elección continua de trabajo asignado a la CRO que en otros tiempos hubieran realizado ellos mismos. De este modo, la CRO es requerida para que alcance o incluso supere los estándares del promotor.

16.6
LAS ACTIVIDADES DE LAS **CROS** Y SUS RELACIONES CON LOS CENTROS INVESTIGADORES

Los promotores farmacéuticos y las CROs examinan en detalle el proceso de desarrollo de fármacos. En dicho proceso, los investigadores que realizan estudios clínicos ejercen un impacto significativo sobre la calidad de la investigación y, en consecuencia, sobre el costo de la misma. Por lo tanto, es crítico para los promotores y las CROs seleccionar aquellos investigadores que mejor trabajen, dado que son contribuyentes clave para la calidad y el éxito de la investigación. En los últimos 10 años el número de investigadores involucrados en investigación clínica en Estados Unidos de Norteamérica ha aumentado en un 600%.

La distribución de responsabilidades entre el laboratorio y el investigador se establecen al inicio del ensayo clínico siguiendo las Normas de las Buenas Prácticas Clínicas. Laboratorio, CRO e Investigador deben cumplir las guías y normativas existentes.

16.7
PERFIL DE LOS CLIENTES DE UNA **CRO**

El laboratorio farmacéutico no es el único cliente de una CRO. Podemos hablar de una red o matriz de clientes dividida en dos dimensiones: clientes internos y clientes externos. La distinción primaria de esta matriz es que los clientes internos suplementan, apoyan o son parte del equipo virtual que facilita los servicios dentro de la CRO para alcanzar las necesidades de los clientes externos. Estos clientes internos son las diferentes divisiones internas de las CRO, otras CROs subcontratadas, laboratorios de análisis, empresas de distribución de suministros, incluyendo los fármacos, y los propios investigadores de un ensayo clínico contratados por la CRO. Por otro lado, entre los clientes externos se hallan los promotores (compañías farmacéuticas, biotecnológicas, investigadores, etc.) o las agencias reguladoras.

16.8 EL CASO DE LAS **SMO** (*SITE MANAGEMENT ORGANIZATIONS*)

La subcontratación en la Industria Farmacéutica ha implicado el crecimiento de otras compañías de servicio por contrato, incluyendo laboratorios clínicos que facilitan pruebas específicas a realizarse durante los ensayos clínicos. Un fenómeno reciente son las Organizaciones de Gestión *in situ*, conocidas con el nombre de *Site Management Organizations* (SMOs). Durante la fase de ensayo clínico, los estudios sobre pacientes se llevan a cabo por investigadores clínicos. Dichos investigadores pueden ser desde investigadores en centros médicos académicos hasta médicos generalistas con consultas privadas. En muchos lugares del mundo, estos investigadores son contratistas independientes que trabajan directamente para las compañías farmacéuticas o subcontratistas de una CRO. Como consecuencia directa de la independencia de estos médicos de alta reputación puede existir poco control sobre los procesos. De este modo, apareció la necesidad de una monitorización de calidad dada la importancia de los datos recolectados. El desarrollo de SMOs representa un paso adelante al constituirse organizaciones de investigadores con el objetivo de mejorar la eficiencia mediante una formación estandarizada y una mejora de los procedimientos administrativos. Una SMO negocia contratos, obtiene la aprobación de Comités Éticos de Investigación Clínica, recluta investigadores y pacientes, y entrena investigadores y coordinadores a la vez que vela por la mejora de los procedimientos de los centros investigadores. El uso de SMOs por la Industria Farmacéutica se halla en fase de desarrollo.

BIBLIOGRAFÍA

1. Agnew, B. "When pharma merges, R&D is the dowry". *Science,* 2000;287:1952-1953.
2. Alfaro V., Prats M., Nadal J., Alami M. "The effect of clinical trials legislation in Spain". *Applied Clinical Trials* 1998;7:52-59.
3. Chukwujindu J.I., Holman C., Sanderson P. "Pharmacovigilance: the role of a CRO". *International Journal of Pharmaceutical Medicine,* 1999;13:137-141.
4. Halliday R.G., Walker S.R. "Looking for changes in the world's pharmaceutical industry". *International Journal of Pharmaceutical Medicine,* 1999;13:173-184.
5. James B., White R. *The Outsourcing Manual.* Gower Publishing LTD. Aldershot, 1996.
6. Klopack T.G. "Strategic outsourcing: balancing the risks and the benefits". *Drug Discovery Today* 2000;5:157-160.
7. Lightfoot G.D., Sanford S.M., Sherfrin A. "Can investigator certification improve the quality of clinical research?" *Quality Management in Health Care,* 1999;7:31-66.
8. Rettig R.A. "The industrialization of clinical research". *Health Affairs,* 2000;19:129-146.
9. Schweitzer S.O. *Pharmaceuticals economics and policy.* New York: Oxford University Press. 1997.
10. Sollecito W.A., Kaluzny A.D. "Continuous quality improvement in contract research organizations-The customer focus". *Quality Management in Health Care,* 1999;7:7-21.
11. Tassignon J. *The contract clinical research market.* Brussels: Tassingon and Partners SA, 1992.

CAPÍTULO 17

PREVISIÓN Y LIMITACIÓN DE CONTINGENCIAS LEGALES EN LA INVESTIGACIÓN CLÍNICA

JORGE L. REBOREDO

17.1 BREVE INTRODUCCIÓN: EL MÉDICO COMO PRESTADOR DE UN SERVICIO ÉTICO

Es un dato de la historia que desde siempre la acumulación de conocimientos constituyó un factor de poder. El esfuerzo que invertían los artesanos, alquimistas y demás poseedores de conocimiento sobre las más variadas artes y oficios, para mantener en un coto cerrado la transmisión tradicional de sus técnicas, es prueba de ello.

Por el contrario, la divulgación del conocimiento propende a la igualdad. El proceso iniciado por Johannes Gutemberg y su imprenta en el siglo XIII no se ha detenido hasta hoy en el afán de poner a disposición del mayor número de personas posible una cantidad enorme de información.

Sin importar demasiado la calidad de esa información, o la capacidad de su receptor para el procesamiento de los datos que contiene, lo cierto es que hoy quien requiere los servicios de un profesional acude a él con un bagaje de información –Internet mediante– que de alguna forma contribuye a poner en pie de igualdad al profesional con el profano.

En paralelo con el proceso de divulgación de la información, desde el siglo XIX hasta hoy se ha venido desarrollando en las sociedades capitalistas una línea de pensamiento tendiente a resguardar al consumidor frente a los factores de producción de bienes y de servicios. El libre mercado de hoy es impensable sin la preocupación del Estado por preservar los derechos del consumidor frente a los abusos de los prestadores de bienes y servicios. El bienestar del consumidor es sinónimo de éxito en el mercado.

Junto a los procesos descritos, otras circunstancias cuyo tratamiento excedería el marco de este artículo han contribuido a que la actividad profesional sea tratada por el derecho, la economía y la opinión pública en general, como la prestación lisa y llana de un servicio.

Los elementos constitutivos de la relación jurídica de prestación de servicios profesionales son: el profesional (deudor del servicio y acreedor del valor del servicio); el requirente (acreedor del servicio y deudor del valor del servicio); el servicio (objeto de la prestación), y el precio en dinero (objeto de la contraprestación). Debe quedar claro que toda prestación de servicio profesional se presume onerosa y que, en consecuencia, se aplican a la prestación de servicios los principios generales del Derecho Civil y los del Derecho Comercial en todo lo que esa relación tenga de actividad mercantil.

Las tres circunstancias apuntadas (divulgación del conocimiento; desarrollo del derecho del consumidor; el servicio profesional considerado como objeto de transacciones comerciales) contribuyeron a que la relación médico-paciente fuera abandonando de a poco los componentes altruistas y paternalistas con que la opinión pública percibiera al médico en el ejercicio de su profesión, rasgos que han sido sustituidos por los característicos de una relación de consumo.

Pero sin perjuicio de ello, ocurre que el objeto de la prestación (es decir, el servicio profesional, el acto médico que, como dijimos se presume oneroso y como tal está sujeto al difuso concepto de "las leyes del mercado") continúa revistiendo algunas características particulares que lo distinguen de cualquier otro acto propio de una relación de consumo: debe configurarse como acto compatible con la ética profesional y debe ser prestado de acuerdo con las reglas del arte, la ciencia y la técnica.

17.2
EL PROPÓSITO DE ESTE CAPÍTULO: LA LIMITACIÓN DE LA CONTINGENCIA LEGAL

Cuando de aquí en adelante nos refiramos a la actividad desarrollada por el médico como investigador principal en un estudio clínico farmacológico, estaremos dando por sentado que, respecto del sujeto incorporado al estudio, la prestación médica resiste el juicio ético y es prestada de acuerdo con las reglas del arte, la ciencia y la técnica.

Sin perjuicio de considerar que los tópicos que hacen a la ética y al resguardo de los derechos de los sujetos involucrados en una investigación clínica resultan centrales e ineludibles, no los abordaremos aquí porque presuponemos que la actividad de un investigador principal, del grupo de trabajo afectado al ensayo y/o del centro donde se lleve a cabo puede fallar en variadas aristas, pero nunca en la concerniente a la ética médica y el resguardo de los derechos de los pacientes.

Este artículo pretende ser útil a los médicos que han decidido incluir a la investigación clínica como una línea de trabajo dentro de la práctica profesional diaria.

Nuestra perspectiva del tema es que el médico que asume el rol de investigador principal adquiere, además de las obligaciones derivadas del acto médico –a las que ya está habituado–, otras de diferente naturaleza.

Llamamos "contingencia legal" a las consecuencias legales de los actos cumplidos en el ejercicio de una profesión determinada. Nuestro propósito es identificar aquí cuáles son las contingencias legales que el investigador principal debería prever durante el transcurso de su actividad, y cuáles son las mejores formas de limitar los efectos de sus consecuencias.

Existen diversos grados de contingencias, dependiendo de que la actividad del investigador sea realizada dentro del ámbito de una institución (pública o privada), donde el médico presta servicio asistencial y está autorizado a servirse de los medios técnicos, servicios y recursos humanos que le provee esa institución, o que la actividad del investigador tenga lugar en un ámbito propio, ya sea porque es su propietario o porque alquiló un sector de las instalaciones para afectarlo a su actividad, empleando los medios técnicos, servicios y recursos humanos que son provistos por el mismo investigador.

Esta última modalidad coloca al investigador en el plano del empresario dedicado a la investigación clínica, pero no lo releva de sus obligaciones profesionales como médico y como investigador principal, sino más bien adiciona a tales obligaciones las relativas a la actividad empresaria.

Quede claro entonces que la investigación clínica, realizada bajo cualquiera de las dos configuraciones descritas, conlleva responsabilidades para el investigador más allá de las que devienen del cumplimiento del acto médico. Prevenir y limitar las contingencias hacen al éxito económico de la actividad.

17.3
ACTORES Y FISCALIZADORES DEL PROCESO

Son actores en el proceso de ejecución de un protocolo de investigación clínica: el investigador principal; el patrocinante; la institución y el sujeto en investigación (paciente o voluntario sano).

Son fiscalizadores del proceso los entes públicos con competencia para ejercer el contralor de las diversas actividades y/o relaciones jurídicas involucradas en forma directa o indirecta en el proceso de ejecución de un protocolo de investigación, por ejemplo: la ANMAT; la AFIP; la Dirección Nacional de Protección de Datos Personales (DNPDP) y el Ente facultado por la ley para fiscalizar el ejercicio de la profesión médica (en la Ciudad de Buenos Aires, el Ministerio de Salud, y en las jurisdicciones provinciales, los Colegios Médicos que actúan por delegación de la autoridad sanitaria provincial).

Por un lado, los actores habitualmente se vinculan a través de relaciones jurídicas de tipo contractual regidas por el Derecho Civil y por el Derecho Comercial, sin que el calificativo *contractual* aluda necesariamente al instrumento escrito *contrato*, ya que puede existir relación contractual aun cuando no exista un instrumento escrito que vincule a las partes, sino el simple acuerdo de voluntades exteriorizado a través de diversos actos de ejecución.

La vinculación entre actores se da de la siguiente forma:

- El investigador principal siempre es designado así por un patrocinante, y la relación queda consagrada a través de un contrato.
- El investigador puede vincularse con el centro donde realizará su actividad a través de un contrato concertado al efecto de la ejecución de protocolos de investigación, o mediando una autorización de la institución que lo faculta a realizar la investigación como una más de las tareas asistenciales para las que fue contratado por la misma. Haya o no relación de dependencia entre la institución y el investigador, la relación contractual existe siempre en lo que hace a la ejecución del protocolo.
- El paciente o voluntario sano queda vinculado con el investigador principal mediante el consentimiento informado, documento que no reviste la naturaleza legal de un contrato típico, pero que resultará exigible a la hora de medir si el protocolo se ejecutó como el paciente entendió que debía ejecutarse.

Por otro lado, los fiscalizadores establecen con los actores una relación *sujeto fiscalizador-sujeto fiscalizado* propia del Derecho Público (es decir, que no se rige por los principios del Derecho Civil y del Derecho Comercial), donde el fiscalizador ejerce sobre la actividad desarrollada por el fiscalizado el Poder de Policía[1] en virtud de un régimen legal determinado.

Volviendo a nuestro foco, la actividad desplegada por el investigador principal podrá ser objeto de reproche, generará responsabilidad, y el consiguiente deber de reparar, cuando incurra en conductas pasibles de ser calificadas como incumplimiento de sus obligaciones contractuales y/o infracción a los regímenes legales de Poder de Policía que regulan las distintas aristas de esa actividad.

Podría ocurrir inclusive que un mismo acto sea cumplido para honrar una obligación contractual y al mismo tiempo constituya una infracción del régimen legal público en virtud del que ese acto es fiscalizado (por ejemplo, cumplir la obligación impuesta por el Patrocinante en el protocolo, de obtener análisis de sangre completo del paciente previo a su randomización, pero que el costo de esos análisis esté siendo afrontado por el sistema público de salud).

De allí la enorme importancia que reviste el análisis concienzudo de los contratos que habrá de firmar el investigador principal y el conocimiento de las regulaciones administrativas que rigen en la materia.

17.4
LAS OBLIGACIONES ASUMIDAS POR EL INVESTIGADOR PRINCIPAL

En el marco de la ejecución de un protocolo de investigación clínica, el investigador principal se desempeñará como médico, como investigador y muchas veces como empresario. El incumplimiento de las obligaciones asumidas en el desarrollo de las diferentes facetas de su actividad lo expondrá a responder frente al acreedor de la obligación con base en diferentes regímenes legales.

Podemos citar como ejemplo varios casos como el del investigador que, obligado por el protocolo a analizar ciertos valores y/o diagnósticos y/o antecedentes de su paciente para decidir su incorporación al estudio, actúa con negligencia y con base en un análisis erróneo randomiza a quien debió ser excluido, será responsabilizado por la mala práctica médica frente a su paciente; pero al mismo tiempo será responsabilizado por incumplimiento de contrato por el patrocinante y, en ocasiones, podría ser responsabilizado por la ANMAT por incumplimiento del deber de seguridad impuesto por las Buenas Prácticas de Investigación Clínica al investigador principal.

El investigador que inició su actividad en una unidad hospitalaria, contando para ello con la autorización de las autoridades del hospital, y que formó un grupo de trabajo donde participa una enfermera matriculada –que trabaja en relación de dependencia en el hospital, a quien en algún momento decide excluir del grupo de trabajo–, podría verse expuesto a una demanda laboral por parte de esta enfermera. La perdería si la enfermera logra probar que cumplió su actividad profesional para con el investigador (que se presume onerosa), fuera del horario de trabajo que la vincula con el hospital, y si el investigador no

[1] El Poder de Policía es la potestad del Estado de imponer limitaciones a los derechos individuales de sus ciudadanos en pos del bien común (Marienhoff, Miguel. *Tratado de Derecho Administrativo*, Tomo IV, pág. 510. Abelledo Perrot, Bs. As. 1975).

logra probar que le efectuó pagos por el servicio. La condena en juicio laboral lo obligará a abonar la indemnización por despido improcedente a la enfermera, al tiempo que lo constituirá frente a la AFIP y al ANSSES en deudor del aporte de las obligaciones patronales y previsionales de la enfermera excluida de su grupo de trabajo.

El investigador que constituyó su centro en un espacio cedido por los dueños de una clínica privada, sin preocuparse por verificar que la clínica fuera beneficiaria de una póliza de seguro por responsabilidad civil frente a terceros y sin firmar con los propietarios un contrato de uso de instalaciones, y recibe un reclamo de reparación del daño sufrido por una persona que concurrió al centro como testigo de un paciente para firmar el consentimiento informado y que bajando la escalera de acceso se quebró un tobillo, deberá entonces conciliar un arreglo reparador del daño o bien enfrentar una demanda por daños y perjuicios a la que no podrá citar en garantía a ninguna compañía de seguro.

17.5 PREVENCIÓN Y LIMITACIÓN DE LAS CONTINGENCIAS LEGALES

Como podemos ver, las contingencias legales a que se expone el investigador principal son de variada índole y a veces pueden resultar patrimonialmente cuantiosas. Aun cuando no puedan evitarse, es factible preverlas y actuar de forma preventiva para limitarlas.

Prevención es:

- Encarar análisis de riesgos financieros, impositivos, laborales y patrimoniales antes de iniciar la actividad o cuando ya iniciada va adquiriendo un volumen económico considerable
- Limitación del riesgo asumido por vía contractual (contratación de seguros; estructuración del grupo de trabajo bajo la modalidad de locación de servicios profesionales; acuerdos para el uso de instalaciones y servicios, etc.)
- Preconstituir prueba del cumplimiento de las obligaciones (trabajar bajo un sistema de calidad validado o en base a procedimientos operativos estandarizados; brindar capacitación al personal y calificarla; acordar por escrito la delegación de responsabilidades, etc.)

Un listado de acciones tendientes a prevenir y limitar la contingencia, que no pretende agotarlas en esta enunciación, debería incluir:

- Exhaustivo análisis previo del protocolo y de la *brochure* del investigador: en primer lugar, con el objeto de identificar prácticas que podrían estar reñidas con la ética profesional en Argentina, pudiendo proponer al patrocinante, cualquier modificación al protocolo original; pero también para dimensionar el trabajo que requerirá la ejecución del protocolo y los recursos necesarios (tanto humanos como materiales) para cumplir ese trabajo, por ejemplo: los procedimientos solicitados en el estudio corresponden al estándar o a la práctica habitual o más bien resultan dificultosos de realizar; o para evaluar la potencialidad de reclutamiento teniendo en cuenta cuántos pacientes con la patología en estudio se ven por mes.

Un juicio serio respecto de la capacidad de reclutamiento es necesario, sobre todo cuando la relación con el patrocinante es inicial y se pretende su afianzamiento y el incremento del trabajo. Fallar en la *performance* en el primer protocolo que nos llega puede generar pérdida de confianza en la eficiencia del IP por parte del patrocinante.

- Análisis del contrato propuesto por el Patrocinante: no solo para determinar si la ecuación económico-financiera contenida en la determinación del valor del honorario profesional se ajusta a la dimensión del trabajo (el *budget*), sino también para verificar si se contempla la facultad de modificación ante el desequilibrio de la ecuación económico-financiera (en protocolos con visitas pautadas a más de dos años podría ocurrir que el valor de las últimas visitas quede desproporcionado frente a la inflación acumulada); o si el contrato permite dejar de prestar el servicio cuando la prestación resulte inequitativa, etc.

La revisión previa del contrato es el momento en que el investigador puede exigir al patrocinante la asunción de costos tales como adquisición de equipamiento, capacitación de un coordinador de estudios clínicos, contratación de una empresa para archivar la información registrada antes, durante y después del estudio por un plazo mínimo de 2 años, o la aclaración sobre cuestiones tales como disponibilidad de la droga en ensayo una vez finalizado el mismo, alcance de la cobertura de gastos directos o indirectos para el sujeto incorporado, etc. Una vez firmado el contrato nada de esto podrá exigirse al Patrocinante.

- Estructuración del grupo de trabajo: con el objeto de determinar el encuadre legal que corresponderá dar a cada uno de sus integrantes, quienes pueden prestar servicios en una relación de dependencia regida por las leyes laborales, o como proveedores de un servicio eventual (soporte informático, limpieza, transporte de documentos, vigilancia, etc.), o como prestadores de un servicio habitual (sub-investigadores, enfermeras, extraccionistas, laboratoristas, etc.), o como pasantes o becados como complemento de la formación universitaria. Siempre debe considerarse la forma de incluir en la nómina de asegurados por la ART a todo el personal, sin importar que estén o no en relación de dependencia.
- Implementación de los recursos materiales: incluye esta acción lo relativo a la calificación del centro, la capacitación de su personal, la adquisición del material (equipos médicos, instrumental, archivos ignífugos, elementos para el control de temperatura ambiente, etc.).

Una cuestión que suele minimizarse es la del archivo de documentación, de difícil solución cuando el volumen de documentos se torna inmanejable. Sin perjuicio de los plazos de conservación que imponen las GCP y/o el patrocinante, lo conveniente para el IP responsable del centro es mantener un archivo durante 10 años desde que tuvo lugar el último acto médico cumplido dentro de un protocolo determinado (plazo de prescripción de la acción de responsabilidad contractual).

- Contratación de seguros: además del seguro de responsabilidad civil profesional (en su modalidad individual o colectiva para el equipo médico), conviene acceder a una póliza de responsabilidad civil no profesional frente a terceros (útil si el testigo se quiebra un tobillo al salir del centro o si una maceta cae de la ventana del primer piso a la acera y daña el traje de un transeúnte); podría inclusive asegurarse frente a un reclamo del Patrocinante por incumplimiento del contrato.
- Registro y validación de los sistemas de seguridad informáticos: elemental a la hora de demostrar que los datos sensibles de los pacientes están resguardados de acuerdo con los estándares impuestos por la Dirección Nacional de Protección de Datos Personales (Ley 25.326 y Decreto 1558/01).

La verificación de licencias de uso del software instalado evita la contingencia de demanda de por parte del titular del derecho (software legal, etc.)

- Vinculación contractual con médicos derivantes y especialistas: necesario cuando el centro pretende correr protocolos que no hacen a la especialidad médica de sus propietarios.
- Arquitectura legal para la optimización del negocio: conviene analizar desde el incipiente comienzo de las actividades bajo qué modalidad jurídica se estructurará el negocio; quién será el dueño del centro (persona física, jurídica, sociedad de hecho); si conviene que los titulares del centro sean también los IP que firmarán los contratos con los patrocinantes (aprovechamiento impositivo por generación de costos del IP en virtud de pagos al centro, etc.)
- Si se constituye una sociedad: cuál será su objeto con vista al futuro, cuáles los aportes de los socios (en especie o en efectivo); cómo se determinará el valor de las cuotas sociales frente a la salida de un socio, etc.
- Adquisición de valores intangibles: conviene designar al centro con una marca distinta que la razón social de la persona jurídica que la explota. La marca registrada que adquiere valor distintivo cuando la operación comercial del centro se acrecienta constituye un capital que puede o no incluirse en una futura venta del negocio. Lo mismo ocurre con software diseñado específicamente para la operación del centro.

Hemos intentado transmitir en este capítulo la experiencia recogida en la práctica profesional diaria asesorando, por un lado, a médicos investigadores que sin haberlo advertido se convirtieron en empresarios y, por el otro, a laboratorios patrocinantes que, si bien contratan a médicos para designarlos investigadores principales en un protocolo, se comportan como si hubieran contratado a una empresa.

Desde nuestro punto de vista, la prevención de las contingencias legales es el camino adecuado para sentar en bases sólidas el desarrollo de la actividad investigativa en la que cada vez más profesionales de la salud deciden embarcarse.

APÉNDICE 1

DECLARACIÓN DE HELSINKI DE LA ASOCIACIÓN MÉDICA MUNDIAL

Principios éticos para las investigaciones médicas en seres humanos

Adoptada por la 18ª Asamblea Médica Mundial Helsinki, Finlandia, Junio 1964
y enmendada por la 29ª Asamblea Médica Mundial Tokio, Japón, Octubre 1975
35ª Asamblea Médica Mundial Venecia, Italia, Octubre 1983
41ª Asamblea Médica Mundial Hong Kong, Septiembre 1989
48ª Asamblea General Somerset West, Sudáfrica, Octubre 1996 y la
52ª Asamblea General Edimburgo, Escocia, Octubre 2000
Nota de Clarificación del Párrafo 29, agregada por la Asamblea General de la AMM, Washington 2002
Nota de Clarificación del Párrafo 30, agregada por la Asamblea General de la AMM, Tokio 2004

A. INTRODUCCIÓN

1. La Asociación Médica Mundial ha promulgado la Declaración de Helsinki como una propuesta de principios éticos que sirvan para orientar a los médicos y a otras personas que realizan investigación médica en seres humanos. La investigación médica en seres humanos incluye la investigación del material humano o de información identificables.
2. El deber del médico es promover y velar por la salud de las personas. Los conocimientos y la conciencia del médico han de subordinarse al cumplimiento de ese deber.
3. La Declaración de Ginebra de la Asociación Médica Mundial vincula al médico con la fórmula "velar solícitamente y ante todo por la salud de mi paciente", y el Código Internacional de Ética Médica afirma que: "El médico debe actuar solamente en el interés del paciente al proporcionar atención médica que pueda tener el efecto de debilitar la condición mental y física del paciente".
4. El progreso de la medicina se basa en la investigación, la que, en último término, tiene que recurrir muchas veces a la experimentación en seres humanos.
5. En investigación médica en seres humanos, la preocupación por el bienestar de los seres humanos debe tener siempre primacía sobre los intereses de la ciencia y de la sociedad.
6. El propósito principal de la investigación médica en seres humanos es mejorar los procedimientos preventivos, diagnósticos y terapéuticos, y también comprender la etiología y patogenia de las enfermedades. Incluso, los mejores métodos preventivos,

diagnósticos y terapéuticos disponibles deben ponerse a prueba continuamente a través de la investigación para que sean eficaces, efectivos, accesibles y de calidad.

7. En la práctica de la medicina y de la investigación médica del presente, la mayoría de los procedimientos preventivos, diagnósticos y terapéuticos implican algunos riesgos y costos.
8. La investigación médica está sujeta a normas éticas que sirven para promover el respeto a todos los seres humanos y para proteger su salud y sus derechos individuales. Algunas poblaciones sometidas a la investigación son vulnerables y necesitan protección especial. Se deben reconocer las necesidades particulares de los que tienen desventajas económicas y médicas. También se debe prestar atención especial a los que no pueden otorgar o rechazar el consentimiento por sí mismos, a los que pueden otorgar el consentimiento bajo presión, a los que no se beneficiarán personalmente con la investigación y a los que tienen la investigación combinada con la atención médica.
9. Los investigadores deben conocer los requisitos éticos, legales y jurídicos para la investigación en seres humanos en sus propios países, al igual que los requisitos internacionales vigentes. No se debe permitir que un requisito ético, legal o jurídico disminuya o elimine cualquier medida de protección para los seres humanos establecida en esta Declaración.

B. PRINCIPIOS BÁSICOS PARA TODA INVESTIGACIÓN MÉDICA

10. En la investigación médica, es deber del médico proteger la vida, la salud, la intimidad y la dignidad del ser humano.
11. La investigación médica en seres humanos debe conformarse con los principios científicos generalmente aceptados, y debe apoyarse en un profundo conocimiento de la bibliografía científica, en otras fuentes de información pertinentes, así como en experimentos de laboratorio correctamente realizados y en animales, cuando sea oportuno.
12. Al investigar, hay que prestar atención adecuada a los factores que puedan perjudicar el medio ambiente. Se debe cuidar también del bienestar de los animales utilizados en los experimentos.
13. El proyecto y el método de todo procedimiento experimental en seres humanos debe formularse claramente en un protocolo experimental. Éste debe enviarse, para consideración, comentario, consejo, y cuando sea oportuno, aprobación, a un comité de evaluación ética especialmente designado, que debe ser independiente del investigador, del patrocinador o de cualquier otro tipo de influencia indebida. Se sobreentiende que ese comité independiente debe actuar en conformidad con las leyes y reglamentos vigentes en el país donde se realiza la investigación experimental. El comité tiene el derecho de controlar los ensayos en curso. El investigador tiene la obligación de proporcionar información del control al comité, en especial sobre todo incidente adverso grave. El investigador también debe presentar al comité, para que la revise, la información sobre financiamiento, patrocinadores, afiliaciones institucionales, otros posibles conflictos de interés e incentivos para las personas del estudio.
14. El protocolo de la investigación debe hacer referencia siempre a las consideraciones éticas que fueran del caso, y debe indicar que se han observado los principios enunciados en esta Declaración.

15. La investigación médica en seres humanos debe ser llevada a cabo sólo por personas científicamente calificadas y bajo la supervisión de un médico clínicamente competente. La responsabilidad de los seres humanos debe recaer siempre en una persona con capacitación médica, y nunca en los participantes en la investigación, aunque hayan otorgado su consentimiento.
16. Todo proyecto de investigación médica en seres humanos debe ser precedido de una cuidadosa comparación de los riesgos calculados con los beneficios previsibles para el individuo o para otros. Esto no impide la participación de voluntarios sanos en la investigación médica. El diseño de todos los estudios debe estar disponible para el público.
17. Los médicos deben abstenerse de participar en proyectos de investigación en seres humanos a menos que estén seguros de que los riesgos inherentes han sido adecuadamente evaluados y de que es posible hacerles frente de manera satisfactoria. Deben suspender el experimento en marcha si observan que los riesgos que implica son más importantes que los beneficios esperados o si existen pruebas concluyentes de resultados positivos o beneficiosos.
18. La investigación médica en seres humanos sólo debe realizarse cuando la importancia de su objetivo es mayor que el riesgo inherente y los costos para el individuo. Esto es especialmente importante cuando los seres humanos son voluntarios sanos.
19. La investigación médica sólo se justifica si existen posibilidades razonables de que la población, sobre la que la investigación se realiza, podrá beneficiarse de sus resultados.
20. Para tomar parte en un proyecto de investigación, los individuos deben ser participantes voluntarios e informados.
21. Siempre debe respetarse el derecho de los participantes en la investigación a proteger su integridad. Deben tomarse toda clase de precauciones para resguardar la intimidad de los individuos, la confidencialidad de la información del paciente y para reducir al mínimo las consecuencias de la investigación sobre su integridad física y mental y su personalidad.
22. En toda investigación en seres humanos, cada individuo potencial debe recibir información adecuada acerca de los objetivos, métodos, fuentes de financiamiento, posibles conflictos de intereses, afiliaciones institucionales del investigador, beneficios calculados, riesgos previsibles e incomodidades derivadas del experimento. La persona debe ser informada del derecho de participar o no en la investigación y de retirar su consentimiento en cualquier momento, sin exponerse a represalias. Después de asegurarse de que el individuo ha comprendido la información, el médico debe obtener entonces, preferiblemente por escrito, el consentimiento informado y voluntario de la persona. Si el consentimiento no se puede obtener por escrito, el proceso para lograrlo debe ser documentado y atestiguado formalmente.
23. Al obtener el consentimiento informado para el proyecto de investigación, el médico debe poner especial cuidado cuando el individuo está vinculado con él por una relación de dependencia o si consiente bajo presión. En un caso así, el consentimiento informado debe ser obtenido por un médico bien informado que no participe en la investigación y que nada tenga que ver con aquella relación.
24. Cuando la persona sea legalmente incapaz, o inhábil física o mentalmente de otorgar consentimiento, o menor de edad, el investigador debe obtener el consentimiento informado del representante legal y de acuerdo con la ley vigente. Estos grupos no deben

ser incluidos en la investigación a menos que ésta sea necesaria para promover la salud de la población representada y esta investigación no pueda realizarse en personas legalmente capaces.

25. Si una persona considerada incompetente por la ley, como es el caso de un menor de edad, es capaz de dar su asentimiento a participar o no en la investigación, el investigador debe obtener, además, el consentimiento del representante legal.
26. La investigación en individuos de los que no se puede obtener consentimiento, incluso por representante o con anterioridad, se debe realizar sólo si la condición física/mental que impide obtener el consentimiento informado es una característica necesaria de la población investigada. Las razones específicas por las que se utilizan participantes en la investigación que no pueden otorgar su consentimiento informado deben ser estipuladas en el protocolo experimental que se presenta para consideración y aprobación del comité de evaluación. El protocolo debe establecer que el consentimiento para mantenerse en la investigación debe obtenerse a la brevedad posible del individuo o de un representante legal.
27. Tanto los autores como los editores tienen obligaciones éticas. Al publicar los resultados de su investigación, el investigador está obligado a mantener la exactitud de los datos y resultados. Se deben publicar tanto los resultados negativos como los positivos o de lo contrario deben estar a disposición del público. En la publicación se debe citar la fuente de financiamiento, afiliaciones institucionales y cualquier posible conflicto de intereses. Los informes sobre investigaciones que no se ciñan a los principios descritos en esta Declaración no deben ser aceptados para su publicación.

C. PRINCIPIOS APLICABLES CUANDO LA INVESTIGACIÓN MÉDICA SE COMBINA CON LA ATENCIÓN MÉDICA

28. El médico puede combinar la investigación médica con la atención médica, sólo en la medida en que tal investigación acredite un justificado valor potencial preventivo, diagnóstico o terapéutico. Cuando la investigación médica se combina con la atención médica, las normas adicionales se aplican para proteger a los pacientes que participan en la investigación.
29. Los posibles beneficios, riesgos, costos y eficacia de todo procedimiento nuevo deben ser evaluados mediante su comparación con los mejores métodos preventivos, diagnósticos y terapéuticos existentes. Ello no excluye que pueda usarse un placebo, o ningún tratamiento, en estudios para los que no hay procedimientos preventivos, diagnósticos o terapéuticos probados.
30. Al final de la investigación, todos los pacientes que participan en el estudio deben tener la certeza de que contarán con los mejores métodos preventivos, diagnósticos y terapéuticos probados y existentes, identificados por el estudio.
31. El médico debe informar cabalmente al paciente los aspectos de la atención que tienen relación con la investigación. La negativa del paciente a participar en una investigación nunca debe perturbar la relación médico-paciente.
32. Cuando en la atención de un enfermo los métodos preventivos, diagnósticos o terapéuticos probados han resultado ineficaces o no existen, el médico, con el consentimiento informado del paciente, puede permitirse usar procedimientos preventivos, diagnósticos y

terapéuticos nuevos o no comprobados, si, a su juicio, ello da alguna esperanza de salvar la vida, restituir la salud o aliviar el sufrimiento. Siempre que sea posible, tales medidas deben ser investigadas a fin de evaluar su seguridad y eficacia. En todos los casos, esa información nueva debe ser registrada y, cuando sea oportuno, publicada. Se deben seguir todas las otras normas pertinentes de esta Declaración.

NOTA DE CLARIFICACIÓN DEL PÁRRAFO 29 DE LA DECLARACIÓN DE HELSINKI

La AMM reafirma que se debe tener muchísimo cuidado al utilizar ensayos con placebo y, en general, esta metodología sólo se debe emplear si no se cuenta con una terapia probada y existente.

Sin embargo, los ensayos con placebo son aceptables éticamente en ciertos casos, incluso si se dispone de una terapia probada y si se cumplen las siguientes condiciones:

- Cuando por razones metodológicas, científicas y apremiantes, su uso es necesario para determinar la eficacia y la seguridad de un método preventivo, diagnóstico o terapéutico; o
- Cuando se prueba un método preventivo, diagnóstico o terapéutico para una enfermedad de menos importancia que no implique un riesgo adicional, efectos adversos graves o daño irreversible para los pacientes que reciben el placebo.

Se deben seguir todas las otras disposiciones de la Declaración de Helsinki, en especial la necesidad de una revisión científica y ética apropiada.

NOTA DE CLARIFICACIÓN DEL PÁRRAFO 30 DE LA DECLARACIÓN DE HELSINKI

Por la presente, la AMM reafirma su posición de que es necesario durante el proceso de planificación del estudio identificar el acceso después del ensayo de los participantes en el estudio a procedimientos preventivos, diagnósticos y terapéuticos que han resultado beneficiosos en el estudio o el acceso a otra atención apropiada. Los arreglos para el acceso después del ensayo u otra atención deben ser descritos en el protocolo del estudio, de manera que el comité de revisión ética pueda considerar dichos arreglos durante su revisión.

APÉNDICE 2

NORMAS DE BUENAS PRÁCTICAS CLÍNICAS (BPC)

Conferencia Internacional de Armonización (CIARM) sobre requerimientos técnicos para el registro de productos farmacéuticos para uso en humanos

Guía tripartita armonizada de la Conferencia Internacional de Armonización

LINEAMIENTOS PARA LA BUENA PRÁCTICA CLÍNICA

Recomendamos para su adopción por el Comité Directivo de la Conferencia Internacional de Armonización en la Etapa 4 del Proceso de la CIARM el 1 de mayo de 1996.

Estos lineamientos han sido desarrollados por el Grupo Experto de Trabajo de la Conferencia Internacional de Armonización y han sido sometidos a consulta de las partes regulatorias de acuerdo con el Proceso de la CIARM. En la Etapa 4 del Proceso, el borrador final se recomienda para su adopción a las entidades regulatorias de la Unión Europea, Japón y EUA.

Estos lineamientos se tradujeron y se reproducen con la aprobación del Secretario de la Conferencia Internacional de Armonización (CIARM © ICH) 1997-1998.

INTRODUCCIÓN

La Buena Práctica Clínica (BPC) es un estándar internacional ético y de calidad científica para diseñar, conducir, registrar y reportar estudios que involucran la participación de humanos. El cumplimiento con este estándar proporciona una garantía pública de que los derechos, la seguridad y el bienestar de los sujetos de un estudio están protegidos, de acuerdo a los principios que tienen su origen en la Declaración de Helsinki, y de que los datos clínicos del estudio son creíbles.

El objetivo de estos lineamientos para la BPC de la CIARM es proporcionar un estándar unificado para la Unión Europea (UE), Japón y los Estados Unidos, para facilitar una aceptación mutua de los datos clínicos por parte de las autoridades regulatorias en estas jurisdicciones.

Los lineamientos fueron desarrollados en consideración de las buenas prácticas clínicas actuales de la Unión Europea, Japón y los Estados Unidos, así como las de Australia, Canadá, los países Nórdicos y la Organización Mundial de la Salud (OMS).

Estos lineamientos se deben seguir cuando se generen datos clínicos de un estudio que se pretenda someter a las autoridades regulatorias.

Los principios establecidos en estos lineamientos también pueden aplicarse a otras investigaciones clínicas que puedan tener un impacto en la seguridad y bienestar de seres humanos.

1. GLOSARIO

1.1 Acceso Directo

Autorización para examinar, analizar, verificar y reproducir cualquier registro e informe que sea importante para la evaluación de un estudio clínico. Cualquiera de las partes (por ejemplo, autoridades y auditores del patrocinador) que tenga acceso directo, deberá tomar todas las precauciones razonables, dentro de lo estipulado en los requerimientos regulatorios aplicables, para mantener la confidencialidad de la identidad de los sujetos y de la información propiedad del patrocinador.

1.2 Aprobación (en relación a los Consejos de Revisión Institucional – CRI)

La decisión afirmativa del Consejo de Revisión Institucional (CRI) de que el estudio clínico fue revisado y puede ser conducido en la institución dentro de los lineamientos establecidos por el CRI, la institución, la Buena Práctica Clínica (BPC) y los requerimientos regulatorios aplicables.

1.3 Aseguramiento de la Calidad (AC)

Todas aquellas acciones planeadas y sistemáticas que se establecen para garantizar que el estudio se está realizando y que los datos son generados, documentados (registrados) y reportados en cumplimiento con la Buena Práctica Clínica (BPC) y los requerimientos regulatorios aplicables.

1.4 Asignación Aleatoria

El proceso de asignar a los sujetos de un estudio a los grupos de tratamiento o de control utilizando el azar para determinar las asignaturas con el fin de reducir el sesgo.

1.5 Auditoría

Un examen sistemático e independiente de las actividades y documentos relacionados con el estudio para determinar si las actividades evaluadas fueron realizadas y los datos fueron registrados, analizados y reportados con exactitud de acuerdo al protocolo, procedimientos estándar de operación del patrocinador (PEOs), Buena Práctica Clínica (PBC) y los requerimientos regulatorios aplicables.

1.6 Auditoría, Certificado de

Una declaración del auditor confirmando que se realizó una auditoría.

1.7 Auditoría, Documentos de

Documentación que permite una reconstrucción del curso de los eventos.

1.8 Auditoría, Reporte de

Una evaluación escrita por parte del auditor del patrocinador sobre los resultados de la auditoría.

1.9 Autoridades Regulatorias

Asociaciones que tienen el poder de regular. En los lineamientos de la Buena Práctica Clínica de la Conferencia Internacional de Armonización, el término Autoridades Regulatorias incluye a las autoridades que revisan los datos clínicos sometidos y aquellas que realizan inspecciones (*véase 1.38*). Algunas veces se refiere a esas organizaciones como autoridades competentes.

1.10 Bienestar (de los sujetos del estudio)

La integridad física y mental de los sujetos que participan en un estudio clínico.

1.11 Buena Práctica Clínica (BPC)

Un estándar para el diseño, conducción, realización, monitoreo, auditoría, registro, análisis y reporte de estudios clínicos que proporciona una garantía de que los datos y los resultados reportados son creíbles y precisos y de que están protegidos los derechos, integridad y confidencialidad de los sujetos del estudio.

1.12 Cegamiento/Enmascaramiento

Procedimiento en el que una o más partes del estudio desconocen la(s) asignación(es) al tratamiento. El cegamiento simple generalmente se refiere a que el (los) sujeto(s) desconoce(n) la asignación, y cegamiento doble se refiere a que el (los) sujeto(s), investigador(es), monitor y, en algunos casos el analista, desconocen la asignación al tratamiento.

1.13 Código de Identificación del Sujeto

Un identificador único que el investigador asigna a cada sujeto del estudio para proteger la identidad de éste y que se usa en lugar del nombre del sujeto cuando el investigador reporta eventos adversos y/o algún otro dato relacionado con el estudio.

1.14 Comité Coordinador

Un comité que puede organizar el patrocinador para coordinar la conducción de un estudio multicéntrico.

1.15 Comité de Ética Independiente (CEI)

Una organización independiente (un consejo de revisión o un comité institucional, regional, nacional o supranacional), integrada por profesionales médicos/científicos y miembros no médicos/no científicos, cuya responsabilidad es asegurar la protección de los derechos, la seguridad y el bienestar de los seres humanos involucrados en un estudio y proporcionar una garantía pública de esa protección, a través, entre otras cosas, de la revisión y aprobación/opinión favorable del protocolo del estudio, la capacidad del investigador(es) y lo adecuado de las instalaciones, métodos y material que se usarán al obtener y documentar el consentimiento de informado de los sujetos del estudio.

El estado legal, la composición, la función, los requerimientos regulatorios y de operación de los Comités de Ética Independientes pueden diferir entre los países, pero deben permitir que el Comité de Ética Independiente actúe de acuerdo con la BPC, según se describe en esta guía.

1.16 Comité Independiente de Monitoreo de Datos (CIMD) [Consejo de Monitoreo de Datos y Seguridad, Comité de Monitoreo, Comité de Monitoreo de Datos]

Un comité independiente de monitoreo de datos que el patrocinador puede establecer para evaluar en intervalos el progreso de un estudio clínico, los datos de seguridad y los puntos críticos para la evaluación de la eficacia y recomendar al patrocinador si se debe continuar, modificar o detener un estudio.

1.17 Comparador (Producto)

Un producto de investigación o comercializado (por ejemplo, control activo) o placebo utilizado como referencia en un estudio clínico.

1.18 Confidencialidad

El no revelar a otros, que no sea personal autorizado, información propiedad del patrocinador o la identidad de un sujeto.

1.19 Consejo de Revisión Institucional (CRI)

Una organización independiente integrada por miembros médicos, científicos y no científicos cuya responsabilidad es garantizar la protección de los derechos, seguridad y bienestar de los seres humanos involucrados en un estudio por medio de, entre otras cosas, la revisión, aprobación y revisión constante del protocolo de estudio y enmiendas, y documentar el consentimiento informado de los sujetos del estudio.

1.20 Consentimiento Informado

Un proceso mediante el que un sujeto confirma voluntariamente su deseo de participar en un estudio en particular, después de haber sido informado sobre todos los aspectos de éste que sean relevantes para que tome su decisión. El consentimiento informado se documenta por medio de una forma de consentimiento informado escrita, firmada y fechada.

1.21 Contrato

Un acuerdo escrito, fechado y firmado entre dos personas o más partes involucradas que establece cualquier arreglo sobre la delegación y distribución de labores y obligaciones y, si fuera el caso, sobre asuntos financieros. El protocolo puede servir de base para un contrato.

1.22 Control de Calidad (CC)

Las técnicas y actividades operacionales realizadas dentro del sistema de aseguramiento de la calidad para verificar que se han cumplido los requerimientos de calidad de las actividades relacionadas con el estudio.

1.23 Cumplimiento (en relación con los estudios)

Apego a todos los requerimientos relacionados con el estudio, requerimientos de la Buena Práctica Clínica (BPC) y requerimientos regulatorios aplicables.

1.24 Datos Fuente

Toda la información en registros originales y copias certificadas de los registros originales de hallazgos clínicos, observaciones u otras actividades en un estudio clínico, necesaria para la reconstrucción y evaluación del estudio. Los datos fuente están contenidos en los documentos fuente (registros originales o copias certificadas).

1.25 Documentación

Todos los registros, en cualquier forma (incluyendo, pero no limitándose a registros escritos, electrónicos, magnéticos, ópticos y escaneos (*scans*), rayos X y electrocardiogramas) que describen o registran los métodos, conducción y/o resultados de un estudio, los factores que afectan a un estudio y las acciones tomadas.

1.26 Documentos Esenciales

Documentos que individual y colectivamente permiten una evaluación de la conducción de un estudio y de la calidad de los datos generales (*véase sección 8. Documentos Esenciales para la Conducción de un Estudio Clínico*).

1.27 Documentos Fuente

Documentos, datos y registros originales (por ejemplo, registros de hospital, hojas clínicas, notas de laboratorio, memoranda, diarios de los sujetos o listas de verificación de evaluación, registros de entrega de la farmacia, datos registrados de instrumentos automatizados, copias o transcripciones certificadas después de verificarse que son copias exactas, microfichas, negativos fotográficos, medios magnéticos o microfilm, rayos X, expedientes de los sujetos y registros conservados en la farmacia, en los laboratorios y en los departamentos médico-técnicos involucrados en el estudio clínico).

1.28 Enmienda al Protocolo

Una descripción escrita de cambio(s) o aclaración formal de un protocolo.

1.29 Estudio Clínico

Cualquier investigación que se realice en seres humanos con intención de descubrir o verificar los efectos clínicos, farmacológicos y/o cualquier otro efecto farmacodinámico de producto(s) en investigación y/o identificar cualquier reacción adversa a producto(s) de investigación y/o para estudiar la absorsión, distribución, metabolismo y excreción de producto(s) en investigación, con el objeto de comprobar su seguridad y/o eficacia.

1.30 Estudio Clínico, Informe de un

Una descripción escrita de un estudio de cualquier agente terapéutico, profiláctico o de diagnóstico realizado en seres humanos, en el que la descripción clínica y estadística, presentaciones y análisis están totalmente integrados en un solo informe (*véase la Guía de la Conferencia Internacional de Armonización para la Estructura y Contenido de los Informes de Estudio Clínico*).

1.31 Estudio Clínico, Informe Intermedio del (*Interim Analysis*)

Un informe de resultados intermedios y su evaluación basado en análisis realizados durante el curso de un estudio.

1.32 Estudio Multicéntrico

Un estudo clínico conducido de acuerdo a un solo protocolo pero en más de un lugar y, por lo tanto, realizado por más de un investigador.

1.33 Estudio No clínico

Estudios biomédicos no realizados en seres humanos.

1.34 Evento Adverso (EA)

Cualquier ocurrencia médica adversa en un paciente o sujeto de una investigación clínica a quien se le administró un producto farmacéutico y que no necesariamente tiene una relación causal con este tratamiento. Por lo tanto, un evento adverso (EA) puede ser cualquier signo desfavorable y no intencionado (incluyendo un hallazgo anormal de laboratorio), síntoma o enfermedad asociada temporalmente con el uso de un producto medicinal (de investigación), esté o no relacionado con éste (*véase la Guía de la Conferencia Internacional de Armonización para el Manejo de Datos de Seguridad Clínica: Definiciones y Estándares de un Reporte Inmediato*).

1.35 Evento Adverso Serio (EAS) o Reacción Adversa Medicamentosa Seria (RAM Seria)

Cualquier ocurrencia desfavorable que a cualquier dosis:
- resulta en fallecimiento,
- amenaza la vida,
- requiere hospitalización del paciente o prolongación de la hospitalización existente,
- da como resultado incapacidad/invalidez persistente o significativa, o
- es una anomalía congénita/defecto de nacimiento

(*Véase la Guía de la Conferencia Internacional de Armonización para el Manejo de Datos Clínicos de Seguridad Clínica; Definiciones y Estándares de un Reporte Inmediato*).

1.36 Folleto del Investigador (*Investigador's Brochure*)

Una compilación de los datos clínicos y no clínicos sobre el (los) producto(s) de investigación que es relevante para el estudio del (de los) producto(s) en investigación en seres humanos (*véase sección 7. Folleto del Invetigador*).

1.37 Formulario de Reporte de Caso (FRC) [*Case Report Form* (CRF)]

Un documento impreso, óptico o electrónico diseñado para registrar toda la información requerida en el protocolo para ser reportada al patrocinador sobre cada sujeto del estudio.

1.38 Inspección

La acción de la(s) autoridad(es) regulatoria(s) de realizar una revisión oficial de los documentos, instalaciones, registros y de cualquier otro recurso que la(s) autoridad(es) considere(n) esté relacionado con el estudio clínico y que pueda ser localizado en el sitio donde éste se realiza, en las instalaciones del patrocinador y/o de la organización de investigación por contrato (OIC) o en otros sitios que la(s) autoridad(es) regulatoria(s) considere(n) apropiados.

1.39 Institución (médica)

Cualquier entidad pública o privada, agencia o instalación médica o dental donde se conducen los estudios clínicos.

1.40 Investigador

Una persona responsable de la conducción de un estudio clínico en el sitio donde se realiza el estudio. Si un estudio es conducido por un grupo de individuos, el investigador es el líder responsable del grupo y se le llamará investigador principal. (Véase también Sub-investigador, punto 1.59.)

1.41 Investigador/Institución

Expresión que significa "El investigador y/o la institución, cuando lo estipulen los requerimientos regulatorios aplicables".

1.42 Investigador Coordinador

Un investigador, en un estudio multicéntrico, a quien se le asigna la responsabilidad de coordinar a los investigadores en los diferentes centros participantes.

1.43 Monitoreo

El acto de vigilar el proceso de un estudio clínico y asegurarse de que éste sea conducido, registrado y reportado de acuerdo con el protocolo, Procedimientos Estándar de Operación (PEOs), la Buena Práctica Clínica (BPC) y los requerimientos regulatorios aplicables.

1.44 Monitoreo, Informe de

Un informe escrito del monitor al patrocinador, de acuerdo a los PEOs del patrocinador, después de cada visita al sitio del estudio y/o cualquier otra comunicación relacionada con el estudio.

1.45 Opinión (en relación al Comité de Ética Independiente)

El juicio y/o la asesoría proporcionada por un Comité de Ética Independiente (CEI).

1.46 Organización de Investigación por Contrato (OIC) [*Contract Research Organization* (CRO)]

Una persona u organización (comercial, académica o de otro tipo) contratada por el patrocinador para realizar una o más de las labores y funciones del patrocinador relacionadas con el estudio.

1.47 Patrocinador

Un individuo, compañía, institución u organización responsable de iniciar, administrar/controlar y/o financiar un estudio clínico.

1.48 Patrocinador-Investigador

Un individuo que inicia y conduce, solo o junto con otros, un estudio clínico y bajo cuya dirección inmediata el producto en investigación se administra, o entrega a, o se utiliza por el sujeto. El término no incluye a ninguna persona que no sea un individuo (esto es, no incluye a una corporación o a una agencia). Las obligaciones de un patrocinador-investigador incluyen tanto las de un patrocinador como las de un investigador.

1.49 Procedimientos Estándar de Operación (PEOs) [*Standar Operating Procedures* (SOPs)]

Instrucciones detalladas y escritas para lograr uniformidad en la ejecución de una función específica.

1.50 Producto en Investigación

Una forma farmacéutica de un ingrediente activo o placebo que se está probando o usando como referencia en un estudio clínico, incluyendo un producto con una autorización de comercialización cuando se utiliza o se acondiciona (formulado o empacado) en una manera diferente a la aprobada o cuando se usa para obtener mayor información sobre un uso previamente aprobado.

1.51 Protocolo

Un documento que describe el(los) objeto(s), diseño, metodología, consideraciones estadísticas y organización de un estudio. Generalmente el protocolo también proporciona los antecedentes y fundamentos para el estudio, pero éstos podrían ser proporcionados en otros documentos referenciados en el protocolo. En los lineamientos de BPC de la CIARM el término protocolo se refiere al protocolo y a las enmiendas al protocolo.

1.52 Protocolo, Enmienda

Véase Enmienda al Protocolo (punto 1.28)

1.53 Reacción Adversa Medicamentosa (RAM)

En la experiencia clínica antes de la aprobación de un producto medicinal nuevo o de sus nuevos usos, particularmente cuando la(s) dosis terapéutica no pueda establecerse: deberán considerarse reacciones adversas medicamentosas, todas las respuestas a un producto medicinal nocivas y no intencionales relacionadas con cualquier dosis. La frase "respuestas a un producto medicinal" significa que una relación causal entre un producto medicinal y un evento adverso es al menos una posibilidad razonable; esto es, que la relación no puede ser descartada.

Con respecto a los productos medicinales en el mercado: una respuesta a un medicamento que sea nociva y no intencional y que ocurre a dosis normalmente utilizadas en el hombre para profilaxis, diagnóstico o tratamiento de enfermedades o para modificación de la función fisiológica (*véase la Guía de la Conferencia Internacional de Armonización para el Manejo de Datos de Seguridad Clínica: Definiciones y Estándares de un Reporte Inmediato*).

1.54 Reacción Adversa Medicamentosa Inesperada

Una reacción adversa cuya naturaleza o severidad no es consistente con la información aplicable del producto (por ejemplo, el Folleto del Investigador para un producto en investigación no aprobado, o inserto de empaque/resumen de las características de un producto aprobado). (*Véase la Guía de la Conferencia Internacional de Armonización para el Manejo de Datos de Seguridad Clínica: Definiciones y Estándares de un Reporte Inmediato.*)

1.55 Registro Médico Original

Véase documentos fuente (punto 1.27)

1.56 Representante Legalmente Aceptado

Un individuo, representante legal u otro organismo autorizado bajo las leyes aplicables para aceptar, en representación de un candidato probable, la participación de éste en el estudio clínico.

1.57 Requerimiento(s) Regulatorio(s) Aplicable(s)

Cualquier ley(es) y regulación(es) que rija la conducción de estudios clínicos de productos de investigación.

1.58 Sitio Donde se Realiza el Estudio

El(los) lugar(es) donde se realizan las actividades relacionadas con el estudio.

1.59 Sub-investigador

Cualquier miembro individual del grupo del estudio clínico designado y supervisado por el investigador en un sitio donde se lleva a cabo el estudio para realizar procedimientos críticos relacionados con el estudio y/o tomar decisiones importantes relacionadas con éste (por ejemplo, asociados, residentes, becario de investigación). *Véase también Investigador (punto 1.40).*

1.60 Sujeto del Estudio

Un individuo que participa en un estudio clínico ya sea como receptor del(de los) producto(s) en investigación o como un control.

1.61 Sujetos Vulnerables

Individuos cuyo deseo de participar en un estudio clínico puede ser mal influenciado por la expectación, justificada o no, de los beneficios asociados con su participación, o de una venganza por parte de los miembros superiores de una jerarquía en caso de rehusarse a participar. Por ejemplo, los miembros de un grupo con una estructura jerárquica, tal como estudiantes de medicina, odontología, químico-fármaco-biológica y de enfermería, personal subordinado de hospital y laboratorio, empleados de la industria farmacéutica, miembros de las fuerzas armadas y personas que están detenidas/recluidas. Otros sujetos vulnerables incluyen a los pacientes con enfermedades incurables, personas en asilos, sin empleo o indigentes, pacientes en situaciones de emergencia, grupos étnicos de minoría, personas sin hogar, nómadas, refugiados, menores y aquellos que no pueden dar su consentimiento.

1.62 Testigo Imparcial

Una persona independiente del estudio, que no puede ser influenciada de mala fe por el personal involucrado en éste, quien está presente en el proceso de la obtención del consentimiento de informado si el sujeto o el representante del sujeto legalmente aceptado no sabe leer y quien lee la forma de consentimiento de informado y cualquier otra información escrita proporcionada al sujeto.

2. LOS PRINCIPIOS DE LA BUENA PRÁCTICA CLÍNICA DE LA **CIARM**

2.1 Los estudiantes clínicos deben conducirse de acuerdo con los principios éticos que tienen su origen en la Declaración de Helsinki y que son consistentes con la Buena Práctica Clínica y los requerimientos regulatorios aplicables.

2.2 Antes de que se inicie un estudio, se deben comparar los riesgos e inconveniencias previsibles contra el beneficio anticipado para el sujeto del estudio y para la sociedad. Un estudio deberá iniciar y continuar solamente si los beneficios anticipados justifican los riesgos.

2.3 Los derechos, la seguridad y el bienestar de los sujetos de un estudio son las consideraciones más importantes y deben prevalecer sobre los intereses de la ciencia y la sociedad.

2.4 La información no clínica y clínica disponible sobre un producto en investigación deber ser adecuada para apoyar el estudio clínico propuesto.

2.5 Los estudios clínicos deben ser científicamente sólidos y estar descritos en un protocolo en forma clara y detallada.

2.6 Un estudio debe conducirse en cumplimiento con el protocolo que recibió previamente la aprobación/opinión favorable del consejo de revisión institucional (CRI)/ comité de ética independiente (CEI).

2.7 La atención médica proporcionada a los sujetos y las decisiones médicas tomadas en nombre de los sujetos debe ser siempre responsabilidad de un médico calificado o, cuando sea el caso, de un dentista calificado.

2.8 Cada individuo involucrado en la conducción de un estudio debe ser evaluado por su formación académica, adiestramiento y experiencia para realizar su(s) función(es) respectiva(s).

2.9 Debe obtenerse el consentimiento de informado voluntario de cada sujeto antes de que éste participe en el estudio clínico.

2.10 Toda la información clínica del estudio debe registrarse, manejarse y guardarse de manera tal que permita su reporte, interpretación y verificación de forma precisa.

2.11 Debe protegerse la confidencialidad de los registros que pudieran identificar a los sujetos, respetando las reglas de privacidad y confidencialidad, de acuerdo con los requerimientos regulatorios aplicables.

2.12 Los productos en investigación deben manufacturarse, manejarse y almacenarse de acuerdo con la Buena Práctica de Manufactura (BPM). Deben usarse de acuerdo con el protocolo aprobado.

2.13 Deben implementarse sistemas con procedimientos que garanticen la cantidad de cada aspecto del estudio.

3. CONSEJO DE REVISIÓN INSTITUCIONAL/COMITÉ DE ÉTICA INDEPENDIENTE (**CRI/CEI**)

3.1 Responsabilidades

3.1.1 Un CRI/CEI debe salvaguardar los derechos, la seguridad y el bienestar de todos los sujetos de un estudio. Se debe tener especial atención a los estudios que pueden involucrar a sujetos vulnerables.

3.1.2 El CRI/CEI deberá obtener los siguientes documentos: protocolo(s) de estudio/enmienda(s), forma(s) de consentimiento de informado escrita y actualizaciones de las formas de consentimiento que el investigador propone para su uso en el estudio, procedimientos de reclutamiento de sujetos (por ejemplo, anuncios), información escrita que se le proporcionará a los sujetos, Folleto del Investigador (FI), información disponible sobre seguridad, información sobre pagos y compensación disponibles para los sujetos, *curriculum vitae* actual del investigador y/u otra documentación que pruebe su capacidad y cualquier otro documento que el CRI/CEI pueda necesitar para cumplir con sus responsabilidades.

El CRI/CEI debe revisar un estudio clínico propuesto dentro de un tiempo razonable y documentar sus puntos de vista por escrito, identificando claramente el estudio, los documentos revisados y las fechas de lo siguiente:

- aprobación/opinión negativa; y
- modificaciones requeridas de su aprobación/opinión favorable;
- desaprobación/opinión negativa; y
- terminación/suspensión de cualquier aprobación/opinión favorable previa.

3.1.3 El CRI/CEI debe considerar la competencia del investigador para conducir el estudio propuesto, según lo documentado en un *curriculum vitae* actual y/o en cualquier otra documentación relevante que solicite el CRI/CEI.

3.1.4 El CRI/CEI debe realizar revisiones continuas de cada estudio en proceso, en intervalos apropiados de acuerdo al grado de riesgo para los sujetos, pero cuanto menos una vez al año.

3.1.5 El CRI/CEI puede solicitar que se les proporcione a los sujetos más información de la mencionada en el párrafo 4.8.10 cuando, a su juicio, la información adicional pudiera dar mayor relevancia a la protección de los derechos, seguridad y/o bienestar de los sujetos.

3.1.6 Cuando se vaya a realizar un estudio no terapéutico con el consentimiento del representante legalmente aceptado del sujeto (*véase 4.8.12, 4.8.14*), el CRI/CEI debe determinar que el protocolo propuesto y/o algún otro documento(s) especifique adecuadamente los intereses éticos relevantes y cumpla con los requerimientos regulatorios aplicables para dichos estudios.

3.1.7 Cuando el protocolo indique que el consentimiento previo del sujeto del estudio o del representante legalmente aceptado del sujeto no es posible (*véase 4.8.15*), el CRI/CEI debe determinar que el protocolo propuesto y/u otro documento(s) señale adecuadamente los intereses éticos relevantes y cumpla con los requerimientos regulatorios aplicables para dichos estudios (por ejemplo en situaciones de emergencia).

3.1.8 El CRI/CEI debe revisar tanto la cantidad como el método de pago a los sujetos para asegurarse de que no existan problemas de coerción o mala influencia en los sujetos del estudio. Los pagos al sujeto deberán ser prorrateados y no depender de que el sujeto termine el estudio.

3.1.9 El CRI/CEI debe asegurarse de que la información referente al pago a los sujetos, incluyendo los métodos, cantidades y programación esté estipulada en la forma de consentimiento de informado escrita y en cualquier otra información escrita que se le proporcione a los sujetos. Se debe especificar la forma en que será prorrateado el pago.

3.2 Composición, Funciones y Operación

3.2.1 El CRI/CEI deberá estar integrado por un número razonable de miembros que colectivamente tengan la capacidad y experiencia para revisar y evaluar la ciencia, aspectos médicos y la ética del estudio propuesto. Se recomienda que el CRI/CEI esté integrado por:

(a) Al menos cinco miembros

(b) Al menos un miembro cuya área primaria de interés sea una área no científica

(c) Al menos un miembro que sea independiente de la institución/sitio donde se llevará a cabo el estudio

Solamente los miembros del CRI/CEI que sean independientes del investigador y del patrocinador del estudio podrán votar/dar su opinión con respecto a un asunto relacionado con el estudio.

Se debe conservar una lista de los miembros del CRI/CEI y de su formación/competencia.

3.2.2 El CRI/CEI debe realizar sus funciones de acuerdo a procedimientos de operación escritos; debe mantener registros escritos de sus actividades y minutas de sus juntas y debe cumplir con la Buena Práctica Clínica y con los requerimientos regulatorios aplicables.

3.2.3 Un CRI/CEI debe tomar sus decisiones en juntas programadas en donde al menos esté presente el *quorum* estipulado en sus procedimientos de operación escritos.

3.2.4 Solamente los miembros del CRI/CEI que participen en la revisión y discusión deben votar/dar su opinión y/o asesoramiento.

3.2.5 El investigador puede proporcionar información sobre cualquier aspecto del estudio, pero no debe participar en las deliberaciones del CRI/CEI o en la votación/opinión de éste.

3.2.6 Un CRI/CEI puede invitar como apoyo a no miembros con experiencia en áreas especiales.

3.3 Procedimientos

EL CRI/CEI debe establecer, documentar por escrito y seguir sus procedimientos que deben incluir:

3.3.1 Determinación de su composición (nombres y formación/competencia de los miembros) y la autoridad bajo la que está establecida.

3.3.2 Programación, notificación a sus miembros y conducción de sus juntas.

3.3.3 Revisión inicial y continua de los estudios.

3.3.4 Determinación de la frecuencia de la revisión continua de los estudios, según sea el caso.

3.3.5 Proporcionar, de acuerdo a los requerimientos regulatorios aplicables, una revisión y aprobación/opinión favorable rápida de algún(os) pequeño(s) cambio(s) en los estudios que están en proceso y que cuenten con la aprobación/opinión favorable del CRI/CEI.

3.3.6 Especificación de que ningún sujeto debe ser admitido en un estudio antes de que el CRI/CEI emita su aprobación/opinión favorable por escrito del estudio.

3.3.7 Especificación de que no se debe realizar ninguna desviación o cambios al protocolo sin previa autorización/opinión favorable escrita del CRI/CEI, excepto cuando sea necesario eliminar de inmediato a los sujetos o cuando el(los) cambio(s)

involucre(n) solo aspectos logísticos o administrativos del estudio (por ejemplo, cambio de monitor(es), números telefónicos) (*véase 4.5.2*).

3.3.8 Especificación de que el investigador debe reportar de inmediato al CRI/CEI lo siguiente:

(a) Desviaciones o cambios del protocolo para eliminar peligros inmediatos a los sujetos del estudio (*véase 3.3.7, 4.5.2, 4.5.4*).

(b) Cambios que incrementan el riesgo para los sujetos y/o que afectan significativamente la conducción del estudio (*véase 4.10.2*).

(c) Todas las reacciones adversas medicamentosas (RAMs) que sean serias e inesperadas.

(d) Nueva información que pueda afectar en forma adversa la seguridad de los sujetos o la conducción del estudio.

3.3.9 Asegurar que el CRI/CEI notificará rápidamente por escrito al investigador/institución lo relativo a:

(a) Sus decisiones/opiniones relacionadas con el estudio

(b) Los motivos de sus decisiones/opiniones

(c) Procedimientos para apelar sus decisiones/opiniones

3.4 Registros

El CRI/CEI debe conservar todos los registros relevantes (por ejemplo, procedimientos escritos, lista de miembros, lista de afiliaciones de los miembros y su ocupación, documentos presentados, minutas de juntas y correspondencia) por un período de al menos 3 años después de terminar el estudio y hacerlos disponibles al momento de que la(s) autoridad(es) regulatoria(s) los solicite.

Los investigadores, patrocinadores o autoridades regulatorias podrán solicitar al CRI/CEI que proporcione sus procedimientos por escrito al igual que la lista de sus miembros.

4. INVESTIGADOR

4.1 Competencia del Investigador y Acuerdos

4.1.1 El(los) investigador(es) debe(n) ser apto(s) –por su formación académica, adiestramiento y experiencia– para asumir la responsabilidad de la conducción apropiada del estudio; debe(n) cumplir con todas las calificaciones especificadas por los requerimientos regulatorios aplicables y debe(n) proporcionar evidencia de dichas calificaciones a través de su *curriculum vitae* actualizado y/o cualquier otra documentación relevante solicitada por el patrocinador, el CRI/CEI y/o la(s) autoridad(es) regulatoria(s).

4.1.2 El investigador debe estar completamente familiarizado con el uso apropiado del (de los) producto(s) en investigación, según lo descrito en el protocolo, en el Folleto del Investigador vigente, en la información del producto y en otras fuentes de información proporcionadas por el patrocinador.

4.1.3 El investigador debe conocer y debe cumplir con los lineamientos de la BPC y los requerimientos regulatorios aplicables.

4.1.4 El investigador/institución debe(n) permitir que el patrocinador lleve a cabo un monitoreo y auditoría así como una inspección por parte de la(s) autoridad(es) regulatoria(s) apropiada(s).

4.1.5 El investigador debe mantener una lista de las personas apropiadamente calificadas a quien éste les haya delegado tareas significativas relacionadas con el estudio.

4.2 Recursos Adecuados

4.2.1 El investigador debe ser capaz de demostrar (por ejemplo, basado en datos retrospectivos) un potencial para incluir el número requerido de pacientes adecuados dentro del período de reclutamiento acordado.

4.2.2 El investigador debe tener tiempo suficiente para conducir y completar apropiadamente el estudio dentro del período acordado.

4.2.3 El investigador debe tener disponible un número suficiente de personal calificado e instalaciones adecuadas para la duración prevista del estudio con el objeto de conducir éste de manera apropiada y segura.

4.2.4 El investigador debe asegurarse de que todas las personas que participan en el estudio estén informadas adecuadamente sobre el protocolo, el (los) producto(s) de investigación así como de sus deberes y funciones relacionadas con el estudio.

4.3 Atención Médica a los Sujetos del Estudio

4.3.1 Un médico calificado (o dentista cuando sea el caso), que sea un investigador o sub-investigador del estudio debe ser responsable de todas las decisiones médicas (o dentales) relacionadas con el estudio.

4.3.2 Durante y después de la participación de un sujeto en un estudio, el investigador/institución debe(n) asegurarse de que se proporcione atención médica apropiada a un sujeto en caso de algún evento adverso, incluyendo valores de laboratorio clínicamente significativos, relacionado con el estudio. El investigador/institución debe(n) informar al sujeto cuando necesite atención médica por alguna(s) enfermedad(es) intercurrente(s) que haya(n) sido detectada(s).

4.3.3 Es recomendable que el investigador informe al médico de cabecera del sujeto sobre la participación de éste en el estudio, si es que el sujeto cuenta con un médico de cabecera y si está de acuerdo en que éste sea informado.

4.3.4 A pesar de que un sujeto no está obligado a dar razón(es) para retirarse prematuramente de un estudio, el investigador debe hacer un esfuerzo razonable para averiguar el(los) motivo(s), respetando completamente los derechos del sujeto.

4.4 Comunicación con el CRI/CEI

4.4.1 Antes de iniciar un estudio, el investigador/institución deberá(n) contar con la aprobación/opinión favorable, escrita y fechada, del CRI/CEI del protocolo de estudio, la forma de consentimiento de informado, escrita, las actualizaciones de la forma de consentimiento, procedimientos de reclutamiento de sujetos (por ejemplo, anuncios) y de cualquier otra información escrita que se le proporcionará a los sujetos.

4.4.2 Como parte de la solicitud escrita del investigador/institución al CRI/CEI, el investigador/institución deberá(n) proporcionar al CRI/CEI una copia vigente del Folleto del Investigador. Si el Folleto del Investigador se actualizara durante el estudio, el investigador/institución debe(n) proporcionar al CRI/CEI una copia actualizada.

4.4.3 Durante el estudio, el investigador/institución debe(n) proporcionar al CRI/CEI todos los documentos sujetos a revisión.

4.5 Cumplimiento con el Protocolo

4.5.1 El investigador/institución debe(n) conducir el estudio de acuerdo con el protocolo acordado por el patrocinador y, si fuera necesario, por la(s) autoridad(es) regulatoria(s) y al que se le otorgó aprobación/opinión favorable por parte del CRI/CEI. El investigador/institución y el patrocinador deberán firmar el protocolo o un contrato alternativo para confirmar su acuerdo.

4.5.2 El investigador no deberá implementar ninguna forma de desviación o cambios al protocolo sin previo acuerdo del patrocinador y una revisión previa y aprobación/opinión favorable documentada del CRI/CEI de una enmienda, excepto cuando sea necesario para eliminar peligro(s) inmediato(s) para los sujetos del estudio o cuando el(los) cambio(s) involucre(n) solo aspectos logísticos o administrativos del estudio (por ejemplo, cambio de monitor(es), cambio de número telefónico).

4.5.3 El investigador o la persona designada por el investigador deberá documentar y explicar cualquier desviación del protocolo aprobado.

4.5.4 El investigador puede realizar una desviación o un cambio del protocolo para eliminar peligro(s) inmediato(s) a los sujetos del estudio sin previa aprobación/opinión favorable del CRI/CEI. Tan pronto como sea posible, deben enviarse la desviación o el cambio implementado, las razones de esto y, si fuera apropiado, la(s) enmienda(s) propuesta del protocolo:

(a) al CRI/CEI para su revisión y aprobación/opinión favorable,
(b) al patrocinador para su aprobación y, si se requiera
(c) a la(s) autoridad(es) regulatoria(s).

4.6 Producto(s) en Investigación

4.6.1 La responsabilidad de llevar la contabilidad del(de los) producto(s) en investigación recae en el investigador.

4.6.2 Cuando se permita/sea requerido, el investigador/institución podrá/deberá asignar algunos o todos los deberes del investigador/institución –sobre la contabilidad del(de los) producto(s) de investigación en el sitio(s) donde se realiza el estudio– a un farmacéutico o a otra persona apropiada que esté bajo la supervisión del investigador/institución.

4.6.3 El investigador/institución y/o un farmacéutico u otra persona apropiada que sea designada por el investigador/institución, deberá mantener los registros de entrega del producto al sitio del estudio, el inventario en el sitio, el uso de cada sujeto y la devolución al patrocinador o disposición alterna del(de los) medicamento(s) sin visar. Estos registros deben incluir fechas, cantidades, números de lote/serie, fechas de caducidad (si aplicara) y los números de código único asignados al (a los) producto(s) en investigación y a los sujetos del estudio. Los investigadores deben mantener los registros que documenten adecuadamente que se les proporcionó a los sujetos las dosis especificadas por el protocolo y conciliar todo el(los) producto(s) en investigación que recibió del patrocinador.

4.6.4 El(los) producto(s) en investigación debe(n) almacenarse de acuerdo a lo especificado por el patrocinador (*véase 5.13.2 y 5.14.3*) y de acuerdo con los requerimientos regulatorios aplicables.

4.6.5 El investigador debe asegurarse de que el(los) producto(s) en investigación se use(n) solamente de acuerdo con el protocolo aprobado.

4.6.6 El investigador o una persona designada por el investigador/institución debe explicar el uso correcto del(de los) producto(s) en investigación a cada sujeto y debe verificar en intervalos apropiados para el estudio, que cada sujeto esté siguiendo las instrucciones en forma apropiada.

4.7 Procesos de Asignación Aleatoria y Rompimiento del Cegamiento

El investigador debe seguir los procedimientos de asignación aleatoria del estudio, si los hubiera, y deberá asegurarse de que el código solamente se abra en conformidad con el protocolo. Si el estudio es ciego, el investigador debe documentar y explicar rápidamente al patrocinador cualquier rompimiento prematuro del código (por ejemplo, rompimiento accidental, rompimiento por un evento adverso serio) del producto(s) en investigación.

4.8 Consentimiento de Informado de los Sujetos del Estudio

4.8.1 Al obtener y documentar el consentimiento de informado, el investigador debe cumplir con los requerimientos regulatorios aplicables y deberá apegarse a la BPC y a los principios éticos que tienen su origen en la Declaración de Helsinki. Antes de iniciarse el estudio, el investigador deberá contar con la aprobación/opinión favorable escrita del CRI/CEI de la forma de consentimiento de informado escrita y de cualquier otra información escrita que se le proporcionará a los sujetos.

4.8.2 La forma de consentimiento de informado escrita y cualquier otra información escrita que se les vaya a proporcionar a los sujetos deberán ser revisadas cuando surja información nueva que pueda ser relevante para el consentimiento del sujeto. Cualquier forma de consentimiento de informado escrita e información escrita revisada(s) deberá(n) contar con la aprobación/opinión favorable del CRI/CEI antes de que se use(n). El sujeto o el representante legalmente aceptado del sujeto deberá ser informado de manera oportuna si surgiera alguna información nueva que pudiera ser relevante para el deseo del sujeto de continuar su participación en el estudio. La comunicación de esta información debe ser documentada.

4.8.3 Ni el investigador, ni el personal del estudio deberán obligar, ejercer coerción o influenciar indebidamente a un sujeto para participar o continuar su participación en un estudio.

4.8.4 Ninguna información verbal y escrita referente al estudio, incluyendo la forma de consentimiento de informado escrita, deberá incluir lenguaje que ocasione que el sujeto o el representante legalmente aceptado del sujeto renuncie o parezca renunciar a cualquier derecho legal, o que libere o parezca liberar al investigador, a la institución, al patrocinador o a sus representantes de cualquier responsabilidad por negligencia.

4.8.5 El investigador o una persona designada por el investigador deberá informar completamente al sujeto o, si el sujeto no puede dar el consentimiento de informado a su representante legalmente aceptado, sobre todos los aspectos pertinentes del estudio incluyendo la información escrita y la aprobación/opinión favorable por parte del CRI/CEI.

4.8.6 El lenguaje utilizado en la información escrita y verbal sobre el estudio, incluyendo la forma de consentimiento de informado escrita, deberá ser práctica y no técnica y el sujeto, su representante legalmente aceptado y el testigo imparcial, cuando sea el caso, deberán comprenderla.

4.8.7 Antes de que se obtenga el consentimiento de informado, el investigador o una persona designada por el investigador, deberá proporcionar al sujeto o a un representante legalmente aceptado tiempo suficiente y la oportunidad de preguntar sobre los detalles del estudio y para decidir si va a participar o no en el mismo. Todas las preguntas sobre el estudio deberán responderse a satisfacción del sujeto o de su representante legalmente aceptado.

4.8.8 Antes de que un sujeto participe en el estudio, la forma de consentimiento de informado escrita debe ser firmada y fechada personalmente por el sujeto o por su representante legalmente aceptado y por la persona que condujo la discusión del consentimiento de informado.

4.8.9 Si un sujeto no puede leer o si su representante legalmente aceptado tampoco puede leer, deberá estar presente un testigo imparcial durante toda la discusión del consentimiento de informado. Después de que la forma de consentimiento de informado escrita y, cualquier otra información escrita proporcionada a los sujetos haya sido leída y explicada al sujeto o a su representante legal y después de que el sujeto o su representante legalmente aceptado haya dado su consentimiento verbal para su participación en el estudio y, si es capaz de hacerlo, haya firmado y fechado personalmente la forma de consentimiento de informado, el testigo deberá firmar y fechar personalmente esta forma. Al firmar la forma de consentimiento, el testigo certifica que la información en ésta y cualquier información escrita fue explicada con precisión y aparentemente fue comprendida por el sujeto o por su representante legalmente aceptado y que el sujeto o su representante legalmente aceptado dio voluntariamente su consentimiento de informado.

4.8.10 Tanto la discusión del consentimiento de informado como la forma de consentimiento de informado escrita y cualquier otra información escrita que se le vaya a proporcionar a los sujetos, deberá incluir explicaciones de lo siguiente:

(a) Que el estudio involucra investigación

(b) El objetivo del estudio

(c) Tratamiento(s) del estudio y la probabilidad de una asignación aleatoria a cada tratamiento

(d) Los procedimientos del estudio que se van a seguir, incluyendo todos los procedimientos invasivos

(e) Las responsabilidades del sujeto

(f) Los aspectos del estudio que sean experimentales

(g) Los riesgos o inconveniencias razonablemente previstos para el sujeto y, cuando sea el caso, para el embrión, feto o lactante

(h) Los beneficios razonablemente esperados. Cuando no se pretende un beneficio clínico para el sujeto, él/ella tendrán que ser conscientes de esto

(i) Procedimiento(s) o tratamiento(s) alternativo(s) disponible(s) para el sujeto y sus beneficios y riesgos potenciales importantes

(j) La compensación y/o tratamiento disponible para el sujeto en el caso de una lesión relacionada con el estudio

(k) El pago prorrateado anticipado al sujeto, si lo hubiera, por participar en el estudio

(l) El pago de los gastos anticipados al sujeto, si los hubiera, por participar en el estudio

(m) Que la participación del sujeto en el estudio es voluntaria y que el sujeto puede rehusarse a participar o retirarse del estudio en cualquier momento sin penalización o pérdida de los beneficios a los que tiene derecho

(n) Que se les permitirá el acceso directo a monitor(es), auditor(es), al CRI/CEI y a la(s) autoridad(es) regulatoria(s) a los registros médicos originales del sujeto para verificación de los procedimientos y/o datos del estudio clínico, sin violar la confidencialidad del sujeto hasta donde lo permitan las leyes y regulaciones aplicables y que, al firmar una forma de consentimiento de informado escrita, el sujeto o su representante legalmente aceptado está autorizando dicho acceso

(o) Que los registros que identifican al sujeto se mantendrán en forma confidencial y, hasta donde lo permitan las leyes y/o regulaciones aplicables, no se harán del conocimiento público. Si los resultados del estudio se publican, la identidad del sujeto se mantendrá confidencial

(p) Que el sujeto o su representante legalmente aceptado será informado de manera oportuna si surgiera alguna información que pudiera ser relevante para el deseo del sujeto de continuar su participación en el estudio

(q) La(s) persona(s) a contactar para mayor información referente al estudio y a los derechos de los sujetos del estudio y a quien contactar en caso de algún daño relacionado con el estudio

(r) Las circunstancias y/o razones previstas bajo las que se puede dar por terminada la participación del sujeto en el estudio

(s) La duración esperada de la participación del sujeto en el estudio

(t) El número aproximado de sujetos involucrados en el estudio

4.8.11 Antes de participar en el estudio, el sujeto o su representante legalmente aceptado deberá recibir una copia de la forma de consentimiento de informado firmada y fechada y cualquier otra información escrita que se proporcione a los sujetos. Durante la participación de un sujeto en el estudio, éste o su representante legalmente aceptado, deberá recibir una copia de las actualizaciones de la forma (el consentimiento), firmada y fechada, y una copia de cualquier enmienda a la información escrita proporcionada a los sujetos.

4.8.12 Cuando un estudio clínico (terapéutico o no terapéutico) incluya sujetos que solo pueden ser incluidos en el estudio con el consentimiento del representante legalmente aceptado del sujeto (por ejemplo, menores o pacientes con demencia severa), el sujeto deberá ser informado sobre el estudio, hasta donde sea compatible con su entendimiento y, si fuera éste capaz, deberá firmar y fechar personalmente el consentimiento de informado escrito.

4.8.13 Excepto por lo descrito en el punto 4.8.14, un estudio no terapéutico (por ejemplo, un estudio en el que no hay beneficio clínico directo anticipado para el sujeto) debe ser conducido en sujetos que personalmente den su consentimiento y que firmen y fechen la forma de consentimiento de informado escrita.

4.8.14 Los estudios no terapéuticos pueden conducirse en sujetos con consentimiento de un representante legalmente aceptado siempre y cuando se cumplan las siguientes condiciones:

(a) Los objetivos del estudio no se pueden alcanzar por medio de un estudio en sujetos que puedan dar su consentimiento de informado personalmente.

(b) Los riesgos predecibles para los sujetos son mínimos.
(c) El impacto negativo en el bienestar del sujeto se ha minimizado.
(d) El estudio no está prohibido por la ley.
(e) La aprobación/opinión favorable CRI/CEI se obtuvo expresamente para la inclusión de dichos sujetos y la aprobación/opinión favorable escrita cubre este aspecto.
Dichos estudios, a menos que se justifique una excepción, deberán ser conducidos en pacientes que padezcan una enfermedad o condición para la que el producto en investigación esté propuesto. Los sujetos en estos estudios deberán ser monitoreados muy de cerca y deben ser retirados del estudio si pareciera que están indebidamente en peligro.

4.8.15 En situaciones de emergencia, cuando no sea posible obtener el consentimiento previo del sujeto, se deberá pedir el consentimiento del representante legalmente aceptado, si lo hubiera. Cuando no sea posible el consentimiento previo del sujeto y su representante legalmente aceptado no esté disponible, la inclusión del sujeto requerirá de las medidas descritas en el protocolo y/o en otra parte con la aprobación/opinión favorable documentada del CRI/CEI, para proteger los derechos, seguridad y bienestar del mismo y para asegurar el cumplimiento con los requerimientos regulatorios aplicables. El sujeto o su representante legalmente aceptado deberá ser informado sobre el estudio tan pronto como sea posible y se solicitará el consentimiento para continuar y otro consentimiento según sea el caso (*véase 4.8.10*).

4.9 Registros e Informes

4.9.1 El investigador deberá asegurarse de que los datos reportados al patrocinador en los FRCs y en todos los informes requeridos sean precisos y legibles y estén completos y actualizados.

4.9.2 Los datos reportados en el FRC que se deriven de los documentos fuente deberán ser consistentes con los documentos fuente o se deberán explicar las discrepancias.

4.9.3 Cualquier cambio o corrección a un FRC deberá ser fechado, inicializado y explicado (si fuera necesario) y no deberá cubrir el registro original (por ejemplo, se debe mantener un seguimiento de la auditoría; esto se aplica para los cambios o correcciones escritas y electrónicas (*véase 5.18.4 (n)*). Los patrocinadores deberán instruir a los investigadores y/o a los representantes designados de los investigadores para hacer estas correcciones. Los patrocinadores deberán contar con procedimientos escritos para asegurarse que los cambios o correcciones en los FRCs hechos por los representantes designados del patrocinador estén documentados, sean necesarios y el investigador los endose. El investigador deberá guardar registros de los cambios y correcciones.

4.9.4 El investigador/institución deberá mantener los documentos del estudio según lo especificado en los Documentos Esenciales para la Conducción de un Estudio Clínico (*véase sección 8*) y según lo estipulado por los requerimientos regulatorios aplicables. El investigador/institución deberá(n) tomar medidas para prevenir una destrucción accidental o prematura de estos documentos.

4.9.5 Los documentos esenciales deberán guardarse por lo menos hasta 2 años después de la última aprobación de una solicitud de comercialización en una región CIARM y hasta que no haya solicitudes de comercialización contempladas o pendientes en una de estas regiones o hasta que hayan transcurrido al menos 2 años desde la suspensión formal del desarrollo clínico del producto en investigación. Sin embargo, estos documentos deberán guardarse por un período más largo si así lo estipulan los requerimientos regulatorios aplicables o por un acuerdo con el patrocinador. Es la responsabilidad del patrocinador el informar al investigador/institución a partir de cuándo ya no necesitan guardarse estos documentos (*véase 5.5.12*).

4.9.6 Los aspectos financieros del estudio deberán documentarse en un acuerdo entre el patrocinador y el investigador/institución.

4.9.7 A petición del monitor, auditor, CRI/CEI o autoridad regulatoria, el investigador/ institución deberá tener disponibles para su acceso directo todos los registros requeridos relacionados con el estudio.

4.10 Informes de Avance

4.10.1 El investigador deberá presentar al CRI/CEI resúmenes escritos del estatus del estudio en forma anual o con mayor frecuencia si así lo solicitara el CRI/CEI.

4.10.2 El investigador deberá presentar inmediatamente reportes escritos al patrocinador, al CRI/CEI (*véase 3.3.8*) y, cuando aplique, a la institución sobre cualquier cambio significativo que afecte la conducción del estudio y/o incremente los riesgos para los sujetos.

4.11 Informe de Seguridad

4.11.1 Todos los eventos adversos serios (EAS) deberán reportarse inmediatamente al patrocinador excepto aquellos EAS que el protocolo u otro documento (por ejemplo, Folleto del Investigador) identifica como que no necesitan un reporte inmediato. Los reportes inmediatos deberán ser seguidos por medio de reportes escritos detallados. Los reportes inmediatos y de seguimiento deberán identificar a los sujetos por los números de código único asignados a los sujetos del estudio en lugar de los nombres del sujeto, números de identificación personal y/o direcciones. El investigador deberá también cumplir con los requerimientos regulatorios aplicables relacionados con el reporte de reacciones adversas medicamentosas serias inesperadas a la(s) autoridad(es) regulatoria(s) y al CRI/CEI.

4.11.2 Los eventos adversos y/o anormalidades de laboratorio identificadas en el protocolo como críticas para las evaluaciones de seguridad se deben reportar al patrocinador de acuerdo a los requerimientos de informe y, dentro de los períodos de tiempo especificados por el patrocinador en el protocolo.

4.11.3 Para los fallecimientos reportados, el investigador deberá proporcionar al patrocinador y al CRI/CEI cualquier información adicional que se solicite (por ejemplo, informes de autopsia e informes médicos de egreso).

4.12 Terminación o Suspensión Prematura de un Estudio

Si el estudio se termina o se suspende prematuramente por cualquier razón, el investigador/institución deberá informar rápidamente a los sujetos del estudio, deberá asegurar un tratamiento y un seguimiento apropiado para los sujetos y, cuando lo estipule un requerimiento regulatorio, deberá informar a la(s) autoridad(es) correspondiente(s). Además:

4.12.1 Si el investigador termina o suspende un estudio sin previo acuerdo del patrocinador, el investigador deberá informar a la institución, cuando sea el caso, y el investigador/institución deberá(n) informar inmediatamente al patrocinador y al CRI/CEI y deberá(n) proporcionar al patrocinador y al CRI/CEI una explicación por escrito detallada de esta determinación.

4.12.2 Si el patrocinador termina o suspende un estudio (*véase 5.21*), el investigador deberá informar inmediatamente a la institución cuando sea el caso y el investigador/institución informará al CRI/CEI y le entregará por escrito una explicación detallada de esta determinación.

4.12.3 Si el CRI/CEI termina o retira su aprobación/opinión favorable de un estudio (*véase 3.1.2 y 3.3.9*), el Investigador deberá informar a la institución cuando aplique y el investigador/institución deberá notificar de inmediato al patrocinador y le entregará por escrito una explicación detallada de esta determinación.

4.13 Informe(s) Final(es) por parte del Investigador

Al terminar el estudio, el investigador, cuando aplique, deberá informar a la institución, el investigador/institución deberá(n) proporcionar al CRI/CEI un resumen del resultado del estudio y a la(s) autoridad(es) regulatoria(s) cualquier informe que se solicite.

5. PATROCINADOR

5.1 Aseguramiento de la Calidad y Control de Calidad

5.1.1 El patrocinador es responsable de implementar y mantener sistemas para un aseguramiento de la calidad y control de calidad con Procedimientos Estándar de Operación escritos para asegurar que los estudios sean conducidos y los datos sean generados, documentados (registrados) y reportados en cumplimiento con el protocolo, la BPC y requerimiento(s) regulatorio(s) aplicable(s).

5.1.2 El patrocinador es responsable de asegurar un acuerdo entre todas las partes involucradas para que se garantice el acceso directo (*véase 1.1*) a los sitos relacionados con el estudio, datos/documentos fuente e informes, con el objeto de que el patrocinador pueda realizar un monitoreo y auditoría y las autoridades regulatorias domésticas y extranjeras puedan efectuar una inspección.

5.1.3 El control de calidad deberá aplicarse a cada etapa del manejo de datos para asegurar que éstos sean confiables y que se han procesado correctamente.

5.1.4 Todos los acuerdos realizados por el patrocinador con el investigador/institución y con cualquier otra parte involucrada en el estudio clínico, deberán ser por escrito, como parte del protocolo o en un acuerdo por separado.

5.2 Organización de Investigación por Contrato (OIC)

5.2.1 Un patrocinador puede transferir cualquiera o todas sus tareas y funciones relacionadas con el estudio a una OIC, pero la responsabilidad final de la calidad e integridad de los datos del estudio siempre recae en el patrocinador. La OIC deberá implementar un aseguramiento de la calidad y un control de calidad.

5.2.2 Se deberá especificar por escrito cualquier tarea y función relacionada con el estudio que sea transferida y asumida por una OIC.

5.2.3 Cualquier tarea y función relacionada con el estudio que no sea específicamente transferida a y asumida por una OIC será retenida por el patrocinador.

5.2.4 Todas las referencias que se hacen al patrocinador en estos lineamientos, también se aplican para la OIC hasta donde ésta haya asumido las tareas y funciones del patrocinador relacionadas con el estudio.

5.3 Expertos Médicos

El patrocinador deberá designar apropiadamente personal médico calificado que esté disponible para dar asesoría en cuanto a las preguntas o problemas médicos relacionados con el estudio. Si fuera necesario, se podrá(n) designar consultor(es) externo(s) para este propósito.

5.4 Diseño del Estudio

5.4.1 El patrocinador deberá emplear individuos calificados (por ejemplo, bioestadísticos, farmacólogos clínicos y médicos) según sea el caso, en todas las etapas del proceso del estudio, desde el diseño del protocolo y FRCs y la planificación de los análisis, hasta el análisis y la preparación del informe intermedio y final del estudio clínico.

5.4.2 Para mayor información véase: Protocolo de Estudio Clínico y Enmienda(s) al Protocolo (sección 6), la Guía de la Conferencia Internacional de Armonización para la Estructura y Contenido de los Informes de Estudios Clínicos y otros lineamientos apropiados de la CIARM sobre el diseño, el protocolo y la conducción de un estudio.

5.5 Administración del Estudio, Manejo de Datos y Custodia de Registros

5.5.1 El patrocinador deberá emplear individuos calificados apropiados para supervisar la conducción global de un estudio, manejar y verificar los datos, realizar los análisis estadísticos y preparar los informes del estudio.

5.5.2 El patrocinador puede considerar el establecer un comité independiente de monitoreo de datos (CIMD) para evaluar en intervalos el progreso de un estudio clínico, incluyendo los datos de seguridad y los puntos críticos para evaluar eficacia y para recomendar al patrocinador si continuar, modificar o detener el estudio. El CIMD deberá contar con procedimientos de operación escritos y conservar registros escritos de todas sus reuniones.

5.5.3 Cuando se utilicen sistemas de manejo electrónico de datos del estudio y/o sistemas electrónicos remotos de datos del estudio, el patrocinador deberá:

(a) Asegurar y documentar que el(los) sistema(s) electrónicos de procesamiento de datos esté(n) en conformidad con los requerimientos establecidos del patrocinador en cuanto a la integridad, exactitud, confiabilidad y consistencia en la ejecución propuesta (por ejemplo, validación).

(b) Mantener los PEOs para usar estos sistemas.

(c) Asegurar que los sistemas estén diseñados para permitir cambios en los datos, de tal forma que éstos se documenten y que no se borren los datos registrados (por ejemplo, mantener un seguimiento de las ediciones, de los datos y de la auditoría).

(d) Mantener un sistema de seguridad que impida el acceso no autorizado a los datos.

(e) Mantener una lista de las personas autorizadas para realizar cambios en los datos (*véase 4.1.5 y 4.9.3*).

(f) Mantener un respaldo adecuado de los datos.

(g) Salvaguardar el cegamiento, si lo hubiera (por ejemplo, mantener el cegamiento durante la captura de datos y el procesamiento).

5.5.4 Si los datos se transforman durante el procesamiento, siempre deberá ser posible comparar los datos y observaciones originales con los datos procesados.

5.5.5 El patrocinador deberá utilizar código de identificación de sujetos inequívoco (*véase 1.13*) que permita la identificación de todos los datos reportados de cada sujeto.

5.5.6 El patrocinador u otros propietarios de los datos deberán conservar todos los documentos esenciales específicos del patrocinador pertenecientes al estudio (*véase sección 8. Documentos Esenciales para la Conducción de un Estudio Clínico*).

5.5.7 El patrocinador deberá conservar todos los documentos esenciales específicos del patrocinador de conformidad con el(los) requerimiento(s) regulatorio(s) aplicable(s) del país o países donde se apruebe el producto y/o donde el patrocinador pretende solicitar la(s) aprobación(es).

5.5.8 Si el patrocinador suspende el desarrollo clínico de un producto en investigación (por ejemplo, para alguna o todas las indicaciones, vías de administración o formas de dosificación), deberá conservar todos los documentos esenciales específicos del patrocinador durante al menos 2 años después de la suspensión formal o en conformidad con el (los) requerimiento(s) regulatorio(s) aplicable(s).

5.5.9 Si el patrocinador suspende el desarrollo clínico de un producto en investigación, deberá notificarlo a todos los investigadores/instituciones del estudio y a todas las autoridades regulatorias.

5.5.10 Cualquier transferencia de la propiedad de los datos deberá informarse a la(s) autoridad(es) apropiada(s), según lo estipule(n) el(los) requerimientos regulatorio(s) aplicable(s).

5.5.11 Los documentos esenciales específicos del patrocinador deberán guardarse hasta al menos 2 años después de la última aprobación de una solicitud de comercialización en una región CIARM y hasta que no existan solicitudes de comercialización contempladas o pendientes en una de estas regiones o hasta que hayan transcurrido al menos 2 años desde la suspensión formal del desarrollo clínico del producto en investigación. Sin embargo, estos documentos deberán guardarse por un período mayor si lo estipulara(n) el(los) requerimiento(s) regulatorio(s) aplicable(s) o si lo necesitara el patrocinador.

5.5.12 El patrocinador deberá informar por escrito al(a los) investigador(es)/institución(es) de la necesidad de mantener los registros y deberá notificar al(a los) investigador(es)/institución(es) por escrito cuando ya no se requieran los registros relacionados con el estudio.

5.6 Selección del Investigador

5.6.1 El patrocinador es responsable de seleccionar al(a los) investigador(es) institución(es). Cada investigador deberá ser calificado por su adiestramiento y experiencia y deberá contar con los recursos adecuados (*véase 4.1 y 4.2*) para conducir apropiadamente el estudio para el que fue seleccionado. Si en estudios multicéntricos se piensa utilizar la organización de un comité coordinador y/o selección de investigador(es) coordinador(es), esta organización y/o selección son responsabilidad del patrocinador.

5.6.2 Antes de llegar a un acuerdo con un investigador/institución para conducir un estudio, el patrocinador deberá proporcionar al(a los) investigador(es)/institución(es) el protocolo y un ejemplar del Folleto del Investigador actualizado y le dará suficiente tiempo para revisar el protocolo y la información proporcionada.

5.6.3 El patrocinador deberá obtener un acuerdo del investigador/institución para:

(a) conducir el estudio de conformidad con la BPC, el(los) requerimiento(s) regulatorio(s) aplicable(s) (*véase 4.1.3*) y con el protocolo acordado por el patrocinador y al que el CRI/CEI le otorgó su aprobación/opinión favorable (*véase 4.5.1*);

(b) cumplir con los procedimientos de registro/reporte de datos;

(c) permitir el monitoreo, auditoría e inspección (*véase 4.1.4*) y

(d) conservar los documentos esenciales relacionados con el estudio hasta que el patrocinador informe al investigador/institución de que dichos documentos ya no se necesitan (*véase 4.9.4 y 5.5.12*). El patrocinador y el investigador/institución deberán firmar el protocolo o un documento alterno para confirmar este acuerdo.

5.7 Asignación de Tareas y Funciones

Antes de iniciar un estudio, el patrocinador debe definir, establecer y asignar todas las tareas y funciones relacionadas con él.

5.8 Compensación para los Sujetos e Investigadores

5.8.1 Si así lo estipulara(n) el(los) requerimiento(s) regulatorio(s) aplicable(s), el patrocinador deberá dar un seguro o deberá indemnizar (cobertura legal y financiera) al investigador/institución contra demandas que surjan del estudio, excepto por aquellas que se deriven de mala práctica y/o negligencia.

5.8.2 Las políticas y procedimientos del patrocinador deberán contemplar los costos del tratamiento de los sujetos del estudio en el caso de daños relacionados con el mismo, de conformidad con el(los) requerimiento(s) regulatorio(s) aplicable(s).

5.8.3 Cuando los sujetos del estudio reciban compensación, el método y la forma de ésta deberán cumplir con el(los) requerimiento(s) regulatorio(s) aplicable(s).

5.9 Financiamiento

Los aspectos financieros del estudio deben estar documentados en un acuerdo entre el patrocinador y el investigador/institución.

5.10 Notificación/Sometimiento a la Autoridad(es) Regulatoria

Antes de iniciar el(los) estudio(s) clínico(s), el patrocinador (o el patrocinador y, el investigador), si lo estipulan los lineamientos regulatorios aplicables, deberá(n) presentar cualquier solicitud necesaria a la(s) autoridad(es) apropiada(s) para revisión, aceptación y/o permiso (según lo requerido por el(los) requerimiento(s) regulatorio(s) aplicable(s) para iniciar el(los) estudio(s). Cualquier notificación/sometimiento deberá estar fechada y debe incluir la información suficiente para identificar el protocolo.

5.11 Confirmación tic Revisión por parte del CRI/CEI

5.11.1 El patrocinador deberá obtener del investigador/institución:

(a) El nombre y la dirección del CRI/CEI del investigador/institución

(b) Una declaración del CRI/CEI de que está organizado y opera de acuerdo a la BPC y a las leyes y regulaciones aplicables

(c) Aprobación/opinión favorable del CRI/CEI documentada y, si el patrocinador lo solicita, una copia actual del protocolo, forma(s) de consentimiento de informado escrita y cualquier otra información escrita que se le proporcionará a los sujetos, procedimientos de reclutamiento de sujetos y documentos relacionados con los pagos y compensación disponibles para los sujetos y cualquier otro documento que el CRI/CEI haya solicitado.

5.11.2 Si el CRI/CEI condiciona su aprobación/opinión favorable a algún cambio(s) en cualquier aspecto del estudio, tal como modificación(es) del protocolo, de la forma de consentimiento de informado escrita y en cualquier información escrita que le será proporcionada a los sujetos y/o a otros procedimientos, el patrocinador deberá solicitar al investigador/institución una copia de la(s) modificación(es) realizada(s) y la fecha en que el CRI/CEI otorgó su aprobación/opinión favorable.

5.11.3 El patrocinador deberá obtener del investigador/institución la documentación y las fechas de cualquier reaprobación/reevaluación con opinión favorable del CRI/CEI y de cualquier retiro o suspensión de la aprobación/opinión favorable.

5.12 Información sobre el Producto(s) en Investigación

5.12.1 Al planear los estudios, el patrocinador deberá asegurarse de que estén disponibles los datos de seguridad y eficacia de estudios no clínicos y/o estudios clínicos para sustentar la administración de éste en seres humanos por la vía, a las dosis, durante el período de tiempo y en la población del estudio que se van a investigar.

5.12.2 El patrocinador deberá actualizar el Folleto del Investigador tan pronto como surja información nueva significativa (*véase sección 7. Folleto del Investigador*).

5.13 Manufactura, Empaque, Etiquetado y Codificación del Producto(s) en Investigación

5.13.1 El patrocinador deberá asegurarse de que el(los) producto(s) en investigación (incluyendo comparador(es) activo y placebo, si aplicara) sea(n) identificado(s) apropiadamente de acuerdo a la etapa de desarrollo del(de los) producto(s), sea(n) manufacturado(s) de acuerdo con cualquier procedimiento de Buena Práctica de Manufactura (BPM) aplicable y codificado(s) y etiquetado(s) de tal forma que se proteja el cegamiento, si éste fuera el caso. Además, el etiquetado deberá cumplir con el(los) requerimiento(s) regulatorio(s) aplicable(s).

5.13.2 El patrocinador deberá determinar, para el(los) producto(s) en investigación, las temperaturas, mediciones (por ejemplo, protegido de la luz) tiempos de almacenamiento aceptables, líquidos reconstituyentes y procedimientos y equipo para infusión si lo hubiera. El patrocinador debe informar a todas las partes involucradas (por ejemplo, monitores, investigadores, farmacéuticos, gerentes de almacén) de estas determinaciones.

5.13.3 El(los) producto(s) en investigación deberá(n) empacarse para prevenir su contaminación o un deterioro inaceptable durante el transporte y almacenamiento.

5.13.4 En estudios clínicos, el sistema de codificación para el(los) producto(s) en investigación deberá incluir un mecanismo que permita una rápida identificación del(de los) producto(s) en caso de una emergencia. médica, pero que no permita rompimientos no detectables del cegamiento.

5.13.5 Si se realizan cambios significativos en la formulación del(de los) producto(s) de investigación o del(de los) producto(s) comparador(es) durante el desarrollo clínico, los resultados de cualquier estudio adicional del(de los) producto(s) formulado(s) (por ejemplo, estabilidad, velocidad de disolución, biodisponibilidad) necesarios para evaluar si estos cambios alterarían significativamente el perfil farmacocinético del producto, deberán estar disponibles antes de utilizar la nueva formulación en estudios clínicos.

5.14 Suministro y Manejo del Producto(s) en Investigación

5.14.1 El patrocinador es responsable de suministrar al(a los) investigador(es)/institución(es) el(los) producto(s) en investigación.

5.14.2 El patrocinador no deberá suministrar el(los) producto(s) en investigación al investigador/institución hasta que el patrocinador obtenga toda la documentación requerida (por ejemplo, aprobación/opinión favorable del CRI/CEI y autoridad(es) regulatoria(s).

5.14.3 El patrocinador deberá asegurarse de que los procedimientos escritos incluyan instrucciones que el investigador/institución debe seguir para el manejo y almacenamiento del(de los) producto(s) en investigación para el estudio y su documentación. Los procedimientos deben señalar la recepción adecuada y segura, el manejo, almacenamiento, entrega, recolección de producto no usado por los sujetos y la devolución del producto de investigación no usado al patrocinador (o disposición alternativa si fuese autorizada por el patrocinador y en cumplimiento con los requerimientos regulatorios aplicables).

5.14.4 El patrocinador deberá:

(a) Asegurar la entrega oportuna del(de los) producto(s) de investigación al(a los) investigador(es).

(b) Mantener registros que documenten el envío, la recepción, disposición, devolución y destrucción del producto(s) de investigación (*véase sección 8. Documentos Esenciales para la Conducción de un Estudio Clínico*).

(c) Mantener un sistema para la recuperación de los productos de investigación y documentar esta recuperación (por ejemplo por devolución de producto deficiente, reclamación después de terminar el estudio, reclamación por producto caduco).

(d) Mantener un sistema para la disposición del(de los) producto(s) de investigación sin usar y para la documentación de esta disposición.

5.14.5 El patrocinador deberá:

(a) Tomar las medidas necesarias para asegurar que el(los) producto(s) en investigación se mantenga(n) estable(s) durante el periodo de uso.

(b) Mantener cantidades suficientes del(de los) producto(s) en investigación utilizado(s) en los estudios para reconfirmar las especificaciones, si esto fuera necesario y mantener registros de los análisis de la muestra de un lote y características. Hasta donde lo permita la estabilidad del producto, se deberán mantener muestras, ya sea hasta que se complete el análisis de los datos del estudio o de acuerdo al requerimiento regulatorio aplicable, lo que represente el periodo más extenso de retención.

5.15 Acceso a los Registros

5.15.1 El patrocinador deberá asegurarse de que esté especificado en el protocolo o en otro acuerdo escrito, que el(los) investigador(es)/institución(es) debe(n) permitir el acceso directo a los datos/documentos fuente para el monitoreo, auditorías, revisión del CRI/CEI e inspección regulatoria relacionada con el estudio.

5.15.2 El patrocinador deberá verificar que cada sujeto haya dado su consentimiento por escrito para que se tenga acceso directo a sus registros médicos originales para el monitoreo, auditoría, revisión del CRI/CEI e inspección regulatoria relacionada con el estudio.

5.16 Información de Seguridad

5.16.1 El patrocinador es responsable de la evaluación de seguridad del(de los) producto(s) en investigación.

5.16.2 El patrocinador deberá notificar de inmediato al(a los) investigador(es)/ institución(es) interesado(s) y a la autoridad(es) regulatoria(s) de hallazgos que pudieran afectar de manera adversa la seguridad de los sujetos, tengan impacto en la conducción del estudio o alteren la aprobación/opinión favorable del CRI/CEI para continuar el estudio.

5.17 Reporte de Reacciones Adversas Medicamentosas

5.17.1 El patrocinador debe reportar inmediatamente al(a los) investigador(es)/institución(es) interesada(s), al(a los) CRI/CEI(s), cuando se requiera, y a la(s) autoridad(es) regulatoria(s) de todas las reacciones adversas medicamentosas (RAMs) que sean serias e inesperadas.

5.17.2 Dichos reportes inmediatos deberán cumplir con el(los) requerimiento(s) regulatorio(s) aplicable(s) y con la Guía de la CIARM para el Manejo de Datos Clínicos de Seguridad: Definiciones y Estándares de Reportes Inmediatos.

5.17.3 El patrocinador deberá enviar a la(s) autoridad(es) regulatoria(s) todas las actualizaciones y reportes periódicos de seguridad, según lo estipulado por el(los) requerimiento(s) regulatorio(s) aplicable(s).

5.18 Monitoreo

5.18.1 Objetivo

Los objetivos del monitoreo de un estudio son verificar que:

(a) Los derechos y el bienestar de los seres humanos estén protegidos.

(b) Los datos reportados del estudio estén completos, sean precisos y se puedan verificar de los documentos fuente.

(c) La conducción del estudio esté en conformidad con el protocolo/enmienda(s), aprobado(s), con la BPC y con el (los) requerimiento(s) regulatorio(s) aplicable(s).

5.18.2 Selección y Calificaciones de los Monitores

(a) El patrocinador deberá asignar a los monitores.

(b) Los monitores deben ser adiestrados apropiadamente y deberán tener el conocimiento científico y/o clínico necesario para monitorizar un estudio adecuadamente. Se deben documentar las aptitudes del monitor.

(c) Los monitores deberán estar totalmente familiarizados con el(los) producto(s) de investigación, el protocolo, la forma de consentimiento de informado escrita y con cualquier otra información escrita que se le vaya a proporcionar a los sujetos, con los PEOs del patrocinador, la BPC y con el(los) requerimiento(s) regulatorio(s) aplicable(s).

5.18.3 Alcance y Naturaleza del Monitoreo

El patrocinador debe asegurarse de que los estudios sean monitorizados adecuadamente. El patrocinador deberá determinar el alcance y naturaleza del monitoreo basándose en consideraciones tales como el objetivo, diseño, complejidad, cegamiento, tamaño y puntos de medición del estudio. En general, existe una necesidad de monitoreo en el sitio donde se realiza el estudio antes, durante y después del estudio, sin embargo, en circunstancias excepcionales, el patrocinador puede determinar que el monitoreo central junto con los procedimientos como el adiestramiento y reuniones de investigadores y una guía escrita extensa, pueden asegurar la conducción apropiada del estudio de acuerdo con la BPC. El muestreo controlado estadísticamente puede ser un método aceptable para seleccionar los datos a verificar.

5.18.4 Responsabilidades del Monitor

El(los) monitor(es), en conformidad con los requerimientos del patrocinador, debe(n) asegurarse de que el estudio sea conducido y documentado apropiadamente, realizando las siguientes actividades cuando sean relevantes y necesarias para el estudio y el sitio donde se realiza el estudio:

(a) Actuar como la línea principal de comunicación entre el patrocinador y el investigador

(b) Verificar que el investigador sea calificado y cuente con los recursos adecuados (*véase 4.1, 4.2, 5.6*) y éstos se mantengan durante el estudio, que las instalaciones, incluyendo el laboratorio, equipo y el personal sean idóneos para conducir de forma segura y apropiada el estudio y se mantengan de esta manera durante el mismo

(c) Verificar con respecto al(a los) producto(s) en investigación que:

(i) los tiempos y condiciones de almacenamiento sean aceptables y que los suministros sean suficientes durante el estudio

(ii) el(los) producto(s) de investigación sea(n) suministrado(s) solamente a los sujetos que son elegibles para recibirlo y a la(s) dosis especificada(s) en el protocolo

(iii) se les proporcione a los sujetos las instrucciones necesarias sobre el uso, manejo, almacenamiento y devolución apropiados del(de los) producto(s) de investigación

(iv) la recepción, el uso y la devolución del(de los) producto(s) en investigación en los sitios donde se realiza el estudio esté controlado y documentado adecuadamente

(v) la disposición del(de los) producto(s) de investigación sin usar, en los sitios donde se realiza el estudio, cumpla con el(los) requerimiento(s) regulatorio(s) aplicable(s) y esté en conformidad con el patrocinador.

(d) Verificar que el investigador siga el protocolo aprobado y todas las enmiendas aprobadas, si las hubiera.

(e) Verificar que se haya obtenido el consentimiento de informado escrito de cada sujeto antes de su participación en el estudio.

(f) Asegurar que el investigador reciba el Folleto del Investigador vigente, todos los documentos y los suministros del estudio necesarios para conducir apropiadamente el estudio y para cumplir con el(los) requerimiento(s) regulatorio(s) aplicable(s).

(g) Asegurarse de que el investigador y el personal del estudio del investigador estén adecuadamente informados sobre el estudio.

(h) Verificar que el personal del estudio del investigador esté llevando a cabo las funciones específicas del estudio en conformidad con el protocolo y con cualquier otro acuerdo por escrito entre el patrocinador y el investigador/institución y de que no hayan delegado estas funciones a personas no autorizadas.

(i) Verificar que el investigador solo esté incluyendo sujetos elegibles.

(j) Reportar la tasa de reclutamiento de sujetos.

(k) Verificar que los documentos fuente y otros registros del estudio sean precisos, completos y se mantengan actualizados.

(l) Verificar que el investigador proporcione todos los informes, notificaciones, solicitudes y sometimientos requeridos y que estos documentos sean precisos, completos, oportunos, legibles, estén fechados e identifiquen el estudio.

(m) Revisar la precisión y que estén completos los datos del FRC, documentos fuente y de otros registros relacionados con el estudio, unos contra otros. El monitor específicamente deberá verificar que:

(i) Los datos requeridos por el protocolo se reporten exactamente en los FRCs y sean consistentes con los documentos fuente.

(ii) Cualquier modificación a la dosis y/o tratamiento esté bien documentada para cada uno de los sujetos del estudio.

(iii) Los eventos adversos, medicación concomitante y enfermedades intercurrentes sean reportados en conformidad con el protocolo en los FRCs.

(iv) Se reporten claramente en los FRCs las visitas a las que no acudan los sujetos, así como las pruebas y exámenes que no se realizaron.

(iv) Todos los retiros del estudio de los sujetos incluidos, se reporten y se dé una explicación en los FRCs.

(n) Informar al investigador de cualquier error, omisión o ilegibilidad en los datos del FRC. El monitor deberá asegurarse de que se hagan las correcciones, añadiduras o borraduras pertinentes, se fechen y se dé una explicación (si fuera necesario) y las inicialice el investigador o un miembro del personal del estudio del investigador que esté autorizado a realizar e inicializar cambios en el FRC en lugar del investigador. Esta autorización debe documentarse.

(o) Determinar si todos los eventos adversos (EAs) son reportados apropiadamente dentro de los períodos de tiempo requeridos por la BPC, el protocolo, el CRI/CEI, el patrocinador y el(los) requerimiento(s) regulatorio(s) aplicables(s).

(p) Determinar si el investigador conserva los documentos esenciales (*véase la sección 8. Documentos Esenciales para la Conducción de un Estudio Clínico*).

(q) Comunicar desviaciones del protocolo, PEOs, BPC y requerimientos regulatorios aplicables al investigador y tomar las medidas apropiadas para prevenir una recurrencia de las desviaciones detectadas.

5.18.5 Procedimientos de Monitoreo

El(los) monitor(es) deberá(n) apegarse a los PEOs escritos establecidos del patrocinador así como a todos los procedimientos que especifique el patrocinador para monitorizar un estudio específico.

5.18.6 Informe de Monitoreo

(a) El monitor deberá presentar un reporte escrito al patrocinador después de cada visita al lugar donde se realiza el estudio o una comunicación relacionada con el estudio.

(b) El informe debe incluir la fecha, lugar, nombre del monitor y nombre del investigador o de otro(s) individuo(s) a quien se haya contactado.

(c) Los informes deberán incluir un resumen de lo que el monitor revisó así como declaraciones referentes a hallazgos/hechos, desviaciones significativas, conclusiones, acciones tomadas o por tomarse y/o acciones recomendadas para asegurar el cumplimiento.

(d) El representante designado del patrocinador debe documentar la revisión y seguimiento del informe de monitoreo.

5.19 Auditoría

Cuando el patrocinador realice auditorías como parte de la implementación del aseguramiento de la calidad, debe considerarse:

5.19.1 Objetivo

El objetivo de una auditoría por parte del patrocinador –que es independiente y separada del monitoreo o funciones de control de calidad de rutina– deberá ser evaluar la conducción del estudio y el cumplimiento con el protocolo, PEOs, BPC y los requerimientos regulatorios aplicables.

5.19.2 Selección y Aptitudes de los Auditores

(a) El patrocinador deberá designar personas para realizar auditorías que sean independientes de los estudios clínicos/sistemas.

(b) El patrocinador deberá asegurarse de que los auditores sean calificados en base a su adiestramiento y experiencia para conducir auditorías apropiadamente. Se deberán documentar las aptitudes del auditor.

5.19.3 Procedimientos de Auditoría

(a) El patrocinador deberá asegurarse que la auditoría de estudios clínicos/sistemas se realice en conformidad con los procedimientos escritos del patrocinador sobre qué auditar, cómo auditar, frecuencia de las auditorías y la forma y contenido de los informes de una auditoría.

(b) El plan y los procedimientos de auditoría de un estudio del patrocinador, deberán guiarse por la importancia del estudio para someterse a las autoridades regulatorias, el número de sujetos en el estudio, el tipo y la complejidad del estudio, el nivel de riesgo para los sujetos del estudio y cualquier problema(s) identificados.

(c) Las observaciones y hallazgos del(de los) auditor(es) deben ser documentado(s).

(d) Para preservar la independencia y el valor de la función de la auditoría, la(s) autoridad(es) regulatoria(s) no deberá(n) solicitar rutinariamente los informes de la misma. La(s) autoridad(es) regulatoria(s) podrá(n) solicitar el acceso a un informe de auditoría en casos específicos cuando haya evidencia de un incumplimiento serio de la BPC o en el curso de procedimientos legales.

(e) Cuando lo requiera la ley o regulación aplicable, el patrocinador deberá proporcionar un certificado de auditoría.

5.20 Incumplimiento

5.20.1 El incumplimiento con el protocolo, PEOs, BPC y/o requerimiento(s) regulatorio(s) aplicable(s) por un investigador/institución o por algún(o) (de los) miembro(s) del personal del patrocinador, deberá conducir a una acción inmediata por parte del patrocinador para asegurar el cumplimiento.

5.20.2 Si el monitoreo y/o la(s) auditoría(s) identifica(n) incumplimiento serio y/o persistente por parte de un investigador/institución, el patrocinador deberá terminar la participación en el estudio del investigador/institución. Cuando se termine la participación de un investigador/institución por incumplimiento, el patrocinador deberá notificar rápidamente a la(s) autoridad(es) regulatoria(s).

5.21 Terminación o Suspensión Prematura de un Estudio

Si se termina o suspende prematuramente un estudio, el patrocinador deberá informar rápidamente a los investigadores/instituciones y a la(s) autoridad(es) regulatoria(s) de ello y de los motivos para tomar dicha decisión. También, el CRI/CEI deberá ser informado en forma oportuna –según lo especifique(n) el(los) requerimiento(s) regulatorio(s) aplicable(s)–, explicándosele las razones de la terminación o suspensión por parte del investigador/institución o del patrocinador.

5.22 Informes de Estudio Clínicos

Ya sea que el estudio se complete o se termine en forma prematura, el patrocinador deberá asegurarse de que se preparen los informes del estudio clínico y se le proporcionen a la(s) agencia(s) regulatoria(s) según lo establecido por el(los) requerimiento(s) regulatorio(s) aplicable(s). El patrocinador deberá también asegurarse de que los informes del estudio clínico en las solicitudes de comercialización cumplan con los estándares de la Guía de la Conferencia Internacional de Armonización para la Estructura y Contenido de los Informes de Estudios Clínicos. (NOTA: La Guía de la CIARM para la Estructura y Contenido de los Informes de Estudios Clínicos especifica que en ciertos casos se podrán aceptar informes abreviados de estudios.)

5.23 Estudios Multicéntricos

Para estudios multicéntricos, el patrocinador deberá asegurar que:

5.23.1 Todos los investigadores conduzcan el estudio en estricto cumplimiento del protocolo acordado con el patrocinador y, si se requiere, por la(s) autoridad(es) y al que el CRI/CEI le otorgó su aprobación/opinión favorable.

5.23.2 Los FRCs están diseñados para registrar los datos requeridos de todos los sitios del estudio multicéntrico. Para aquellos investigadores que estén recolectando datos adicionales también deberán proporcionarse FRCs extras, diseñados para capturar dichos datos.

5.23.3 Las responsabilidades de los investigadores coordinadores y de los otros investigadores participantes estén documentadas antes de iniciar el estudio.

5.23.4 Todos los investigadores hayan recibido instrucciones para el seguimiento del protocolo, el cumplimiento de un conjunto uniforme de estándares para la evaluación de hallazgos clínicos y de laboratorio y de cómo llenar los FRCs.

5.23.5 Se facilite la comunicación entre investigadores.

6. PROTOCOLO DE ESTUDIO CLÍNICO Y ENMIENDA(S) AL PROTOCOLO

El contenido de un protocolo de estudio debe incluir generalmente los siguientes tópicos. Sin embargo, la información específica del sitio donde se realizará el estudio se puede proporcionar en una hoja(s) del protocolo separada(s) o mencionada en un acuerdo por separado y alguna de la información que a continuación se menciona puede estar incluida en otros documentos referenciados en el protocolo, como el Folleto del Investigador.

6.1 Información General

6.1.1 Título del protocolo, número de identificación del protocolo y fecha. Cualquier enmienda(s) deberá(n) llevar también el(los) número(s) de enmienda y la(s) fecha(s)

6.1.2 Nombre y dirección del patrocinador y monitor (si fuera otro diferente al patrocinador)
6.1.3 Nombre y título de la(s) persona(s) autorizada(s) por el patrocinador para firmar el protocolo y enmienda(s) del protocolo
6.1.4 Nombre y título, dirección y número(s) telefónico(s) del experto médico del patrocinador (o dentista cuando sea el caso) para el estudio
6.1.5 Nombre y título del(de los) investigador(es) responsable(s) de conducir el estudio y la dirección y número(s) telefónico(s) del(de los) sitio(s) donde se realizará estudio
6.1.6 Nombre y título, dirección y número(s) telefónico(s) de los médicos calificados (o dentistas, si aplicara) responsables de todas las decisiones médicas (o dentales) relacionadas con el lugar donde se realiza el estudio (si fuera otra personal diferente al investigador)
6.1.7 Nombre(s) y dirección(s) de (de los) laboratorio(s) clínico(s) y otro(s) departamento(s) médico(s) y/o técnico(s) y/o instituciones involucradas en el estudio

6.2 Antecedentes

6.2.1 Nombre y descripción de(de los) producto(s) en investigación
6.2.2 Un resumen de los hallazgos de los estudios no clínicos que potencialmente tienen significación clínica y de estudios clínicos que son relevantes para el estudio
6.2.3 Resumen de los riesgos y beneficios conocidos y potenciales, si los hubiere, para los seres humanos
6.2.4 Descripción y justificación de la vía de administración, dosis, esquema de dosis y período(s) de tratamiento
6.2.5 Una declaración de que el estudio será conducido en conformidad con el protocolo, la BPC y (los) requerimiento(s) regulatorio(s) aplicable(s)
6.2.6 Descripción de la población que se va a estudiar

6.3 Objetivos y Propósitos del Estudio

Una descripción detallada de los objetivos y propósitos del estudio

6.4 Diseño del Estudio

La integridad científica del estudio y la credibilidad de los datos del estudio dependen sustancialmente del diseño del mismo. Una descripción del diseño del estudio debe incluir:

6.4.1 Una exposición de los puntos de evaluación primaria y secundaria, si los hubiere, que se medirán durante el estudio
6.4.2 Una descripción del tipo diseño de estudio que se va a conducir (por ejemplo, doble ciego, controlado con placebo, paralelo) y un diagrama esquemático del diseño, procedimientos y etapas de estudio
6.4.3 Una descripción de las medidas tomadas para minimizar/evitar sesgo, incluyendo:
(a) Asignación aleatoria
(b) Cegamiento
6.4.4 Una descripción de(de los) tratamiento(s) del estudio y la(s) dosis y esquema(s) de dosis del(de los) producto(s) en investigación. También incluir una descripción de la forma de dosis, empaque y etiquetado de(de los) producto(s) en investigación
6.4.5 La duración esperada de la participación de los sujetos y una descripción de la secuencia y duración de todos los períodos del estudio, incluyendo el seguimiento, si lo hubiera

6.4.6 Una descripción de las "reglas para suspender" o de los "criterios para discontinuar" sujetos individualmente, parte del estudio y el estudio completo

6.4.7 Procedimientos contables para el(los) producto(s) en investigación, incluyendo placebo(s) y comparador(es), si lo(s) hubiera

6.4.8 Mantenimiento de los códigos de la asignación aleatoria al tratamiento del estudio y los procedimientos para abrir los códigos

6.4.9 La identificación de cualquier dato que se registrará directamente en los FRCs (es decir, sin ningún registro de datos escrito o electrónico previo) y que se considerará como data fuente.

6.5 Selección y Retiro de los Sujetos

6.5.1 Criterios de inclusión de los sujetos

6.5.2 Criterios de exclusión de los sujetos

6.5.3 Criterios y procedimientos de retiro de los sujetos (por ejemplo, terminación del tratamiento del producto en investigación/tratamiento del estudio) especificando:

(a) Cuándo y cómo retirar a los sujetos del estudio/tratamiento con el producto en investigación

(b) El tipo de datos y el momento en que éstos se recolectarán de los sujetos retirados

(c) Si los sujetos se reemplazarán y cómo se reemplazarán

(d) El seguimiento para los sujetos retirados del tratamiento con el producto en investigación/tratamiento del estudio

6.6 Tratamiento de los Sujetos

6.6.1 El(los) tratamiento(s) que se administrará(n), incluyendo el nombre(s) de todos los productos, la dosis, el esquema de dosis, la(s) vía(s), forma(s) de administración y el (los) período(s) de tratamiento, incluyendo el(los) período(s) de seguimiento de los sujetos por cada tratamiento con el producto en investigación/grupo de tratamiento del estudio/brazo del estudio

6.6.2 Medicamento(s)/tratamiento(s) permitido(s) (incluyendo medicamento alternativo) y no permitido(s) antes y/o durante el estudio

6.6.3 Procedimientos para monitorizar el cumplimiento del sujeto

6.7 Evaluación de Eficacia

6.7.1 Especificación de los parámetros de eficacia

6.7.2 Métodos y tiempos para evaluar, registrar y analizar los parámetros de eficacia

6.8 Evaluación de Seguridad

6.8.1 Especificación de los parámetros de seguridad

6.8.2 Métodos y tiempos para evaluar, registrar y analizar los parámetros de seguridad

6.8.3 Procedimientos para elaborar informes y para registrar y reportar eventos adversos y enfermedades intercurrentes

6.8.4 El tipo y duración del seguimiento de los sujetos después de la ocurrencia de eventos adversos

6.9 Estadística

6.9.1 Una descripción de los métodos estadísticos que se emplearán, incluyendo el momento en que se realizará algún análisis intermedio planeado

6.9.2 El número de sujetos que se planea incluir. En estudios multicéntricos, se deberá especificar el número proyectado de sujetos a incluir para cada sitio en donde se realizará el estudio, razón por la que se eligió el tamaño de muestra, incluyendo explicaciones sobre (o cálculos de) la potencia del estudio y justificación clínica.

6.9.3 El nivel de significación que se va a usar

6.9.4 Criterios para la terminación del estudio

6.9.5 Procedimiento para explicar datos faltantes, sin usar y falsos

6.9.6 Los procedimientos para reportar cualquier desviación o desviaciones del plan estadístico original deberán describirse y justificarse en el protocolo y/o en el informe final, según sea el caso.

6.9.7 La selección de los sujetos que se incluirán en el análisis (por ejemplo todos los sujetos asignados de manera aleatoria, todos los sujetos a los que se les administró alguna dosis, todos los sujetos, sujetos evaluables)

6.10 Acceso Directo a los Datos/Documentos fuente

El patrocinador deberá asegurarse de que esté especificado en el protocolo o en cualquier otro acuerdo escrito que el(los) investigador(es)/institución(es) permitirá(n) monitoreos, auditorías, revisión del CRI/EC e inspecciones regulatorias referentes al estudio, permitiendo el acceso directo a los datos/documentos fuente.

6.11 Control de Calidad y Aseguramiento de la Calidad

6.12 Ética

Descripción de las consideraciones éticas relacionadas con el estudio.

6.13 Manejo de Datos y Custodia de Registros

6.14 Financiamiento y Seguro

Financiamiento y seguro si es que no se ha especificado en un acuerdo por separado.

6.15 Política de Publicación

Política de publicación si no se ha especificado en un acuerdo por separado.

6.16 Suplementos

(NOTA: Ya que el protocolo y el informe de estudio clínico están muy relacionados, se puede encontrar mayor información en la Guía de la Conferencia Internacional de Armonización para la Estructura y Contenido de Informes de Estudios Clínicos.)

7. FOLLETO DEL INVESTIGADOR (*investigator's brochure*)

7.1 Introducción

El Folleto del Investigador (FI) es una compilación de los datos clínicos y no clínicos de(de los) producto(s) en investigación que son relevantes para el estudio de(de los) producto(s) en seres humanos. Su objetivo es proporcionar a los investigadores y a otras personas involucradas en el estudio, la información para facilitar el entendimiento del fundamento y el cumplimiento de varias características importantes del protocolo, como la dosis, frecuencia/intervalo de dosis, métodos de administración y procedimientos de monitoreo de seguridad. El FI también proporciona información detallada para apoyar el manejo clínico de los sujetos del estudio durante el estudio clínico. La información deberá presentarse en forma concisa, simple, objetiva, balanceada y no promocional, de manera que permita que un clínico o un investigador potencial la comprenda y que elabore un juicio propio y no sesgado de la relación riesgo-beneficio y de lo apropiado del estudio propuesto. Por esta razón, una persona médicamente calificada deberá, por lo general, participar en la edición de un FI, pero el contenido de dicho folleto debe ser aprobado por la disciplinas que generaron los datos descritos. Esta guía describe la información mínima que debe incluirse en un FI y proporciona sugerencias para su estructura. Se espera que el tipo y la magnitud de la información disponible pudiera variar con la etapa de desarrollo del producto en investigación. Si el producto en investigación está comercializado y los profesionales médicos comprenden ampliamente su farmacología, no será necesario un FI extenso. Donde lo permitan las autoridades regulatorias, un folleto con información básica del producto, el inserto del empaque o la información para prescribir, pudieran ser una alternativa apropiada, siempre y cuando éstos incluyan información actualizada, comprensible y detallada sobre todos los aspectos del producto en investigación que pudieran ser de importancia para el investigador. Si un producto comercializado se está estudiando para un nuevo uso (por ejemplo una indicación nueva), deberá prepararse un FI específico para ese nuevo uso. El FI deberá revisarse al menos cada año y tanto como sea necesario en conformidad con los procedimientos escritos del patrocinador.

Una revisión más frecuente puede ser apropiada dependiendo de la etapa de desarrollo y la generación de información nueva relevante. Sin embargo, de acuerdo con la Buena Práctica Clínica, la información nueva relevante puede ser tan importante que deberá de ser comunicada a los investigadores y posiblemente a los Consejos de Revisión Institucional (CRIs/Comités de Ética Independientes (CEIs y/o autoridades regulatorias antes de que ésta sea incluida en un FI revisado). Normalmente, el patrocinador es responsable de asegurarse que el(los) investigador(es) cuente(n) con un FI actualizado y los investigadores son responsables de proporcionar el FI actualizado a los CRIs/CEIs responsables. En el caso de que el estudio esté patrocinado por un investigador, el investigador/patrocinador deberá determinar si existe un folleto elaborado por el fabricante comercial. Si el producto en investigación es suministrado por el investigador/patrocinador, entonces éste deberá proporcionar la información necesaria al personal del estudio. En los casos en los que la preparación de un FI formal sea impráctico, el investigador/patrocinador deberá proporcionar en el protocolo, como un sustituto, una sección extensa de antecedentes del estudio que contenga la información actual mínima descrita en esta guía.

7.2 Consideraciones generales

El Folleto del Investigador debe incluir:

7.2.1 Hoja de Título

Ésta deberá contener el nombre del patrocinador, la identificación de cada producto en investigación (por ejemplo, número de investigación, nombre químico o genérico aprobado y nombre(s) comerciales(es) cuando se permita legalmente y el patrocinador así lo desee) y la fecha de liberación. También se sugiere mencionar el número de edición y una referencia al número y fecha de la edición que ése está reemplazando. El Apéndice 1 contiene un ejemplo.

7.2.2 Declaración de Confidencialidad

El patrocinador puede incluir una declaración instruyendo al(a los) investigador(es)/receptor(es) para tratar el FI como un documento confidencial con fines de información y uso por parte del grupo del investigador y del CRI/CEI.

7.3 Contenido del Folleto del Investigador

El FI debe incluir las siguientes secciones, cada una con referencias bibliográficas cuando sea apropiado:

7.3.1 Tabla de Contenido

En este Apéndice se muestra un ejemplo de la Tabla de Contenido.

7.3.2 Resumen

Se debe proporcionar un resumen breve (que preferentemente no exceda de dos hojas) resaltando la información relevante física, química farmacéutica, farmacológica, toxicológica, farmacocinética, metabólica y clínica disponible que sea relevante para la etapa de desarrollo clínico del producto de investigación.

7.3.3 Introducción

Se debe proporcionar un párrafo introductorio breve que incluya el nombre químico (y genérico, y nombre(s) comercial(es) cuando esté aprobado) del(de los) producto(s) de investigación, todos los ingredientes activos, la clase farmacológica del(de los) producto(s) de investigación y su posición esperada dentro de esta clase (por ejemplo, ventajas), el fundamento para realizar una investigación con el(los) producto(s) en investigación y la(s) indicación(es) profiláctica(s). Finalmente, el párrafo introductorio deberá proporcionar la propuesta y enfoque general que se seguirá al evaluar el producto en investigación.

7.3.4 Propiedades Físicas, Químicas y Farmacéuticas y Formulación

Se dará una descripción de la(s) sustancia(s) del producto de investigación (incluyendo la(s) fórmula(s) química y/o estructural), así como un breve resumen de las propiedades físicas, químicas y farmacéuticas relevantes. Con el objeto de que se tomen las medidas de seguridad apropiadas en el curso del estudio, se deberá proporcionar una descripción de la(s) formulación(es) que se utilizará(n), incluyendo excipientes y se justificará si fuera clínicamente relevante. También se deberán proporcionar instrucciones para el almacenamiento y manejo de la(s) forma(s) de dosis. Se deberá mencionar cualquier similitud estructural con otros compuestos conocidos.

7.3.5 Estudios No Clínicos

Introducción:

Se deberán proporcionar resumidos los resultados de todos los estudios relevantes farmacológicos no clínicos, toxicológicos, farmacocinéticos y del metabolismo del producto en investigación. Este resumen deberá mencionar la metodología utilizada, los resultados y una discusión de la relevancia de los hallazgos para los efectos terapéuticos investigados y para los posibles efectos desfavorables y no intencionados en humanos.

La información proporcionada –si se conoce/está disponible, según sea el caso– puede incluir lo siguiente:

- Especies probadas
- Número y sexo de los animales en cada grupo
- Dosis unitaria (por ejemplo, miligramo/kilogramo –mk/kg–)

- Intervalo de dosis
- Vía de administración
- Duración de la dosis
- Información sobre la distribución sistémica
- Duración del seguimiento después de la exposición
- Resultados, incluyendo los siguientes aspectos:
  - Naturaleza y frecuencia de los efectos farmacológicos o tóxicos
  - Severidad o intensidad de los efectos farmacológicos
  - Tiempo para la aparición/ocurrencia de efectos
  - Reversibilidad de los efectos
  - Duración de los efectos
  - Respuesta a la dosis (dosis/respuesta)

Se deberá utilizar un formato tabular/listados, cuando sea posible, para realzar la claridad de la presentación. Las siguientes secciones deberán discutir los hallazgos más importantes de los estudios, incluyendo la respuesta a la dosis (dosis/respuesta) de los efectos observados, la relevancia para los seres humanos y cualquier otro aspecto que se estudiará en seres humanos. Si aplicara, deberán ser comparados los hallazgos de la dosis efectiva y no tóxica en la misma especie animal (por ejemplo, deberá discutirse el índice terapéutico). Deberá mencionarse la relevancia de esta información para la dosis humana propuesta. Cuando sea posible, se deberán realizar comparaciones en términos de niveles de sangre/tejido en lugar de mg/kg.

(a) Farmacología No Clínica

Se deberá incluir un resumen de los aspectos farmacológicos del producto en investigación y, cuando sea apropiado, de sus metabolitos significativos estudiados en animales. Dicho resumen deberá incorporar estudios que evalúen la actividad terapéutica potencial (por ejemplo modelo de eficacia, unión a receptores y especificidad), así como aquellos que evalúan seguridad (por ejemplo, estudios especiales para evaluar acciones farmacológicas diferentes a los efectos terapéuticos deseados).

(b) Farmacocinética y Metabolismo del Producto en Animales

Se deberá proporcionar un resumen de la farmacocinética y transformación biológica y la disposición del producto de investigación en todas las especies estudiadas. La discusión de los hallazgos deberá mencionar la absorción y la biodisponibilidad local y sistémica del producto de investigación y sus metabolitos y su relación con los hallazgos farmacológicos y toxicológicos en especies animales.

(c) Toxicología

Deberá describirse un resumen de los efectos toxicológicos encontrados en estudios relevantes conducidos en diferentes especies animales con los siguientes títulos cuando sea el caso:

- Dosis única
- Dosis múltiple
- Carcinogenicidad
- Estudios especiales (por ejemplo, irritación y sensibilización)
- Toxicidad reproductiva
- Genotoxicidad (mutagenicidad)

7.3.6 Efectos en Humanos

Introducción:

Se deberá proporcionar una discusión a fondo de los efectos conocidos del(de los) producto(s) en investigación en humanos, incluyendo información sobre farmacocinética, metabolismo. Farmacodinamia, respuesta a la dosis (dosis/respuesta), seguridad, eficacia y otras actividades farmacológicas. Cuando sea posible, se deberá proporcionar un resumen de cada estudio clínico determinado. También se deberá proporcionar información referente a los resultados de cualquier uso de(de los) producto(s) en investigación diferente a la de los estudios clínicos, como la experiencia durante la comercialización.

(a) Farmacocinética y Metabolismo del Producto en Humanos

- Se deberá presentar un resumen de la información sobre la farmacocinética del producto(s) en investigación, incluyendo lo siguiente, si estuviera disponible:
- Farmacocinética (incluyendo metabolismo, según sea el caso, y absorción, unión de proteínas plasmáticas, distribución y eliminación)
- Biodisponibilidad del producto en investigación (absoluta, cuando sea posible y/o relativa) utilizando una forma de dosificación de referencia.
- Subgrupos de población (por ejemplo, sexo, edad y función orgánica alterada)
- Interacciones (por ejemplo, interacciones de producto-producto y efectos de los alimentos)
- Otros datos de farmacocinética (por ejemplo, resultados de estudios de población realizados dentro de estudios clínicos)

(b) Seguridad y Eficacia

Se deberá proporcionar un resumen de información sobre la seguridad, farmacodinamia, eficacia y respuesta a la dosis (dosis/respuesta) del(de los) producto(s) de investigación (incluyendo metabolitos, cuando sea el caso) que se haya obtenido en estudios previos en humanos (voluntarios sanos y/o pacientes). Se discutirán las implicaciones de esta información. En estos casos en los que varios estudios clínicos se hayan completado, el utilizar resúmenes de seguridad y eficacia a través de múltiples estudios por indicaciones en subgrupos puede proporcionar una clara presentación de los datos. Podrían ser de utilidad resúmenes tabulares de reacciones adversas medicamentosas de todas las indicaciones estudiadas). Deberán discutirse diferencias importantes en los patrones/incidencias de reacciones adversas medicamentosas a través de indicaciones o de subgrupos. El FI deberá proporcionar una descripción de los riesgos posibles y las reacciones adversas medicamentosas que se anticipen, en base a experiencias previas con el producto en investigación y con los productos relacionados. También se deberá dar una descripción de las precauciones o monitoreo especial que se llevará a cabo como parte del uso del(de los) producto(s) en investigación.

(c) Experiencia de Comercialización

El FI deberá identificar los países en donde se ha comercializado o aprobado el producto en investigación. Cualquier información significativa que surja del uso comercializado deberá resumirse (por ejemplo, formulaciones, dosis, vías de administración y reacciones adversas del producto). El FI también deberá identificar todos los países donde el producto de investigación no recibió aprobación/registro para se comercializado o fue retirado del mercado o cuyo registro fue suspendido. Cuando sea apropiado, se deberán discutir los informes publicados sobre los productos relacionados. Esto podría ayudar al investigador a anticipar reacciones adversas medicamentosas u otros problemas en estudios clínicos. El objetivo global de esta sección es proporcionar al investigador un claro entendimiento de los posibles riesgos y reacciones adversas así como de las pruebas, observaciones y precauciones específicas que pudieran necesitarse en un estudio clínico. Este entendimiento deberá basarse en la información física, química, farmacéutica, farmacológica, toxicológica y clínica disponible sobre el(los) producto(s) de investigación. También se le deberán dar lineamientos para el reconocimiento y tratamiento de una posible sobredosis y reacciones adversas medicamentosas basados en la experiencia previa en humanos y en la farmacología del producto de investigación.

7.4 Apéndice 1:

HOJA DE TÍTULO (Ejemplo)
NOMBRE DEL PATROCINADOR
Producto:
Número de investigación:
Nombre(s): Químico, Genérico (si está aprobado)
Nombre(s) Comercial (si está permitido legalmente desea el patrocinador)

FOLLETO DEL INVESTIGADOR
Número de Edición:
Fecha de Publicación:
Reemplaza a la Edición Previa Número:
Fecha:

7.5 Apéndice 2:

TABLA DE CONTENIDO DEL FOLLETO DEL INVESTIGADOR (Ejemplo):
- Declaración de Confidencialidad (opcional)
- Hoja de Firmas (opcional)
1. Tabla de Contenido
2. Resumen
3. Introducción
4. Propiedades Físicas, Químicas y Farmacéuticas y Formulación
5. Estudios No Clínicos
   5.1 Farmacología No Clínica
   5.2 Farmacocinética y Metabolismo del Producto en Animales
   5.3 Toxicología
6 Efectos en Humanos
   6.1 Farmacocinética y Metabolismo del Producto en Humanos
   6.2 Seguridad y Eficacia
   6.3 Experiencia de Comercialización
7. Resumen de Datos y Guía para el Investigador
   Referencias de 1. Publicaciones 2. Informes
   Estas referencias deberán estar al final de cada capítulo. Apéndices (si hubiera)

8. DOCUMENTOS ESENCIALES PARA LA CONDUCCIÓN DE UN ESTUDIO CLÍNICO

8.1 Introducción

Los Documentos Esenciales son aquéllos que de manera individual y colectiva permiten la evaluación de la conducción de un estudio y de la calidad de los datos generados. Estos documentos sirven para demostrar el cumplimiento del investigador, patrocinador y monitor con los estándares de la Buena Práctica Clínica con todos los requerimientos regulatorios aplicables.

Los Documentos Esenciales también sirven para otros propósitos importantes. El archivar documentos esenciales en los lugares donde está el investigador/institución y en el del patrocinador de manera oportuna puede ayudar al investigador, al patrocinador y al monitor a realizar un manejo exitoso de un estudio. Estos documentos son también aquellos que normalmente son auditados por la función de auditoría independiente del patrocinador e inspeccionados por la(s) autoridad(es) regulatoria(s) como parte del proceso para confirmar la validez de la conducción del estudio y la integridad de los datos recolectados. A continuación se menciona la lista mínima de documentos esenciales. Los diferentes documentos han sido agrupados en tres secciones de acuerdo a la etapa del estudio durante la que normalmente serán generados:

1) antes de que inicie la fase clínica del estudio, 2) durante la conducción clínica del estudio y 3) después de completar o terminar el estudio. Se proporciona una descripción del objetivo de cada documento y si debe ser archivado, ya sea en el archivo del investigador/institución o en el del patrocinador o en el de ambos. Se pueden combinar algunos de los documentos, siempre y cuando los elementos individuales puedan ser identificados sin dificultad. Los expedientes maestros del estudio deberán establecerse al inicio del mismo, tanto en el sitio del investigador/institución como en las oficinas del patrocinador. El cierre del estudio puede realizarse solamente cuando el monitor ha revisado tanto los archivos del investigador/institución y los del patrocinador y ha confirmado que todos los documentos necesarios están en los archivos apropiados. Cualquiera o todos los documentos mencionados en esta guía pueden ser sujetos a y deberán estar disponibles para ser auditados por el patrocinador y a una inspección por parte de la(s) autoridad(es) regulatoria(s).

8.2 Antes de iniciar la Fase Clínica del Estudio

Durante esta fase de planeamiento se deberán generar los siguientes documentos y deberán estar en el expediente antes de que se inicie formalmente el estudio.

			Localizado en los Archivos del	
	Nombre del Documento	**Objetivo**	Investigador/ Institución	Patrocinador
8.2.1	Folleto del investigador	Documentar que se le ha proporcionado al investigador la información científica relevante y actual sobre el producto de investigación	X	X

Continúa en página siguiente

8.2.2	Protocolo firmado y enmiendas, si las hubiera y muestra del Formulario de Reporte de Caso (FRC)	Documentar acuerdo entre el investigador y el patrocinador con el protocolo/enmienda(s) y FRC	X	X
8.2.3	Información proporcionada a los sujetos de estudio			
	- formulario de consentimiento de informado (incluyendo todas las traducciones aplicables)	Documentar el consentimiento de informado	X	X
	- cualquier otra información escrita	Documentar que los sujetos recibirán información apropiada por escrito (forma y contenido) para apoyar su capacidad de dar su consentimiento de informado	X	X
	- anuncio para el reclutamiento de sujetos (si se utilizó)	Documentar que las medidas para el reclutamiento son apropiadas y no son coercitivas	X	X
8.2.4	Aspectos financieros del estudio	Documentar el acuerdo financiero entre el investigador y el patrocinador para el estudio	X	X
8.2.5	Seguro (cuando se requiera)	Documentar que habrá una compensación para el(los) sujeto(s) en caso de daño relacionado con el estudio	X	X
8.2.6	Acuerdo firmado entre las partes involucradas, por ejemplo:			
	- Investigador/institución y patrocinador		X	X
	- Investigador/institución y OIC		X	X (cuando se requiera)
	- Patrocinador y OIC		X	X
	- Investigador/institución y autoridad(es) (cuando se requiera)		X	X

Continúa en página siguiente

8.2.7	Aprobación/opinión favorable del Consejo de Revisión Institucional (CRI)/Comité de Ética Independiente (CEI)	Documentar que el estudio ha sido sometido a revisión del CRI/CEI y que fue aprobado/recibió opinión favorable	**X**	**X**
	Fechado y documentado de: - protocolo y cualquier enmienda - FRC (si aplicara) - Formulario(s) de consentimiento de informado - Cualquier otra información escrita que se le vaya a proporcionar al sujeto(s) - Anuncio para el reclutamiento de sujetos (si se utiliza) - Compensación para el sujeto (si la hubiera) - Cualquier otro documento que se haya aprobado/ recibido opinión favorable	Identificar el número de versión y la fecha de documento(s)		
8.2.8	Integración del Comité de Revisión Institucional/ Comité de Ética Independiente	Documentar que el CRI/CEI está constituido de acuerdo con la BPC	**X**	**X** (cuando se requiera)
8.2.9	Autorización/aprobación/ notificación del protocolo a la(s) autoridad(es) regulatoria(s) (cuando se requiera)	Documentar que se ha obtenido la autorización/aprobación/ notificación apropiada por parte de la(s) autoridad(es) regulatoria(s) antes de iniciar el estudio en cumplimiento con el (los) requerimiento(s) regulatorio(s) aplicable(s)	**X** (cuando se requiera)	**X** (cuando se requiera)
8.2.10	*Curriculum vitae* y/o otros documentos relevantes evidenciando las aptitudes de investigador(es) y subinvestigador (es)	Documentar las calificaciones y elegibilidad para conducir un estudio y/o supervisar médicamente a los sujetos	**X**	**X**
8.2.11	Valores normales/rangos para procedimientos médicos/de laboratorio/ técnicas y/o de pruebas incluidas en el protocolo	Documentar valores y/o rangos normales de las pruebas	**X**	**X**

Continúa en página siguiente

8.2.12	Procedimientos/pruebas medicas/de laboratorio/técnicas - Certificación o - Acreditación o - Control de calidad establecido y/o evaluación de calidad externa u - Otra validación (cuando se requiera)	Documentar lo apropiado de las instalación para realizar la(s) prueba(s) requerida(s) y sustentar la confiabilidad de los resultados	X (cuando se requiera)	X
8.2.13	Muestra de la(s) etiqueta(s) adherida(s) al (a los) envase(s) del producto de investigación	Documentar el cumplimiento de las regulaciones aplicables de etiquetado y que las instrucciones proporcionadas a los sujetos son apropiadas		X
8.2.14	Instrucciones para el manejo del(de los) producto(s) en investigación y los materiales relacionados con el estudio (si no están incluidas en el protocolo o en el Folleto del Investigador)	Documentar las instrucciones necesarias para asegurar un almacenamiento, empaque, entrega y disposición adecuados de los productos en investigación y de los materiales relacionados con el estudio	X	X
8.2.15	Registros de envío del(de los) producto(s) en investigación y materiales relacionados con el estudio	Documentar las fechas de envío, número de lote y método de embarque del producto(s) en investigación y los materiales relacionados con el estudio. Permite el seguimiento del lote del producto, revisión de las condiciones de embarque y contabilidad	X	X
8.2.16	Certificado(s) de análisis del(de los) producto(s) en investigación	Documentar la identidad, pureza y potencia del(de los) producto(s) en investigación que se usará(n) en el estudio		X
8.2.17	Procedimientos de decodificación para los estudios ciegos	Documentar cómo, en caso de una emergencia, se puede revelar la identidad del producto de investigación ciego sin romper el cegamiento del tratamiento de los sujetos que continúan en el estudio	X	X (cuando se requiera)

Continúa en página siguiente

8.2.18	Lista maestra de aleatorización	Documentar el método de asignación aleatoria de la población del estudio		**X** (cuando se requiera)
8.2.19	Informe de monitoreo pre-estudio	Documentar que el sitio es adecuado para el estudio (puede combinarse con 8.2.20)		**X**
8.2.20	Informe de monitoreo de inicio del estudio	Documentar que los procedimientos del estudio han sido revisados con el investigador y con el grupo de estudio del investigador (puede combinarse con 8.2.19)	**X**	**X**

8.3 Durante la conducción clínica del estudio

Además de que los documentos antes mencionados se encuentren en el archivo, los siguientes deberán agregarse a los expedientes durante el estudio como evidencia de que toda la información relevante nueva se documenta según se va obteniendo.

			Localizado en los Archivos del	
	Nombre del Documento	**Objetivo**	Investigador/ Institución	Patrocinador
8.3.1	Actualizaciones del Folleto del Investigador	Documentar que el investigador es notificado de manera oportuna sobre la información relevante, tan pronto como esté disponible	**X**	**X**
8.3.2	Cualquier revisión a: - Protocolo/enmienda(s) y FRC - Formulario de consentimiento de informado - Cualquier otra información escrita proporcionada a los sujetos - Anuncio para el reclutamiento de sujetos (si se usa)	Documentar las revisiones de estos documentos relacionados con el estudio, que se realicen durante desarrollo del mismo	**X**	**X**

Continúa en página siguiente

8.3.3	Aprobación/opinión favorable del Consejo de Revisión Institucional (CRI)/Comité de Ética Independiente (CEI) de: - Enmienda(s) al protocolo - Revisión(es) de: - Formulario de consentimiento de informado - Cualquier otra información escrita que se le vaya a proporcionar al sujeto - Anuncio para el reclutamiento de sujetos (si se utiliza) - Cualquier otro documento que haya sido aprobado/recibido la opinión favorable - Revisión continua del estudio (cuando se requiera)	Documentar que la(s) enmienda(s) y/o revisión(es) ha(n) sido revisada(s) por el CRI/CEI dando su aprobación/ opinión favorable Identificar el número de versión y la fecha del documento(s)	**X**	**X**
8.3.4	Autorización/aprobación/ notificación a la(s) autoridad(es) regulatoria(s), cuando se requiera, de: - enmienda(s) al protocolo y otros documentos	Documentar el cumplimiento con los requerimientos regulatorios aplicables	**X** (cuando se requiera)	**X**
8.3.5	*Curriculum vitae* de investigador(es) y/o sub-investigador(es) nuevo(s)	(véase 8.2.10)	**X**	**X**
8.3.6	Actualización de los valores/rangos normales para procedimientos técnicos/pruebas médicas/ de laboratorio incluidas en el protocolo	Documentar los valores y rangos normales que sean revisados durante el estudio (véase 8.2.11)	**X**	**X**
8.3.7	Actualización de los procedimientos técnicos/pruebas médicas/ de laboratorio	Documentar que las pruebas siguen siendo adecuadas, durante el período del estudio (véase 8.2.12)	**X** (cuando se requiera)	**X**

Continúa en página siguiente

	- Certificación o - Acreditación o - Control de calidad establecido y/o evaluación de calidad externa u - Otra validación (cuando se requiera)			
8.3.8	Documentación del envío del(de los) producto(s) en investigación y de los materiales relacionados con el estudio	(véase 8.2.15)	**X**	**X**
8.3.9	Certificado(s) de análisis de lotes nuevos de los productos de investigación	(véase 8.2.16)		**X**
8.3.10	Informes de visitas de monitoreo	Documentar las visitas al lugar del estudio y los hallazgos por parte del monitor		**X**
8.3.11	Comunicaciones relevantes que no sean de las visitas al sitio del estudio: - Cartas - Notas de juntas - Notas de llamadas telefónicas	Documentar cualquier acuerdo o discusión significativo relacionado con la administración del estudio, violaciones al protocolo, conducción del estudio, reporte de eventos adversos (EA)	**X**	**X**
8.3.12	Formularios de consentimiento de informado firmados	Documentar que el consentimiento se ha obtenido de acuerdo con la BPC y el protocolo y ha sido fechado antes de la participación de cada sujeto en el estudio. También para documentar el permiso de acceso directo (véase 8.2.3)	**X**	
8.3.13	Documentos fuente	Documentar la existencia del sujeto y comprobar la integridad de los datos del estudio recolectados. Incluir los documentos originales relacionados con el estudio, con el tratamiento médico y antecedentes del sujeto	**X**	

Continúa en página siguiente

8.3.14	Formularios de Reporte de Caso (FRCs) firmados, fechados y llenados	Documentar que el investigador o miembro autorizado del grupo del investigador confirma las observaciones registradas	X (copia)	X (original)
8.3.15	Documentación de las correcciones del FRC	Documentar los cambios/ añadiduras o correcciones hechas al FRC después de haber registrado los datos iniciales	X (copia)	X (original)
8.3.16	Notificación del investigador al patrocinador sobre eventos adversos serios e informes relacionados	Notificación del investigador al patrocinador de eventos adversos serios e informes relacionados acorde a 4.11	X	X
8.3.17	Notificación del patrocinador y/o investigador, cuando sea el caso, a la(s) autoridad(es) regulatoria y al(a los) CRI(s)/CEI(s) sobre reacciones adversas medicamentosas serias inesperadas y sobre otra información de seguridad	Notificación por parte del patrocinador y/o investigador, cuando sea el caso, a las autoridades regulatorias y al (a los) CRI(s)/CEI(s) sobre reacciones medicamentosas adversas serias o inesperadas acorde a 5.17 y 4.11.1 y de alguna otra información de seguridad acorde a 5.16.2	X (cuando se requiera)	X
8.3.18	Notificación del patrocinador a los investigadores sobre información de seguridad	Notificación del patrocinador a los investigadores sobre información de seguridad acorde a 5.16.2	X	X
8.3.19	Informes provisionales o anuales al CRI/CEI y a la(s) autoridad(es)	Informes provisionales o anuales proporcionados al CRI/CEI acorde a 4.10 y a la(s) autoridad(es) de conformidad con 5.17.3	X	X (cuando se requiera)
8.3.20	Lista de selección de sujetos	Documentar la identificación de los sujetos que fueron incluidos en la selección pretratamiento	X	X (cuando se requiera)
8.3.21	Lista de códigos de identificación de sujetos	Documentar que el investigador/institución mantiene una lista confidencial de nombres de todos los sujetos asignados a los números del estudio al ser incluidos en el mismo. Permite al investigador/institución revelar la identidad de un sujeto	X	

Continúa en página siguiente

8.3.22	Lista de inclusión de sujetos	Documentar la inclusión cronológica de los sujetos por número del estudio	**X**	
8.3.23	Contabilidad de los productos de investigación en el lugar donde se realiza el estudio	Documentar que el(los) producto(s) en investigación ha(n) sido utilizado(s) de acuerdo al protocolo	**X**	**X**
8.3.24	Hoja de firmas	Documentar firmas e iniciales de todas las personas autorizadas para registrar datos y/o correcciones en los FRCs	**X**	**X**
8.3.25	Registro de líquidos corporales/muestras de tejido (si las hubiera) retenidos	Documentar la localización e identificación de las muestras retenidas si se necesitan repetir las pruebas	**X**	**X**

8.4 Durante la conducción clínica del estudio

Después de completar o terminar el estudio, todos los documentos identificados en las secciones 8.2 y 8.3 deberán estar en el expediente junto con:

			Localizado en los Archivos del	
	Nombre del Documento	**Objetivo**	Investigador/ Institución	Patrocinador
8.4.1	Contabilidad del(de los) producto(s) en investigación en el sitio donde se realiza el estudio	Documentar que el(los) producto(s) en investigación se ha(n) utilizado de acuerdo con el protocolo Documentar la contabilidad final del(de los) producto(s) en investigación recibido(s) en el sitio del estudio, entregado(s) a los sujetos, regresado(s) por los sujetos y regresado(s) al patrocinador	**X**	**X**
8.4.2	Cualquier revisión a:	Documentar la destrucción de los productos de investigación no utilizados por el patrocinador o en el sitio del estudio	**X** (si se destruyen en el sitio del estudio)	**X**

Continúa en página siguiente

8.4.3	Lista completa de códigos de identificación de los sujetos	Permitir la identificación de los sujetos incluidos en el estudio en caso de que se requiera de seguimiento. La lista deberá conservarse de manera confidencial y durante el tiempo acordado		X
8.4.4	Certificado de auditoría (si lo hubiera)	Documentar que se realizó una auditoría		X
8.4.5	Informe final de monitoreo de cierre del estudio	Documentar que todas las actividades requeridas para el cierre del estudio están completas y que las copias de los documentos esenciales están en los archivos apropiados		
8.4.6	Asignación de tratamiento y documentación de decodificación	Regresado al patrocinador para documentar cualquier decodificación que pudiera haber ocurrido		X
8.4.7	Informe final del investigador al CRI/CEI donde se requiera y, cuando aplique, a la(s) autoridad(es) regulatoria(s)	Documentar la terminación del estudio	X	
8.4.8	Informe del estudio clínico	Documentar los resultados e interpretación del estudio	X (se aplicará)	X

APÉNDICE 3

DISPOSICIÓN 5330/1997 ANMAT

Nuevo texto ordenado del Régimen de Buenas Prácticas de Investigación en Estudios de Farmacología Clínica

Visto la Disposición N° 4854/96 de esta Administración Nacional de Medicamentos, Alimentos y Tecnología Médica, y CONSIDERANDO:

Que por la Disposición N° 4854/96 se aprobó el Régimen de Buenas Prácticas de Investigación en Estudios de Farmacología Clínica.

Que el artículo 6° de la mencionada norma estableció un plazo de 60 días para que los sectores involucrados pudieran efectuar las observaciones y propuestas de modificaciones.

Que habiendo sido evaluadas las sugerencias recibidas y teniendo en cuenta las propuestas de las áreas técnicas competentes, se considera necesario introducir modificaciones al Régimen aprobado como Anexo I de la norma en cuestión.

Que asimismo deviene necesario prever un mecanismo adecuado en caso de que la Autoridad Sanitaria no se pronuncie sobre la admisibilidad o rechazo del estudio dentro de los 90 días previstos en la Disposición N° 4854/96.

Que en tal sentido resulta conveniente establecer un plazo de 10 días para que una vez concluido el plazo aludido en el considerando anterior, la Autoridad Sanitaria se expida de modo expreso, previa intimación por escrito por parte del interesado.

Que por otra parte la Autoridad Sanitaria, en virtud de la Disposición N° 4854/96, tiene facultades para inspeccionar el progreso de los ensayos clínicos, constatando que los mismos están conducidos de acuerdo con los estándares de buenas prácticas clínicas y los requerimientos regulatorios vigentes.

Que de acuerdo a lo expresado en el Considerando anterior, se considera necesario contar con una planilla de inspecciones de la Autoridad Sanitaria que contemple los aludidos recaudos.

Que a fin de dotar al procedimiento de una mayor eficiencia, predictibilidad y transparencia, resulta conveniente establecer mediante una guía de trámite los requisitos de información y documentación a aportar por el recurrente.

Que como corolario de lo expuesto, corresponde efectuar un nuevo texto ordenado del Régimen de Buenas Prácticas de Investigación en Estudios de Farmacología Clínica aprobado por Disposición Nº 4854/96 a fin de evitar dudas en su interpretación.

Que la Coordinación de Evaluación de Medicamentos, el Departamento de Estudios y Proyectos y la Dirección de Asuntos Jurídicos han tomado la intervención de su competencia.

Que se actúa en virtud de las facultades conferidas por el Decreto Nº 1490/92.

Por ello, EL DIRECTOR NACIONAL DE LA ADMINISTRACIÓN NACIONAL DE MEDICAMENTOS, ALIMENTOS Y TECNOLOGÍA MÉDICA DISPONE:

Artículo 1º-Sustitúyense el Capítulo II, el punto 4 y 5 del Capítulo III, el punto 10 del apartado A) del Capítulo IV, el Capítulo V y la definición de Comunicación Periódica del Anexo II, del Régimen de Buenas Prácticas de Investigación en Estudios de Farmacología Clínica, aprobado por Disposición Nº 4854/96.

Art. 2º-Apruébase el nuevo texto ordenado del Régimen de Buenas Prácticas de Investigación en Estudios de Farmacología Clínica, con las modificaciones introducidas por el presente, que fuera aprobado por Disposición Nº 4854/96, y como Anexo I forma parte de esta Disposición.

Art. 3º-Modifícase el artículo 4º de la Disposición Nº 4854/96, el que quedará redactado como sigue: "ARTÍCULO 4º: Establécese que una vez presentada la documentación a que se hace referencia en el Régimen aprobado por el artículo 1º de la presente Disposición esta Administración deberá expedirse en el término de 90 (noventa) días hábiles a contar de la fecha de iniciación del trámite. Dicho plazo podrá ser suspendido toda vez que se realicen objeciones y hasta tanto el interesado haga entrega del total de la documentación y/o cumplimente todas las observaciones y/o aclaraciones solicitadas. Habiendo acompañado la interesada la documentación que le fuera requerida, y no mediando corte de plazo alguno, si transcurridos 90 días desde la iniciación del trámite esta Administración Nacional no se hubiera expedido respecto de su admisibilidad o rechazo, la interesada podrá intimar por escrito a la Autoridad Sanitaria (ANMAT) a que se expida de manera expresa dentro de los 10 días subsiguientes a la presentación efectuada en tal sentido".

Art. 4º-Incorpóranse como Anexos III y IV de la Disposición Nº 4854/96 la planilla de inspecciones de la Autoridad Sanitaria (ANMAT) y la Guía de trámite para Estudios de Farmacología Clínica, respectivamente.

Art. 5º-Regístrese, comuníquese a quien corresponda, a CILFA, CAEMe, COOPERALA y CAPEMVel. Dése a la Dirección Nacional del Registro Oficial para su publicación. Cumplido, archívese. Pablo M. Bazerque.

ANEXO I
TEXTO ORDENADO DEL RÉGIMEN DE BUENAS PRÁCTICAS DE INVESTIGACIÓN EN ESTUDIOS DE FARMACOLOGÍA CLÍNICA

CONTENIDO

TÍTULO I
PRINCIPIOS GENERALES, ÁMBITO DE APLICACIÓN Y ALCANCES

CAPÍTULO I. Principios Generales

En toda investigación en Farmacología Clínica deberá prevalecer el bienestar individual de los sujetos sometidos a estudio, por sobre los intereses de la ciencia y de la comunidad. La realización de ensayos de investigación en Farmacología Clínica debe llevarse a cabo con estricta observación de los principios científicos reconocidos y con escrupuloso respeto por la integridad física y psíquica de los individuos involucrados.

Los estudios clínicos deberán estar precedidos por estudios de investigación preclínica, pudiendo comenzarse los ensayos de investigación en Farmacología Clínica, en el momento que los resultados de tales estudios, permitan inferir que los riesgos para la salud de los sujetos en estudio son previsibles y no significativos. Los ensayos de investigación en Farmacología Clínica podrán incluir sujetos sanos o enfermos.

Los costos provenientes de la investigación clínica serán afrontados por el patrocinante, si lo hubiere, o por el grupo investigador. La institución patrocinadora del estudio, o el grupo investigador, podrán, cuando se trate de drogas provenientes del exterior, ingresar las mismas al país, sin otro requisito que los aduaneros pertinentes.

CAPÍTULO II. Del ámbito de aplicación y de los alcances

Para llevar a cabo investigaciones de Farmacología Clínica en sus Fases I, II y III los sujetos de existencia física o ideal deberán solicitar autorización a la Administración Nacional de Medicamentos, Alimentos y Tecnología Médica, dando cumplimiento previamente a los requisitos que se detallan a continuación, no estando contemplados por la presente Disposición los estudios realizados en seres humanos sin fines farmacoclínicos y/o terapéuticos. Con respecto a los estudios de Fase IV requerirán aprobación por parte de esta Administración los siguientes:

- Estudios para una nueva indicación
- Estudios para una nueva posología.
- Estudios de biodisponibilidad, bioequivalencia y otros estudios de farmacocinética
- Estudios de incidencia específica de efectos adversos
- Estudios que utilizan grupo placebo como control
- Estudios en poblaciones especiales tales como neonatos, infantes, adolescentes, ancianos

Quedan exentos de la presente norma de solicitud de aprobación los siguientes:

- Estudios abiertos, controlados, con otra droga activa (comparativo) con drogas ya aprobadas para la indicación que se desee estudiar y con similar posología a la estudiada
- Estudios abiertos para comparar la actividad terapéutica de dos formas farmacéuticas ya aprobadas
- Estudios farmacoeconómicos
- Estudios que cuantifican parámetros bioquímicos con drogas ya aprobadas en esa indicación y esa posología y cuyo objetivo no es el estudio de la eficacia de la droga.

Los estudios que no requieran aprobación de la ANMAT, deberán contar con las aprobaciones de un Comité de Ética y del Comité de Docencia e Investigación del centro en donde será efectuado el estudio. En estos casos, se notificará a la ANMAT de la iniciación del estudio mediante nota que tendrá carácter de declaración jurada.

TÍTULO II
OBLIGACIONES E INCUMPLIMIENTOS

CAPÍTULO III. De la autorización, seguimiento y contralor del estudio por parte de la Autoridad Sanitaria

La autoridad de aplicación para la autorización, seguimiento y contralor de las investigaciones de Farmacología Clínica será esta Administración Nacional, la que evaluará la información presentada, controlará el cumplimiento de lo establecido en la presente Disposición durante el transcurso de la investigación y realizará un análisis de los resultados obtenidos.

A tal efecto procederá a:

1. Evaluar la información contenida en los Capítulos VI, VII, VIII, IX, X, XI, XII y XIII del presente Anexo, pudiendo aprobarla, objetarla, o rechazarla en todos los casos por razones debidamente fundamentadas.

2. Concurrir a los centros donde se estén llevando a cabo investigaciones de Farmacología Clínica, con el objeto de evaluar el cumplimiento de las Buenas Prácticas de Investigación Clínica.
3. Examinar el formulario de Registro Clínico Individual que forme parte del protocolo autorizado.
4. Reunir, examinar y/o interrogar a los sujetos incluidos en el estudio cuando exista información de Fármacovigilancia Nacional o Internacional que indique peligro para la salud de los sujetos, o que existan elementos que arrojen dudas en el cumplimiento de las Buenas Prácticas Clínicas.
5. Aconsejar la modificación del diseño del estudio durante su curso, o la interrupción toda vez que se ponga en riesgo la salud de los sujetos.
6. Aprobar, objetar o rechazar la selección del/los centro/s propuestos para llevar a cabo el estudio, mediante informe debidamente fundado.
7. Registrar los estudios de Farmacología Clínica. En dicho registro deberá realizarse el seguimiento detallado y el grado de avance de los mismos.
8. Analizar y evaluar las comunicaciones periódicas y la comunicación final de los investigadores, pudiendo ser aprobadas, rechazadas u objetadas, mediante la indicación de modificaciones y/o solicitud de aclaraciones.
9. interrumpir la continuidad del estudio en el o los centro/s infractores, cuando mediaren causas debidamente fundadas (reacciones adversas graves, ineficacia violaciones al protocolo, incumplimiento parcial o total del consentimiento informado y firmado, falseamiento de la información o violación de la presente Disposición).

CAPÍTULO IV. De los requisitos de los investigadores y de los patrocinantes

A. De los investigadores:

El investigador principal deberá:

1. Responsabilizarse por la realización del estudio clínico en conformidad con el Protocolo autorizado.
2. Respetar las Buenas Prácticas de Investigación Clínica.
3. Informar a los pacientes con el objeto de obtener el Consentimiento Informado debidamente firmado.
4. Proponer y comunicar a esta Administración Nacional, a los comités de ética, de docencia e investigación y al patrocinante (si lo hubiere), cualquier modificación al protocolo original, debidamente fundamentada, la que deberá ser previamente autorizada.
5. Archivar la información registrada antes, durante y después del estudio durante un plazo mínimo de 2 años.
6. Asegurar el volcado riguroso de toda la información en el Formulario de Registro Clínico Individual.
7. Poner a disposición de esta Administración Nacional de los comités de ética, de docencia e investigación, del patrocinante (si lo hubiere) y del monitor toda la información que le sea requerida por los mismos.
8. Asegurar la confidencialidad de la información en las etapas de preparación, ejecución y finalización del estudio, así como de la identidad de las personas incorporadas al mismo.
9. Tomar las medidas adecuadas en caso de reacciones adversas graves o inesperadas y poner inmediatamente en conocimiento de las mismas a esta Administración Nacional,

a los comités de ética, de docencia e investigación, al patrocinante (si lo hubiere) y al monitor, así como a las autoridades del establecimiento de salud en el cual se lleva a cabo el estudio.

10. Presentar una comunicación final (en un plazo no mayor de 180 días posteriores a la finalización del estudio) a esta Administración Nacional, a los comités de ética, de docencia e investigación, y al patrocinante (si lo hubiere). En los estudios cuya duración sea mayor a 12 meses, se deberá presentar un informe cada seis meses.
11. Mantener bajo custodia la totalidad del material utilizado en el estudio (medicamentos, especialidades medicinales, placebos, instrumentos, etc.) siendo responsable del uso correcto de los mismos.

B Del Patrocinante:

Las siguientes son obligaciones del patrocinante:

1. Solicitar la autorización para la realización del estudio clínico al establecimiento de salud donde se llevará a cabo el mismo.
2. Solicitar autorización a la autoridad de aplicación de la presente normativa, para la realización del estudio clínico.
3. Proponer al investigador principal, cuya experiencia profesional debe comprobar mediante la demostración pertinente.
4. Facilitar al investigador principal toda la información química, farmacéutica, toxicológica y farmacológica (experimental y clínica), que garantice la seguridad del medicamento o especialidad medicinal, así como toda la información adicional necesaria para la correcta conducción del estudio, en la Fase de Investigación que motiva el mismo.
5. Asegurar la vigilancia del estudio mediante la monitorización del mismo.
6. Asegurar el cumplimiento de la presentación de las comunicaciones periódicas y de la comunicación final, previstas en la presente normativa.

CAPÍTULO V. Del incumplimiento de la presente normativa

1. Cualquier incumplimiento a la presente normativa, una vez iniciado el estudio, no debidamente aclarado por el investigador principal y/o el patrocinante, podrá dar motivo a la cancelación del mismo en el o los centro/s infractor/es.
2. La falta de solicitud de autorización para realizar ensayos de investigación en farmacología clínica y el falseamiento de la información requerida por la presente norma, así como de los datos relacionados con los estudios llevados a cabo antes, durante o después de su elevación a la autoridad de aplicación, hará pasible a el/los profesionales y/o al investigador principal y/o al patrocinante de las sanciones previstas en el artículo 20 de la ley Nº 16.463 y/o el Decreto Nº 341/ 92, de acuerdo a los procedimientos establecidos en dichas normativas, sin perjuicio de las acciones penales a que hubiere lugar y/o de la comunicación a las autoridades de la Dirección Nacional de Fiscalización Sanitaria del Ministerio de Salud y Acción Social, y de los Colegios Profesionales correspondientes.

TÍTULO III
REQUERIMIENTOS Y DOCUMENTOS

CAPÍTULO VI. De los requisitos básicos

Se deberá presentar la información básica que se detalla a continuación:

1. Nombre/s genérico/s (DCI –Denominación Común Internacional– o similar) sigla de investigación
2. Clasificación ATC (*Anatomical Therapeutic Chemical*), si la poseyere o, en su defecto, clasificación hasta el 4º nivel de la misma
3. Clasificación CAS (*Chemical Abstract Service*)
4. Propiedades físico-químicas
5. Fórmula cuali-cuantitativa
6. Forma/s farmacéutica/s a estudiar
7. Todo producto de origen biológico deberá poseer una clara metodología de identificación y de valoración que asegure la uniformidad del preparado a estudiar.
8. No se aceptará para Investigación clínica, ningún medicamento que no posea una correcta identificación de sus principio/s activo/s.

CAPITULO VII. De la información preclínica

La información preclínica será la adecuada para justificar la naturaleza, escala, y duración del ensayo.

La información preclínica necesaria deberá presentarse, sin excepción, cuando se deban realizar estudios de Farmacología Clínica de Fases I y II, ajustadas a las características del producto a investigar. En el caso de investigaciones de Farmacología Clínica de Fase III, la información preclínica será la apropiada y necesaria para planificar y conducir esta fase de la investigación. Para los estudios de Bioequivalencia de medicamentos en Fase IV, no será imprescindible la presentación de la información preclínica. Cuando se deban realizar estudios de Farmacología Clínica de Fase IV o con especialidades medicinales que cuentan con productos similares autorizados para su comercialización en países de alta vigilancia sanitaria (Anexo I del Decreto 150/92), se procederá a presentar una síntesis bibliográficamente fundamentada de la información preclínica necesaria.

1. Presentación de la información

1.1. Material y Métodos:

1.1.1. Plan Experimental detallado y fundamentado, indicando las Buenas Prácticas de laboratorio a las que se ajustan

1.1.2. Producto empleado con indicación de número de lote, número de protocolo de control de calidad del mismo, fecha de vencimiento, etc.

1.1.3. Animales utilizados y/o modelos sustitutivos con indicación de número, especie, cepa, sexo, edad, peso, etc.

1.1.4. Condiciones experimentales con indicación de dosis, frecuencia y vías de administración, tipo de alimentación, etc.

1.2. Resultados:

Los resultados obtenidos, favorables o no, deberán ser presentados en su totalidad, consignando los gráficos, fotografías, tablas, datos originales y, cuando corresponda, el análisis estadístico, en forma tal que permitan una evaluación crítica e independiente de la interpretación de los autores.

1.3. Discusion de los resultados y conclusiones:
Los datos surgidos del estudio deberán analizarse de manera tal que la conclusión permita caracterizar al medicamento en estudio, farmacológica y toxicológicamente, poniendo de manifiesto sus acciones farmacológicas, posibles efectos colaterales y su margen de seguridad.

1.4. Bibliografia

1.5. Excipientes:
Para todo excipiente sin antecedentes de utilización en medicina humana, deberán presentarse estudios completos que avalen la seguridad de su empleo.

2. Los estudios deberán incluir:

2.1. Objetivos:

2.1.1. Propiedades farmacológicas y potencial terapéutico del compuesto a estudiar, relacionándolos en forma cuali y cuantitativa con la indicación terapéutica que se preconiza

2.1.2. Margen de seguridad y efectos adversos previsibles en las condiciones de empleo terapéutico en el hombre

3. Farmacología preclínica

3.1. Farmacodinamia:
Los estudios farmacodinámicos deberán demostrar el efecto terapéutico previsto del medicamento y los posibles mecanismos de acción de su/s principio/s activo/s. Estos estudios deberán hacerse extensivos a los principales órganos y sistemas para determinar no solo el efecto terapéutico previsto sino revelar otros posibles efectos, ya sean convenientes desde el punto de vista terapéutico o nocivos.
Se realizarán estudios de:

3.1.1. Farmacodinamia especial: deberán demostrarse los efectos farmacodinámicos en relación con las indicaciones propuestas: curvas dosis/efecto, tiempo/efecto, etc.

3.1.2. Farmacodinamia general: deberán realizarse estudios sobre los sistemas:
cardiovascular, respiratorio, nervioso central, nervioso vegetativo, neuromuscular, urinario, endocrino, digestivo, etc.

3.1.3. Interacciones farmacodinámicas: deberán realizarse estudios que permitan inferir las posibles interacciones de este tipo.

3.1.4 Mecanismos de acción posible: deberán describirse el/los mecanismos/s de acción del/de los principio/s activo/s surgidos de los estudios.

3.2. Farmacocinética
Los estudios farmacocinéticos servirán para establecer la velocidad y magnitud de la absorción, el modelo de distribución, los tipos de biotransformación, la velocidad y vías de eliminación y la localización del principio activo en los tejidos.
Deberían realizarse estudios de:

3.2.1. Farmacocinética con dosis única

3.2.2. Farmacocinética después de administración repetida

3.2.3. Distribución en animales normales y gestantes

3.2.4. Biotransformación

3.2.5. Excreción

3.2.6. Interacciónes farmacocinéticas

4. Toxicología Preclínica

4.1. Toxicología general: Se realizarán estudios de:

4.1.1. Toxicidad aguda: los estudios deberán ser realizados en no menos de tres especies de las cuales una deberá ser no roedora. Deberán utilizarse por lo menos dos vías de administración, una de las cuales estará relacionada con la que se preconiza para el uso terapéutico propuesto, y la otra deberá asegurar la absorción del fármaco.

Deberá consignarse:

4.1.1.1. Aparición y duración de los efectos tóxicos, relación dosis-efecto y su reversibilidad, diferencias relacionadas con la vía de administración para el uso terapéutico propuesto. La otra vía asegurará la absorción del fármaco.

4.1.1.2. Síntomas de toxicidad y causas de muerte

4.1.1.3. Parámetros bioquímicos y hematológicos

4.1.1.4. Observaciones clínicas y anatomopatológicas

4.1.1.5. Dosis tóxica estimada

4.1.2. Toxicidad subaguda a dosis repetida

Deberá realizarse en al menos dos especies, una de las cuales deberá ser no roedora. La duración deberá ser de 12 a 24 semanas de acuerdo a la naturaleza del producto, empleo terapéutico propuesto y especie animal utilizada. (Tabla 1) La vía de administración deberá estar en relación con el empleo terapéutico propuesto. Se deberán utilizar no menos de tres dosis, la mayor deberá producir efectos tóxicos demostrables y la menor deberá relacionarse con la dosis terapéutica propuesta, teniendo en cuenta la sensibilidad de la especie utilizada.

Deberá consignarse:

4.1.2.1. Aparición de los efectos tóxicos, relación dosis-efecto y su reversibilidad, diferencias relacionadas con el sexo y la especie

4.1.2.2. Morbilidad y mortalidad

4.1.2.3. Parámetros bioquímicos, hematológicos y de nutrición (evolución del peso, consumo de agua, etc.)

4.1.2.4. Observaciónes clínicas y anatomopatológicas

4.1.2.5. Dosis de no efecto tóxico

4.1.2.6. Dosis tóxica

4.1.2.7. Órganos blanco

4.1.3. Toxicidad crónica (a dosis repetida)

Se deberán utilizar no menos de dos especies, una de las cuales será no roedora. La duración no será menor de 24 semanas de acuerdo a la naturaleza del producto, empleo terapéutico propuesto y especie animal utilizada. (Tabla 1)

La vía de administración deberá estar en relación al empleo terapéutico propuesto. Se deberán utilizar no menos de tres dosis, la mayor deberá producir efectos tóxicos demostrables y la menor deberá relacionarse con la dosis terapéutica propuesta teniendo en cuenta la sensibilidad de la especie utilizada.

Deberá consignarse:

4.1.3.1. Aparición de los efectos tóxicos, relación dosis-efecto, y su reversivilidad, diferencias relacionadas con el sexo y la especie

4.1.3.2. Morbilidad y mortalidad

4.1.3.3. Parámetros bioquímicos, hepatológicos y de nutrición (evolución del peso, consumo de agua, etc.)

4.1.3.4. Observaciónes clínicas y anatomopatológicas

4.1.3.5. Dosis de no efecto tóxico
4.1.3.6. Dosis tóxica estimada
4.1.3.7. Órganos blanco

Tabla 1. Pautas generales que deberán observarse acerca del tiempo de administración en los estudios toxicológicos

PERÍODO DE ADMINISTRACIÓN EN EL HOMBRE	PERÍODO PROPUESTO EN MÁS DE UNA ESPECIE DE ANIMALES DE EXPERIMENTACIÓN
DOSIS ÚNICA O EN PEQUEÑO NÚMERO	DOS SEMANAS, POR LO MENOS
HASTA CUATRO SEMANAS	TRES A VEINTISEIS SEMANAS
MÁS DE CUATRO SEMANAS	VEINTISEIS SEMANAS POR LO MENOS, SIN INCLUIR LOS ESTUDIOS DE CARCINOGENICIDAD

4.2. Toxicidad especial
Se realizarán estudios tendientes a demostrar:
4.2.1. Efectos sobre la fertilidad
4.2.2. Estudios de embriotoxicidad (principalmente teratogenicidad) y toxicidad pre y posnatal. Deberán presentarse estudios realizados en no menos de dos especies, una de las cuales deberá ser no roedora.
Deberán emplearse no menos de tres niveles de dosis, la mayor deberá ser subtóxica.
4.2.3. Actividad mutagénica
Deberá demostrarse mediante pruebas:
4.2.3.1. *In vivo*
4.2.3.2. *In vitro*, con y sin activación metabólica
4.2.4. Potencial oncogénico/carcinogénico
Deberá demostrarse mediante pruebas:
4.2.4.1. *In vivo*
4.2.4.2. *In vitro*
4.2.5. Otros estudios: Cuando sea necesario se realizarán e informarán los resultados de:
4.2.5.1. Estudios de irritación local (dérmica, ocular, rectal, vaginal, etc.)
4.2.5.2. Estudios de sensibilización
4.2 5.3. Otros estudios programados de acuerdo a la naturaleza del producto

CAPÍTULO VIII. De la información clínica
La documentación que se presentara deberá proveer los elementos que a continuación se detallan:
1. Información General
Ver Capítulo III. PRINCIPIOS BÁSICOS
2. Información Clínica:
2.1. Fase del proceso de investigación clínica

Se especificará y fundamentará la Fase de investigación clínica en la cual se llevará a cabo el estudio (I, II, III o IV).

2.2. Estudios de Fase I (ver Glosario para la descripción)
Deberá presentarse toda la información preclínica necesaria.
Los mismos se llevarán a cabo en centros debidamente equipados y autorizados a tal efecto.

2.3. Estudios en Fases II, III y IV (ver Glosario para la descripción)
Deberá presentarse información detallada acerca de las observaciones realizadas durante las fases previas incluyendo información preclínica.

3. Protocolo
Se deberá elaborar y presentar para su autorización un documento que contenga la siguiente información.

3.1. Información general
3.1.1. Título del proyecto
3.1.2. Nombre del/los investigadores responsables
3.1.3. Nombre/s del/los centros donde se llevará a cabo el estudio
3.1.4. Profesión de las personas que colaborarán con el estudio (médico, bioquímico, farmacéutico, químico, enfermera; estadístico, u otros profesionales de la salud)
3.1.5. Nombre del patrocinante (si lo hubiere)
3.2. Justificación y Objetivos
3.2.1. Objetivos del estudio
3.2.2. Razones para su ejecución
3.2.3. Antecedentes e informaciones esenciales, con las referencias bibliográficas respectivas
3.3. Aspectos éticos
3.3.1. Consideraciónes éticas generales sobre el estudio, desde el punto de vista de los derechos de las personas sujetas a estudio
3.3.2. Descripción de la forma en que las personas sanas o enfermas sujetas a estudio, serán informadas y modelo de formulario de consentimiento informado.
3.4. Cronograma de trabajo:
3.4.1. Descripción del cronograma de trabajo con especificación de los tiempos de comienzo, duración y finalización
3.4.2. Justificación del cronograma: evolución temporal de la enfermedad, duración esperada del tratamiento, y otros parámetros que tengan relación con el tiempo.
3.5. Diseño del estudio
3.5.1. Fase de la farmacología clínica en la que se desarrollará el estudio
3.5.2. Especificación del tipo de estudio: controlado, piloto, cruzado, ciego u otros de acuerdo a las características del medicamento en estudio
3.5.3. Descripción del método de aleatorización
3.5.4. Especificación de los factores de reducción de sesgos
3.5.5. Dosis, esquema terapéutico y administración del medicamento. Información sobre el cumplimiento del tratamiento
3.6. Criterios de selección
3.6.1. Especificación de la muestra (voluntarios sanos, pacientes), incluyendo rangos de edad, sexo, grupo étnico si correspondiere, factores pronósticos, etc.
3.6.2. Criterios diagnósticos de admisión, claramente especificados

3.6.3. Descripción exhaustiva de los criterios de inclusión y exclusión en el estudio
3.6.4. Descripción de criterios de retiro del estudio
3.7. Tratamientos
3.7.1. Descripción del/los tratamientos a administrar a los grupos mencionando en forma clara el/los producto/s a utilizar especificando los principios activos, forma/s farmacéuticas, concentraciones tanto para los grupos con tratamiento, como controles
3.7.2. Descripción de los períodos en los que se administrará cada uno de los tratamientos en cada uno de los grupos
3.7.3. Descripción de la/s dosis, forma/s y vía/s de administración
3.7.4. Normas de utilización de los tratamientos concomitantes, cuando los mismos sean utilizados
3.7.5. Descripción de los métodos que se implementarán para la conservación y almacenamiento de la medicación de estudio
3.7.6. Descripción de las medidas para promover y controlar el riguroso cumplimiento de las instrucciones referidas al desarrollo del estudio
3.8. Evaluación de la eficacia
3.8.1. Especificación de los parámetros seleccionados de evaluación a utilizar
3.8.2. Descripción del/los método/s de medición y registro de los efectos producidos sobre los parámetros seleccionados por el/los producto/s en estudio
3.8.3. Descripción de los análisis y procedimientos especiales a utilizar (farmacocinéticos, clínicos, de laboratorio, imagenológicos, etc.) en relación al seguimiento de los parámetros seleccionados y al posible riesgo de la investigación clínica
3.9. Eventos y Efectos adversos
3.9.1. Metodología empleada para el registro de los eventos y/o efectos adversos
3.9.2. Descripción de las conductas a seguir en caso de verificarse complicaciones
3.9.3. Especificación del sitio donde se encontrarán puestos a resguardo los sobres lacrados con los códigos del estudio y de los procedimientos para proceder a su apertura en caso de emergencia
3.9.4. Información sobre la notificación de eventos y/o efectos adversos, incluyendo quién informará, a quién serán elevados y plazo para su entrega que será de 48 (cuarenta y ocho) horas para eventos y efectos adversos graves. Las reacciones adversas no graves serán comunicadas en la comunicación final del estudio.
3.9.5. Especificación de que los eventos y/o efectos adversos se comunicarán al Sistema Nacional de Fármacovigilancia, adjuntando el formulario correspondiente (Hoja Amarilla para comunicaciones al Sistema Nacional de Fármacovigilancia), además del/los formularios propios del protocolo
3.10. Aplicación práctica
3.10.1. Matriz específica y detallada para todas las etapas y procedimientos
3.10.2. Especificación de los posibles desvíos del protocolo e instrucciones de los procedimientos a seguir en caso de presentarse los mismos
3.10.3. Especificación de las obligaciones y responsabilidades dentro del equipo de investigación
3.10.4. Consideraciones sobre la confidencialidad de la información
3.11. Registro de la información
3.11.1. Procedimientos para el archivo general de la información registrada y de las listas especiales de pacientes. Los registros deberán permitir una identificación fácil de

cada voluntario (sano o enfermo), debiéndose incluir una copia del Formulario de Registro Individual.

3.11.2. Procedimientos para el tratamiento y procesamiento de registros de eventos y efectos adversos con el/los producto/s en estudio

3.12. Evaluación de la información y metodología estadística a emplear

3.12.1. Descripción de la forma en que serán evaluados los resultados obtenidos

3.12.2. Metodología informática a utilizar

3.12.3. Descripción del/los métodos/s de tratamiento de la información surgida de las personas que se retiraron del estudio

3.12.4. Control de calidad de los métodos y procesos de evaluación

3.12.5. Descripción pormenorizada de los métodos estadísticos a utilizar

3.12.6. Número de pacientes/voluntarios sanos que integrarán la muestra

3.12.7. Fundamentación de la elección del tamaño de la muestra, incluyendo cálculos sobre la potencia de la prueba y su justificación clínica

3.12.8. Nivel de significación estadística a ser utilizado

3.12.9. Normas para la finalización del estudio

3.13. Bibliografia. Se adjuntarán las referencias bibliográficas utilizadas para la confección del protocolo.

3.14. Resumen del Protocolo
Se incluirá un resumen del Protocolo presentado.

3.15. Formularios de Registro Clínico Individual
Deberá contener, mínimamente, la siguiente información:

3.15.1. Fecha, lugar e identificación del estudio

3.15.2. Identificación de la persona en estudio

3.15.3. Edad, sexo, altura, peso y raza (si correspondiere) de la persona

3.15.4. Características particulares (hábitos, por ejemplo de fumar, dieta especial, embarazo, tratamientos, anteriores, etc.)

3.15.5. Diagnóstico (indicación para la cual el producto en estudio es administrado de acuerdo al protocolo)

3 15.6. Cumplimiento de los criterios de inclusión y exclusión

3.15.7. Duración del padecimiento. Tiempo transcurrido desde la última crisis (si correspondiere)

3.15.8. Duración del tratamiento

3.15.9. Empleo concomitante de otros medicamentos y/o intervenciones terapéuticas no farmacológicas

3.15.10. Regímenes dietéticos (si correspondiere)

3.15.11. Registro de las evaluaciones de cada parámetro estudiado (cualitativo y/o cuantitativo)

3.15.12. Los exámenes de laboratorio y/o controles biológicos, se asentarán en planillas adecuadas a los estudios. Se utilizarán tantas planillas individuales como lo requiera el estudio.

3.15.13. Registro de eventos y/o efectos adversos (tipo, duración, intensidad, etc.), consecuencias y medidas tomadas

3.15.14. Razones para la salida del estudio y/o violaciones de los códigos establecidos

3.16. Principios activos y/o placebos: El o los principios activos en estudio, o los placebos empleados, deberán estar rotulados con una leyenda que los identifique por su nombre genérico o su número de registro y que exprese el destino de investigación que tendrán los mismos.

3.17. Combinaciones (asociaciones): Se admitirán los estudios de farmacología clínica de las mismas, cuando se hallen científicamente fundamentadas, debiendo ajustarse a las pautas anteriormente expuestas.

3.18. Modificaciones al protocolo: Toda modificación a los protocolos de investigación y sus anexos, deberá ser comunicada previamente a las autoridades de aplicación de la presente norma, a los comités de ética, de docencia e investigación y al patrocinante (si lo hubiere). Cualquier modificación al protocolo original, debidamente fundamentada, deberá ser previamente autorizada.

CAPÍTULO IX. De la documentación general a ser presentada

1. *Curriculum vitae* del investigador responsable del estudio
2. Consentimiento firmado del investigador responsable del estudio y de los profesionales que participarán del mismo (documentación original o fotocopia autenticada)
3. Declaración jurada por la cual el o los investigadores se comprometen expresamente a respetar la letra y el espíritu de las declaraciones de Nuremberg, Helsinki y Tokio, respetar los derechos de los pacientes y proteger a los sujetos en experimentación clínica (documentación original o fotocopia autenticada)
4. Autorización del Comité de Docencia e Investigación del centro donde se realizará el estudio (documentación original o fotocopia autenticada)
5. Autorización de Comité de Ética, independiente (documentación original o fotocopia autenticada)
6. Fotocopia de la Declaración de Helsinki

CAPÍTULO X. De los centros donde se llevará a cabo la investigación

Se indicará claramente: dirección, código postal, teléfono, facsímil y correo electrónico (si lo hubiere) de cada uno de los centros donde se desarrollará el estudio.

CAPÍTULO XI. De los requerimientos éticos

1. Comité de Ética:
   Los investigadores principales deberán garantizar la participación de un Comité de Ética independiente de los investigadores intervinientes en el ensayo clínico. Los mismos estarán compuestos por personas provenientes de diferentes ámbitos, incluyendo profesionales de distintas disciplinas y personas o entidades de probada trayectoria en aspectos relacionados con la ética y la defensa de los derechos humanos. Esta Administración promoverá la formación de tales Comités en diversos puntos del país.
2. Consentimiento informado:
   Será requisito indispensable para la autorización de un ensayo clínico, la presentación de un formulario de consentimiento informado, que será firmado por el paciente en presencia de por lo menos un testigo. El mismo solo será válido, cuando exista constancia fehaciente de que el paciente ha sido informado de la confidencialidad de la información, de los objetivos, métodos, ventajas previstas, alternativas terapéuticas y posibles riesgos inherentes al estudio, así como de las incomodidades que éste pueda acarrearle, y de que es libre de retirar su consentimiento de participación en cualquier momento sin explicar las causas. Ello no deberá derivar en perjuicio alguno para el

paciente/voluntario sano. Asimismo, deberá constar que el patrocinante y/o investigador proveerán en forma gratuita la medicación en estudio. El incumplimiento de este requisito dará motivo a la inmediata cancelación del ensayo clínico en el/los centro/s infractores por parte de esta Administración Nacional, sin perjuicio de las acciones legales que puedan corresponder de acuerdo a la legislación vigente.
En el caso que el paciente/voluntario sano no pueda prestar por sí el consentimiento, deberá recabarse el mismo de quienes resulten ser sus representantes, según lo establece el Código Civil.

3. Reclutamiento de sujetos a incluir en estudios clínicos:
   En el caso que para el reclutamiento de sujetos se utilicen avisos en medios de comunicación, los mismos deberán ser autorizados por un comité de ética independiente y por esta Administración Nacional. No deberá indicarse en forma implícita o explícita que el producto en investigación es eficaz y/o seguro o que es equivalente o mejor que otros productos existentes.

CAPÍTULO XII. De la participación de auditorías independientes

En el caso de participación de una Auditoría Independiente contratada por el patrocinante, se hará constar dicha circunstancia, con la documentación que la acredite, así como la dirección, código postal, teléfono, fax y correo electrónico, y los datos personales del monitor del estudio.

La presencia de una auditoría independiente no exime al investigador principal de la responsabilidad que le compete de acuerdo a lo exigido en el Capítulo IV de la presente norma, ni al derecho de monitoreo por parte de esta Administración Nacional.

CAPÍTULO XIII. De los estudios clínicos con psicofármacos

Los protocolos de ensayos clínicos con psicofármacos requerirán para su aprobación una declaración jurada de la Dirección Técnica del laboratorio patrocinante, detallando qué lote/s de producción se utilizarán y un listado completo de los médicos participantes autorizados a recibir el/los psicofármaco/s motivo del ensayo.

Asimismo, la totalidad de estos médicos firmará una declaración por la que individualmente se hacen responsables de la correcta distribución del psicofármaco y se comprometen a no entregar la medicación sujeta a ensayo clínico, excepto a los pacientes participantes en el estudio, bajo la pena de las sanciones más severas que prescribe la ley.

La Dirección Técnica y la Dirección Médica o Departamento Médico o estructura análoga del laboratorio patrocinante en conjunto con el investigador principal, informarán a esta Administración cada 3 (tres) meses y por escrito, sobre la marcha del ensayo clínico. Tal informe tendrá el carácter de Declaración Jurada e incluirá el número de pacientes ingresados, la cantidad de medicamento o especialidad medicinal utilizados y el tiempo que cada paciente lleva de tratamiento. La falta a este requerimiento será sancionada con la cancelación del ensayo clínico, sin perjuicio de otras sanciones que correspondieren de acuerdo a la ley vigente.

En el caso que el estudio no sea patrocinado por ningún laboratorio, se deberán tomar los recaudos expresados anteriormente en cuanto a responsabilidad del/los profesionales intervinientes, registro de la especialidad medicinal en estudio y de los pacientes que la reciban.

ANEXO II
DEFINICIÓN DE TÉRMINOS (GLOSARIO)

A

ALEATORIZACIÓN

1) Diseño experimental a través del que se escogen las muestras o se administra un tratamiento al azar.
2) Método o mecanismo para asignar sujetos a grupos de control o de tratamiento, de forma tal que el sujeto tenga igual probabilidad de recibir el tratamiento de interés.

ALTERNATIVAS FARMACÉUTICAS

Productos que, dentro del concepto de producto similar,

a) contienen el mismo principio terapéutico, siendo diferente la salificación, esterificación o complejación del mismo, o
b) se presentan en diferentes formas farmacéuticas, poseyendo la misma vía de administración, la misma indicación terapéutica y la misma posología.

ARCHIVO DE INFORMACIÓN DE PERSONAS INCORPORADAS AL ESTUDIO

Archivos hospitalarios, registros de consulta o archivos especiales que permiten asegurar la autenticidad de la información presentada en el Formulario de Registro Clínico Individual del protocolo y que puede ser verificada y, cuando sea necesario, permite ser corregida y completada. Deben respetarse las condiciones regulatorias del empleo y consulta de tales documentos.

ASOCIACIÓN O COMBINACIÓN DE PRINCIPIOS ACTIVOS

Especialidad medicinal que contiene dos o más principios activos en cantidades fijas por unidad de forma farmacéutica.

ATC

Ver CLASIFICACIÓN ATC.

AUDITORÍA DE UN ESTUDIO CLÍNICO

Entiéndese por tal a la Autoridad Sanitaria encargada de velar por el cumplimiento de una determinada normativa.

B

BIODISPONIBILIDAD

Se refiere a la capacidad de una determinada forma farmacéutica de liberar principio activo en el sitio y a la velocidad adecuadas para obtener una concentración suficiente en la biofase en el momento oportuno.

El término *disponibilidad* da a entender la capacidad de un principio activo de encontrarse en la biofase en concentraciones adecuadas para ejercer su acción.

Teniendo en cuenta que no se puede determinar *in vivo*, en humanos, la concentración en la biofase (salvo excepciones) y, asumiendo un equilibrio entre las concentraciones en suero y en biofase, se acepta como **Biodisponibilidad** a la fracción de la dosis de una droga –administrada extravascularmente– en una forma farmacéutica dada, que alcanza la circulación sistémica y la velocidad con que lo hace.

BIOEQUIVALENCIA

Existiendo equivalencia química, dos medicamentos o especialidades medicinales son bioequivalentes (biológicamente equivalentes) si administradas a la misma persona en igual régimen de dosis tienen biodisponibilidad similar.

BIOTRANSFORMACIÓN

Es la modificación química que sufre un principio activo o cualquier otra sustancia exógena durante su pasaje por el organismo. La biotransformación en la especie humana ocurre preferentemente en el hígado y, en menor grado, en la membrana gastrointestinal, el riñón, el pulmón y otros órganos. Es recomendable no emplear este término como sinónimo de metabolismo o detoxificación.

BUENAS PRÁCTICAS DE INVESTIGACIÓN CLÍNICA

Es un modelo para estudios clínicos que comprende el diseño, conducción, monitoreo, terminación, auditación, análisis, comunicación y documentación de los estudios clínicos, que asegura que el estudio sea científica y éticamente correcto y que las propiedades clínicas del medicamento y/o especialidad medicinal para diagnóstico, profilaxis o terapéutica, están apropiadamente documentadas.

C

CAS

Ver *CHEMICAL ABSTRACT SERVICE.*

CERTIFICACIÓN DE AUDITORÍA

Certificado que confirma la realización de una auditoría adecuada.

CHEMICAL ABSTRACT SERVICE

Sistema de clasificación codificada de sustancias químicas. Aporta información básica sobre características físico-químicas de los principios activos.

CLASIFICACIÓN ATC - *Anatomical Therapeutic and Chemical Classification*

Sistema de clasificación de medicamentos creado por el Consejo Nórdico de Medicamentos, recomendado por la Organización Mundial de la Salud (OMS) y empleado por el Centro Colaborativo para el Monitoreo Internacional de Medicamentos.

Este sistema de clasificación es continuamente revisado por el Consejo Nórdico de Medicamentos bajo la coordinación del Centro Colaborativo para Metodología sobre Estadísticas de Medicamentos de la Organización Mundial de la Salud, con sede en Oslo.

La clasificación ATC es de tipo alfa-numérica, que responde al siguiente ordenamiento:

Primer nivel (Alfa): indica Grupo Anatómico, es decir, órgano, aparato o sistema sobre el que actúa principalmente el medicamento.

Segundo nivel (Numérico): indica el Grupo Terapéutico Principal.

Tercer Nivel (Alfa): indica el Subgrupo Terapéutico.

Cuarto Nivel (Alfa): indica el Subgrupo Químico Terapéutico.

Quinto Nivel (Numérico): indica el Principio Activo.

COMITÉ DE DOCENCIA E INVESTIGACIÓN

Grupo de profesionales de la salud constituidos con el objeto de establecer que los estudios clínicos, llevados a cabo en determinado establecimiento de salud, cumplan con las pautas del método científico.

Por extensión, un estudio clínico científicamente inaceptable no es éticamente aceptable.

COMITÉ DE ÉTICA

Grupo independiente (del estudio) de personas (institucional, regional o nacional) constituido por profesionales médicos y no médicos y por no profesionales, que tiene la responsabilidad de verificar que se protejan la seguridad, integridad y derechos humanos de las personas participantes en el estudio. Considera asimismo la ética general del estudio, reafirmando de este modo públicamente la seguridad del estudio.

Los Comités de Ética se constituirán y ejercerán sus tareas libres de influencias de aquellas personas que conducen o intervienen en el estudio clínico (investigadores, patrocinador, etc.).

COMUNICACIÓN FINAL
Informe final

Descripción completa y pormenorizada del estudio luego de finalizado el mismo, que comprende: la descripción de materiales y métodos experimentales (incluyendo el de los materiales y métodos utilizados y la metodología estadística), evaluación de los resultados con su análisis estadístico y una apreciación crítica (discusión) ética, estadística y clínica del estudio.

COMUNICACIÓN PERIÓDICA
Informe periódico

Informe elevado periódicamente a la autoridad de aplicación por parte del investigador principal, donde se vuelcan los resultados parciales y el grado de avance de la investigación.

CONDICIONES EXPERIMENTALES

Condiciones rigurosamente establecidas de tiempo, espacio, acondicionamiento, mantenimiento, mediciones, evaluaciones, etc., que deben fijarse antes de la realización de un estudio y que deben ser mantenidas durante la duración del mismo.

CONFIDENCIALIDAD

Mantenimiento de la privacidad de las personas incorporadas al estudio clínico, incluyendo su identidad y toda la información médica personal.

CONSENTIMIENTO FIRMADO DE LOS INVESTIGADORES

Documento firmado y fechado, por medio del que los investigadores se comprometen a llevar a cabo la investigación, respetando la letra y el espíritu de la Declaración de Helsinki y sus revisiones periódicas, con el objeto de salvaguardar la integridad y dignidad humanas.

CONSENTIMIENTO INFORMADO

El consentimiento informado es la documentación que confirma la participación voluntaria de las personas en un estudio clínico particular. Sólo podrá ser obtenido luego de que las mismas hayan sido debidamente informadas acerca del estudio en el que van a participar, incluyendo una explicación del estado de la investigación, sus objetivos, potenciales beneficios, riesgos e inconvenientes, tratamientos alternativos de los que se dispone, la confidencialidad de la información, y de los derechos de las personas y responsabilidades, de acuerdo con las actualizaciones de la Declaración de Helsinki.

CONTRATO

Documento fechado y firmado por el investigador o una institución y el patrocinante, que expresa los acuerdos y delegación y/o distribución de responsabilidades. El Protocolo puede servir como contrato cuando contiene tal información y está firmado.

CONTROL DE CALIDAD

Técnica de funcionamiento y actividades existentes dentro del sistema de garantía de calidad para verificar que los requisitos de calidad del estudio sean cumplidos.

Las actividades de control de calidad abarcan a todos los miembros del grupo de investigación, incluyendo al patrocinador y a la organización de servicios de investigación, involucrados en la planificación, conducción, monitorización, evaluación e informes de un estudio clínico, incluyendo el procesamiento de la información, con el objetivo de evitar que las personas incorporadas a un estudio sean expuestas a riesgos innecesarios, o que se arribe a conclusiones equivocadas basadas en información poco confiable.

CRITERIOS DE INCLUSIÓN

Criterios de admisión

Conjunto de variables seleccionadas para describir una determinada situación de base.

CRITERIOS DE EXCLUSIÓN

Condiciones cuya presencia determina que los sujetos sean excluidos del estudio.

CRONOGRAMA

Descripción escrita de la distribución de las actividades en el tiempo.

CURRICULUM VITAE

Documento en el que se vuelcan los datos personales y antecedentes profesionales, docentes y de investigación de una persona.

CURVA DOSIS-RESPUESTA

Representación gráfica de la expresión matemática de la relación entre la dosis de un principio farmacológicamente activo y su efecto. Del análisis de dicha curva, surgen indicadores farmacodinámicos tales como Dosis Efectiva 50 (DE50), Potencia Relativa, Efecto Máximo, etc.

CURVA EFECTO-TIEMPO

Representación gráfica de la expresión matemática de la relación entre el tiempo transcurrido desde la administración de una dosis determinada de un principio activo y la evolución temporal del efecto del mismo.

D

DATOS ORIGINALES

Son todos los registros o copias certificadas de las observaciones originales, hallazgos clínicos u otras actividades en un estudio clínico, necesarios para la reconstrucción y evaluación del estudio. Tal información incluye: estudios de laboratorio, memoranda, cálculos y documentos, registro de datos en instrumentos automáticos o exactos, copias verificadas, microfichas, etc. También incluye negativos fotográficos, videograbaciones, microfilmaciones o medios magnéticos.

DCI

Ver DENOMINACIÓN COMÚN INTERNACIONAL.

DECLARACIÓN DE HELSINKI

Principios éticos recomendados para guiar la experimentación de medicamentos en seres humanos. Estos principios fueron propuestos por la Asociación Médica Mundial en 1964 y fueron revisados posteriormente en 1975. Reemplaza al Código o Decálogo de Nuremberg formulado en 1947, como documento básico de aceptación internacional. Los principios enunciados reconocen los derechos de las personas en experimentación y la primacía de su salud y seguridad sobre cualquier interés científico y social. Esta Declaración ha sido revisada y actualizada por las Asambleas Médicas Mundiales 29ª, (Tokio,Octubre de 1975), 35ª (Venecia, Octubre de 1983) y 41ª (Hong Kong, Setiembre de 1989).

DENOMINACIÓN COMÚN INTERNACIONAL PARA SUSTANCIAS FARMACÉUTICAS DCI

Nombre común para los principios activos, recomendado por la Organización Mundial de la Salud, con el objeto de lograr una identificación internacional. Las denominaciones empleadas se presentan en latín, español, francés, inglés y ruso.

DISCUSIÓN DE LOS RESULTADOS

Proceso intelectual (que debe ser claramente escrito) mediante el que se interpreta la información recogida mediante el estudio (Resultados). Para ello debe tenerse en cuenta lo siguiente:

a) Significación y limitación de los resultados obtenidos
b) Comentario y explicación de la coherencia o de las contradicciones entre sí, de los datos hallados
c) Comentario y explicación de la consistencia e inconsistencia de los datos hallados con los de otros investigadores
d) Posibles implicancias y otras deducciones derivadas de los puntos anteriores
e) Nuevas preguntas o problemas planteados a partir de esta discusión y posibles líneas futuras de investigación

DISEÑO EXPERIMENTAL

Es la forma en que se fijan, sobre bases estadísticas, las relaciones entre individuos, los estímulos, las respuestas y cualquier otra variable que se tenga en cuenta para proceder a la verificación experimental de la hipótesis.

DOCUMENTACIÓN

Son todos los registros de cualquier tipo (incluyendo documentos, registros magnéticos, ópticos, etc.) que describen los métodos y conducción del estudio, factores que lo afectan y acciones tomadas.

Incluyen: el protocolo, copias de los requisitos presentados a la autoridad de aplicación, autorizaciones (de la autoridad de aplicación, del comité de ética, del comité de docencia e investigación, etc.), *curriculum vitae* de los investigadores, formulario de consentimiento informado, informes de monitoreo, certificados de auditorías, correspondencia, parámetros de referencia, datos originales, formulario de registro clínico individual, comunicaciones periódicas y comunicación final.

DOSIFICACIÓN
Posología

Describe la dosis de un medicamento, los intervalos entre las administraciones y la duración del tratamiento. No debe confundirse con el término Dosis.

DOSIS
Cantidad de principio activo que se administra en una sola vez.

DOSIS TÓXICA
Cantidad de principio activo que produce un efecto tóxico (funcional o estructural), tanto en animales como en seres humanos.

E

ECUACIÓN BENEFICIO / RIESGO
Es la proporción entre los beneficios y los riesgos que presenta el empleo de un medicamento y/o especialidad medicinal. Es útil para expresar una apreciación sobre la utilidad de un medicamento y/o especialidad medicinal en la práctica médica, basada en datos de eficacia y seguridad, así como en consideraciones de su posible empleo abusivo, la gravedad y pronóstico de la enfermedad o condición patológica, etc.

El concepto puede aplicarse a un solo medicamento y/o especialidad medicinal o para comparar dos o más medicamentos y/o especialidades medicinales.

EFECTIVIDAD
Es la capacidad de un medicamento y/o especialidad medicinal para evitar y/o retardar la evolución o complicaciones de una enfermedad o estado patológico, así como mejorar la supervivencia y calidad de vida. Surge de la utilización terapéutica adecuada a través del tiempo.

EFECTO NOCEBO
Efecto/s indeseable/s determinado/s por la utilización de placebo.

EFECTO PLACEBO
Efecto clínico beneficioso o adverso (efecto nocebo) que se produce como resultado de una intervención médica, incluyendo la administración de un placebo. En algunas circunstancias puede representar del 30 al 60% del efecto usualmente obtenido luego de la administración de un medicamento o especialidad medicinal que posee actividad farmacológica o después de cualquier otra intervención apropiada.

EFICACIA
Es la capacidad de un medicamento y/o especialidad medicinal para corregir una alteración fisiopatológica o disminuir/eliminar una determinada signo/sintomatología. La eficacia surge de los resultados del estudio clínico controlado.

ENSAYO CLÍNICO
Ver ESTUDIO CLÍNICO

EQUIVALENTES FARMACÉUTICOS
Medicamentos que contienen cantidades idénticas de iguales principios activos, por ejemplo la misma sal o éster, en idénticas formas farmacéuticas, pero que no necesariamente contienen los mismos excipientes. En consecuencia, dos equivalentes farmacéuticos pueden mostrar diferentes biodisponibilidades y actividades farmacológicas.

ESPECIALIDAD MEDICINAL O FARMACÉUTICA
Todo medicamento, designado por un nombre convencional, sea o no una marca de fábrica o comercial, o por el nombre genérico que corresponda a su composición y contenido, preparado y envasado uniformemente para su distribución y expendio, de composición cuantitativa definida, declarada y verificable, de forma farmacéutica estable y de acción terapéutica comprobable.

ESPECIFICIDAD
Es la capacidad de una prueba de producir resultados negativos en personas que no padecen la enfermedad (Verdaderos negativos).

ESTABLECIMIENTO DE SALUD AUTORIZADO
Entidad sanitaria, pública o privada que reúne las condiciones humanas y materiales que garantizan la calidad y el rigor científico exigido.

ESTUDIO CLÍNICO
Es un estudio sistemático, siguiendo en un todo las pautas del método científico en seres humanos voluntarios, sanos o enfermos realizado con medicamentos y/o especialidades medicinales con el objeto

de descubrir o verificar los efectos y/o identificar reacciones adversas del producto en investigación y/o estudiar la absorción, distribución, metabolismo (biotransformación) y excreción de los principios activos con el objeto de establecer su eficacia y seguridad.

Los estudios clínicos son clasificados en Fases I, II, III y IV, como sintéticamente se expresa a continuación:

1.- Fase I

Es el primer estudio en seres humanos de un nuevo principio activo o nueva formulación, llevado a cabo generalmente en personas voluntarias. Estos estudios se proponen establecer una evaluación preliminar de la seguridad y del perfil farmacocinético, y cuando sea posible, un perfil farmacodinámico. Salvo excepciones debidamente fundamentadas, se llevan a cabo en pequeños grupos de personas voluntarias sanas.

2.- Fase II

Estudio Terapéutico Piloto

Los objetivos del Estudio Terapéutico Piloto son demostrar la actividad y establecer la seguridad a corto plazo del principio activo en pacientes afectados de una determinada enfermedad o condición patológica. Los estudios se realizan en un número limitado (pequeño) de personas y frecuentemente, son seguidos de un estudio comparativo.

En esta fase también se determinan los rangos de dosis apropiados y los regímenes de administración. De ser posible, también, se establecen las relaciones dosis-respuesta, con el objeto de obtener sólidos antecedentes para el diseño de estudios terapéuticos ampliados (Fase III).

3.- Fase III

Estudio Terapéutico Ampliado

Son estudios realizados en grandes y variados grupos de pacientes, con el objeto de determinar:

3.1. El Balance Riesgo/Beneficio a corto y largo plazo de la/s formulación/es del principio activo.

3.2. De manera global (general) el valor terapéutico relativo.

Se exploran en esta fase el tipo y perfil de las reacciones adversas más frecuentes, así como características especiales del medicamento y/o especialidad medicinal (por ejemplo interacciones clínicamente relevantes, principales factores modificatorios del efecto tales como la edad, etc.).

El diseño de los estudios será preferentemente aleatorizado y doble ciego, pero también son aceptables otros diseños, por ejemplo los de seguridad a largo plazo. Generalmente estos estudios se realizan teniendo en cuenta las que serán las condiciones normales de utilización del medicamento y/o especialidad medicinal.

4.- Fase IV

Estudios Poscomercialización

Son estudios llevados a cabo luego de comercializado el medicamento y/o especialidad medicinal.

Estos estudios son ejecutados de acuerdo a las características con que fue autorizado el medicamento y/o especialidad medicinal. Generalmente son **Estudios de Vigilancia Poscomercialización**, para establecer el valor terapéutico, la aparición de nuevas reacciones adversas y/o confirmación de la frecuencia de aparición de las ya conocidas y las estrategias de tratamiento. En los estudios de Fase IV, se deben seguir las mismas pautas éticas y científicas aplicadas a los estudios de fases anteriores.

Luego de que un medicamento y/o especialidad medicinal ha sido comercializado, los estudios clínicos diseñados para explorar nuevas indicaciones, nuevos métodos de administración, o nuevas combinaciones (asociaciones), etc., son considerados como estudios de nuevo medicamento y/o especialidad medicinal.

En esta fase se llevan a cabo también los estudios específicos de Farmacoepidemiología, Fármacovigilancia y Bioequivalencia.

ESTUDIO CLÍNICO CONTROLADO

Estudio clínico en el curso del cual se compara el resultado terapéutico de un tratamiento con respecto a un tratamiento de referencia o a un placebo. Un estudio de este tipo comprende el empleo de un grupo control.

ESTUDIO CLÍNICO CRUZADO

Diseño experimental empleado en la evaluación de dos o más tratamientos, en el que todas las personas reciben, en forma consecutiva, cada uno de los tratamientos.

ESTUDIO CLÍNICO MULTICÉNTRICO
Estudio clínico conducido de acuerdo con un protocolo único en varios centros de investigación y por lo tanto, realizado por más de un investigador principal, pero siguiendo los mismos procedimientos.

ESTUDIO POSCOMERCIALIZACIÓN
Ver ESTUDIO CLÍNICO (FASE IV)

ESTUDIO PRECLÍNICO
Farmacología Preclínica; Fase 0
En el desarrollo de un medicamento, son todos aquellos estudios que se realizan *in vitro* y/o en animales de experimentación, diseñados con la finalidad de obtener la información necesaria para decidir si se justifican estudios más amplios en seres humanos sin exponerlos a riesgos injustificados. Si bien muchos de los estudios preclínicos deben anteceder a los estudios clínicos, aquellos que requieren períodos prolongados para su ejecución o son estudios especiales, se continúan durante las primeras fases de los estudios clínicos.

ESTUDIO TERAPÉUTICO AMPLIADO
Ver ESTUDIO CLÍNICO (FASE III)

ESTUDIO TERAPÉUTICO PILOTO
Ver ESTUDIO CLÍNICO (FASE II)

ETIQUETA PARA PRODUCTOS EN INVESTIGACIÓN
Etiqueta desarrollada específicamente para productos involucrados en investigación clínica.
Todo medicamento y/o especialidad medicinal sometida a estudio clínico, así como el material empleado como control, deberá estar correctamente etiquetado, resaltando que se trata de "Material para estudio clínico".

EVENTO ADVERSO
Cualquier manifestación, clínica o biológica no deseada que se presente durante el tratamiento con un medicamento o especialidad medicinal, que no tiene necesariamente una relación de causalidad con el tratamiento realizado o con el estudio clínico en ejecución.

EVENTO ADVERSO INESPERADO
Experiencia indeseada no referida (en cuanto a naturaleza, gravedad o frecuencia) en la información para el investigador, en el desarrollo de la investigación o en la bibliografía.

EVENTO ADVERSO SERIO
Es un evento asociado con muerte, hospitalización del paciente, prolongación de la hospitalización, discapacidad significativa o persistente, incapacidad, o hay amenaza de muerte en relación con un estudio clínico.

EXCRECIÓN
Salida o eliminación del organismo de un principio activo, intacto o de sus metabolitos.

F

FALSEAMIENTO DE DATOS
Acto por el que se modifican arbitrariamente los datos originales o se realizan análisis de datos teóricos (no surgidos de una realidad experimental).

FALSO NEGATIVO
Resultado negativo de una prueba diagnóstica, cuando la persona padece la enfermedad.

FALSO POSITIVO
Resultado positivo de una prueba diagnóstica, cuando la persona no padece la enfermedad.

FARMACOCINÉTICA
En general, son todas las modificaciones que un sistema biológico le produce a un principio activo.

Operativamente, es estudio de la cinética (relación cuantitativa entre la variable independiente tiempo y la variable dependiente concentración) de los procesos de absorción, distribución, biotransformación y excreción de los medicamentos (principios activos) y/o sus metabolitos.

FARMACOCINÉTICA CLÍNICA
Aplicación de los principios farmacocinéticos a la utilización eficaz y segura de los medicamentos en

los seres humanos (sanos o enfermos). Es de trascendental importancia en lo relacionado con la selección y diseño de los regímenes de dosificación.

FARMACOCINÉTICA LINEAL
Farmacocinética de primer orden; Farmacocinética de Orden 1; Farmacocinética proporcional o Farmacocinética dosis independiente
Modelo farmacocinético aplicable cuando la velocidad de pasaje de un compartimiento a otro es proporcional a la concentración en el primer compartimiento (es decir, existe proporcionalidad directa entre la concentración del principio activo y la dosis biodisponible).

FARMACOCINÉTICA NO LINEAL
Farmacocinética de Orden 0; Farmacocinética No Proporcional o Farmacocinética dosis dependiente
Modelo farmacocinético en el que la velocidad de pasaje de un compartimiento a otro no es proporcional a la concentración en el primer compartimiento.

FARMACODINAMIA
Como concepto general, son todas las modificaciones que un principio activo le produce a un sistema biológico.

Desde un punto de vista práctico, estudio de los efectos bioquímicos y fisiológicos de los medicamentos y de su/s mecanismo/s de acción. Antiguamente era sinónimo de Farmacología Experimental o Preclínica.

FARMACOEPIDEMIOLOGÍA
1) En la concepción clásica, estudios tradicionales, pero no necesariamente observacionales, a diferencia de los estudios experimentales o ensayos clínicos controlados, de los efectos terapéuticos o adversos de los medicamentos en una población de pacientes o en determinados subgrupos de población. Estos estudios se inician luego de que exista evidencia incontrovertible de la eficacia del medicamento, es decir, en la Fase IV de los estudios clínicos y son necesarios, además, para determinar la efectividad del medicamento.
2) También comprende la aplicación de los métodos epidemiológicos para determinar la efectividad y seguridad de los medicamentos.
3) Es actualmente considerada como el estudio del impacto producido por el medicamento en una población determinada, en un momento determinado y en un espacio determinado.

FÁRMACOVIGILANCIA
Es el conjunto de métodos, observaciones y disciplinas que permiten, durante la etapa de comercialización o uso extendido de un medicamento, detectar reacciones adversas y efectos terapéuticos no previstos en las etapas anteriores de estudio. El objetivo de la Fármacovigilancia es la evaluación permanente de los medicamentos vendidos con o sin receta médica, a través de la identificación y cuantificación del riesgo, empleando técnicas de análisis poblacional con base farmacoepidemiológica.

FASES DE LA FARMACOLOGÍA CLÍNICA
Ver ESTUDIO CLÍNICO

FICHERO PRINCIPAL DEL ESTUDIO CLÍNICO
Fichero que contiene información clínica y demográfica de las personas incluidas en el estudio. Estos ficheros son necesarios para verificar la autenticidad de la información contenida en el formulario de registro clínico individual y, cuando sea necesario, tener la posibilidad de corregir o completar la información, siempre que se respeten las condiciones que reglamentan la consulta y utilización de este tipo de documentos (ver Confidencialidad).

FINES FARMACOCLÍNICOS O FARMACOTERAPÉUTICOS
Se aplica a estudios clínicos que tienen por objeto establecer la eficacia/efectividad y/o seguridad de un medicamento, así como también es aplicable a estudios de Farmacoepidemiología.

FORMULARIO DE REGISTRO CLÍNICO INDIVIDUAL *Case Report Form*; CRF
Es un documento diseñado para recoger información de cada voluntario, sano o enfermo, durante el

curso del estudio y que se encuentra definido en el Protocolo autorizado. La información será recogida por procedimientos que garanticen la preservación, retención y recuperación y será fácilmente accesible para verificación, auditoría e inspección.

G

GARANTÍA DE CALIDAD
Sistemas y procesos establecidos para garantizar que el estudio clínico sea realizado y que la información obtenida esté de acuerdo con las Buenas Prácticas de Investigación Clínica, incluyendo procedimientos éticos, informes, antecedentes personales, académicos y de investigación. Es validada a través de un proceso interno de control de calidad y de auditoría durante y después del estudio, y aplicada a los procedimientos del ensayo clínico, así como a todos los datos recogidos.

El personal que lleva acabo la auditoría para garantizar la calidad, debe ser independiente del grupo investigador.

I

IDENTIFICACIÓN DE PRINCIPIO/S ACTIVO/S
Se trata de uno o más métodos que permiten la identificación química de un principio activo de empleo potencial o real en investigación farmacológica.

INDICACIÓN
Es la aplicación terapéutica de la acción farmacológica mejor conocida. Entiéndese por acción farmacológica mejor conocida, aquella que proviene de los resultados obtenidos en ensayo/s clínico/s controlados y/o de bibliografía internacional suficientemente validada (por ejemplo, publicaciones que poseen árbitros independientes).

ÍNDICE TERAPÉUTICO
Índice o número que refleja la seguridad relativa de un medicamento. Generalmente se calcula a partir de la Curva Dosis/Respuesta obtenida en animales de experimentación y se refiere a la relación DL50/DE50, es decir, la razón entre la dosis requerida para producir efecto letal en el 50% de la población y la dosis que produce el efecto farmacológico deseado en el 50% de la población estudiada.

INFORME FINAL
Ver COMUNICACIÓN FINAL

INFORME PERIÓDICO
Ver COMUNICACIÓN PERIÓDICA

INFORMACIÓN PARA EL INVESTIGADOR
Conjunto de datos para el investigador, consistente en toda la información relevante acerca del/los producto/s en investigación conocidos antes del comienzo de un estudio clínico, incluyendo datos químicos y farmacéuticos; toxicológicos, farmacocinéticos y farmacodinámicos en animales de experimentación y en el hombre y los resultados de los estudios clínicos iniciales. Ésta puede ser información adecuada para justificar la naturaleza, escala y duración del estudio propuesto y evaluar la potencial seguridad y necesidad de precauciones especiales. Si se generan nuevos datos, la información original debe ser actualizada.

INSPECCIÓN
Examen oficialmente conducido, realizado por autoridades relevantes, en el sitio de la investigación y/o en el domicilio del patrocinador, para asegurar el cumplimiento de las Buenas Prácticas de Investigación Clínica (por ejemplo, revisión de la conducción del estudio, incluyendo calidad, personal involucrado, delegación de autoridad y auditoría).

INSTRUCCIONES PARA EL PERSONAL AUXILIAR
Conjunto de normas escritas en el que se describen las funciones de cada participante de la investigación.

INTERACCIÓN FARMACOLÓGICA
Influencia que tiene un medicamento, alimento u otra sustancia sobre el comportamiento o la efi-

cacia de otro medicamento, cuando ambos son administrados simultáneamente. Las interacciones pueden ser Farmacodinámicas (Sinergismo, Potenciación, Antagonismo) o Farmacocinéticas (en la absorción, distribución, biotransformación y/o excreción).

INVESTIGADOR
Persona responsable del estudio clínico y de los derechos, salud y bienestar de las personas incorporadas al estudio clínico. El Investigador Principal puede tener cualificación y competencia de acuerdo con las leyes locales y regulaciones, evidenciadas por la información contenida en el *Curriculum vitae* actualizado y otras acreditaciones.

Los cuidados médicos y dentales y las decisiones siempre deben ser responsabilidad de una persona clínicamente competente y legalmente habilitada para el ejercicio de la medicina y/o la odontología.

INVESTIGADOR INDEPENDIENTE
Investigador que no posee Patrocinante y que asume toda la responsabilidad del estudio clínico.

INVESTIGADOR PRINCIPAL
Investigador que actúa como coordinador para cierto tipo de estudios clínicos, por ejemplo estudios multicéntricos.

M

MANUAL DE PROCEDIMIENTOS
Ver SISTEMAS OPERATIVOS NORMATIZADOS

MARGEN DE SEGURIDAD
Indicador farmacodinámico que expresa la diferencia entre la dosis tóxica (por ejemplo DL50) y la dosis efectiva (por ejemplo DE50).

MARGEN TERAPÉUTICO
Es la relación entre la máxima dosis tolerada, o también tóxica, y la dosis terapéutica (Dosis tóxica/Dosis terapéutica). En farmacología clínica se emplea como equivalente de Índice Terapéutico.

MEDICAMENTO
Toda preparación o producto farmacéutico empleado para la prevención, diagnóstico y/o tratamiento de una enfermedad o estado patológico, o para modificar sistemas fisiológicos en beneficio de la persona a quien se administra.

META
Es el objetivo cuantificado.

MONITOR
Persona designada por el patrocinante o por la organización de servicios de investigación responsable ante los mismos para monitorizar y comunicar el cumplimiento del protocolo autorizado y el progreso del estudio clínico así como para verificar la información.

MORBILIDAD
Indicador epidemiológico (también empleado en farmacología experimental) que evalúa enfermedad. Epidemiológicamente se analiza mediante el empleo de indicadores tales como razones, proporciones, tasas, riesgo relativo, *odds ratio*, exceso de riesgo, etc.

MORTALIDAD
Indicador epidemiológico (también empleado en farmacología experimental) que evalúa muerte. Epidemiológicamente se analiza mediante tasas (crudas o ajustadas).

N

NOMBRE GENÉRICO
Nombre adoptado para distinguir a un principio activo que puede estar amparado por una marca de fábrica o nombre comercial. En general, aunque no siempre, el nombre genérico se corresponde con la Denominación Común Internacional (DCI).

O

OBJETIVO
Expresión clara, concisa, precisa y cuantificable de lo que se desea obtener.

ORGANIZACIÓN DE CONTRATOS DE INVESTIGACIÓN

Organización científica (comercial, académica u otra) a la que el patrocinador puede transferir alguna de sus tareas y obligaciones. Toda transferencia de tareas y obligaciones debe estar expresada por escrito.

ÓRGANO BLANCO

Órgano diana; Órgano objetivo

Término que describe el órgano sobre el que actúa un principio activo.

P

PATROCINANTE

Persona individual, grupo de personas, empresa, institución u organización que asume la responsabilidad de la iniciación, mantenimiento y/o financiación de un estudio clínico.

Cuando un Investigador independiente inicia y toma toda la responsabilidad de un estudio clínico, entonces el Investigador asume el papel del patrocinante.

PERSONA EN ESTUDIO CLÍNICO

Es una persona que participa voluntariamente en un estudio clínico y puede ser:

1. Una persona sana, incorporada en un estudio
2. Una persona con una condición no relacionada con el empleo del producto en investigación
3. Una persona (usualmente un paciente) cuya condición es relevante para el empleo del producto en investigación

Participan del estudio clínico como receptores del producto en investigación o como controles.

PLACEBO

Es una sustancia inerte, como por ejemplo la lactosa, que se emplea como sustituto de un supuesto medicamento. Aún cuando el placebo no posea actividad farmacológica, puede, sin embargo, producir una respuesta biológica en razón de los efectos de sugestión asociados a su administración.

La utilización del placebo en los estudios clínicos debe estar ética y científicamente fundamentada.

PLAN EXPERIMENTAL

Documento escrito en el que deben constar:

a) El equipo de investigadores que llevará a cabo el estudio
b) El problema investigado y sus antecedentes en forma resumida
c) La pregunta que se trata de contestar y la respuesta probable entre términos de hipótesis
d) La descripción de la población, la muestra, los estímulos y las respuestas, que constituirán el experimento
e) La forma en que se ordenarán y agruparán en el tiempo y en el espacio los elementos descritos en lo que se denomina Diseño Experimental
f) Las tablas que describen el desarrollo del experimento en el tiempo y la oportunidad en que se aplicarán los estímulos y se medirán las respuestas
g) La forma y la intensidad de los estímulos aplicados
h) La forma en que se medirán las respuestas y las planillas o formularios en que éstas serán consignadas y ordenadas para tipificarlas y analizarlas
i) La forma en que se han asegurado los requisitos éticos y legales

POBLACIÓN DE RIESGO

Conjunto de personas con una determinada característica (biológica, psíquica o social) que se estima que posee mayor probabilidad de padecer una condición no deseada determinada por un medicamento.

PODER DE UNA PRUEBA ESTADÍSTICA

1-Beta

Capacidad de una prueba estadística para detectar diferencias significativas. Corresponde a 1-beta, donde beta es la probabilidad de cometer Error Beta o de Tipo II. El mínimo valor aceptado es 0,80.

POSOLOGÍA

Ver DOSIFICACIÓN

POTENCIA FARMACOLÓGICA

Es la relación entre respuesta farmacológica e intensidad del estímulo (Respuesta farmacológica/Intensidad del estímulo = Respuesta farmacológica/Dosis o Concentración).

PRECISIÓN

Es la concordancia entre los resultados obtenidos en una determinación analítica, utilizando repetidamente un procedimiento experimental, bajo condiciones establecidas.

Estas últimas se definen específicamente en el caso de repetitibilidad y reproducibilidad.

PROBABILIDAD

Relación existente entre el número de casos *favorables* con una determinada característica y casos *posibles* (Casos favorables + Casos posibles; Probabilidad = Casos favorables/Casos posibles), la probabilidad toma valores entre 0 y 1.

PROCEDIMIENTOS OPERATIVOS NORMATIZADOS

Manual de procedimientos. *Standard Operanting Procedures*; SOP

Instrucciones normatizadas, detalladas y escritas para la realización de un estudio clínico. Estos procedimientos proveen un sistema de ideas que permiten la eficiente implementación y cumplimiento de todas las funciones y actividades para un estudio clínico particular.

PRODUCTO DE COMPARACIÓN

Medicamento o especialidad medicinal (incluyendo forma/s farmacéutica/s empleadas como placebo), utilizadas como referencia en un estudio clínico.

PRODUCTO EN INVESTIGACIÓN

Medicamento o especialidad medicinal o placebo ensayado o utilizado como referencia en un estudio clínico.

PRODUCTO FARMACÉUTICO

Toda sustancia o combinación de sustancias que posee propósitos terapéuticos, profilácticos o diagnósticos, o se emplea para modificar funciones fisiológicas, que se presenta en forma de dosificación adecuada para su administración al ser humano.

PRODUCTO FARMACÉUTICO SIMILAR

Es aquél que contiene el(los) mismo(s) principio(s) activo(s), en idéntica concentración, la misma forma farmacéutica o su alternativa, la misma vía de administración, la misma indicación terapéutica, la misma posología, y que es equivalente al producto **considerado** de referencia, pudiendo diferir en características tales como: tamaño y forma, excipientes, período de vida útil, envase primario.

PROGRAMA

Conjunto de instrucciones, fijando tiempo y espacio para la consecución de los objetivos establecidos.

PROTOCOLO

Documento que establece los antecedentes, racionalidad y objetivos del ensayo y describe su diseño, metodología y organización, incluyendo consideraciones estadísticas y las condiciones bajo las cuales se ejecutará el estudio clínico. El Protocolo debe estar fechado y firmado por el Investigador/Institución involucrados y por el patrocinante (cuando corresponda). Puede en algunas circunstancias utilizarse como Contrato.

PSICOFÁRMACO

1) Principio activo con acción farmacológica sobre los procesos mentales y que modifica la actividad psíquica.
2) En general, término aplicable a cualquier sustancia que afecta la mente.

Específicamente se refiere a cualquier medicamento utilizado para el tratamiento de desórdenes o enfermedades mentales.

PSICOTRÓPICO

Ver PSICOFÁRMACO

R

RANGO DE DOSIS

Cantidad de medicamento (por ejemplo en mg) que se encuentra entre la mínima dosis efectiva y la máxima dosis efectiva y no tóxica.

REACCIÓN ADVERSA

Es cualquier manifestación nociva, clínica y/o biológica imputable (de acuerdo a criterios establecidos de imputabilidad), a un medicamento y/o especialidad medicinal, que ocurre a la/s dosis habitualmente utilizada/s en el ser humano para la profilaxis, diagnóstico o tratamiento de una enfermedad o para la modificación de funciones fisiológicas. En los estudios clínicos, las alteraciones causadas por sobredosis, abuso/dependencia e interacciones con cualquier otro principio activo, medicamento, especialidad medicinal, alimento, etc., se deberá considerar reacción adversa.

REACCIÓN ADVERSA GRAVE

Ver EVENTO ADVERSO SERIO

REPETITIBILIDAD

Condiciones en las que los resultados o valores observados en las pruebas analíticas se obtienen utilizando el mismo método analítico aplicado al mismo material de análisis, en el mismo laboratorio, por el mismo operador, utilizando el mismo equipamiento, dentro del más corto espacio de tiempo.

REPRODUCIBILIDAD

Es la precisión que mide la variabilidad entre los resultados de las mediciones efectuadas sobre una misma muestra en diferentes laboratorios.

RESULTADOS

Información obtenida luego de haber finalizado el estudio y que debe ser analizada estadísticamente y comparada con otra información propia o ajena.

Generalmente los resultados dan origen a nuevas hipótesis.

RIESGO EN LA INVESTIGACIÓN CLÍNICA

Es la probabilidad de que una persona sufra algún daño como consecuencia inmediata o tardía de un estudio clínico.

A los efectos de la presente norma, se consideran las siguientes categorías:

CATEGORÍA I (INVESTIGACIÓN SIN RIESGO): Comprende los estudios que utilizan técnicas observacionales, con las que no se realiza ninguna intervención o modificación intencional en las variables fisiológicas, psicológicas o sociales de las personas que participan en el estudio, por ejemplo encuestas, cuestionarios, entrevistas, revisión de historias clínicas u otros documentos, que no invadan la intimidad de la persona.

CATEGORÍA II (INVESTIGACIÓN CON RIESGO MÍNIMO): Comprende estudios o el registro de datos por medio de procedimientos diagnósticos de rutina (físicos o psicológicos). Por ejemplo, electrocardiograma, audiometría, termografía, tomografía, ultrasonografía, extracción dentaria (cuando está indicada), extracción de sangre con frecuencia máxima de dos (2) veces por semana, ejercicio moderado en voluntarios sanos, pruebas psicológicas individuales o grupales con las que no se manipula la conducta de la/s persona/s, utilización de medicamentos o especialidades medicinales autorizadas, de empleo común y amplio margen terapéutico (utilizados para indicaciones, dosis y vías de administración establecidas).

CATEGORÍA III (INVESTIGACIÓN CON RIESGO MAYOR): Comprende a los estudios clínicos en los que las probabilidades de afectar a una persona son significativas. Por ejemplo, estudios que se realizan con medicamentos y/o especialidades medicinales nuevas, nuevos dispositivos, procedimientos invasivos (punción lumbar, cateterismo) o utilización de placebo.

S

SEGURO DE CALIDAD DEL ESTUDIO CLÍNICO

Sistema, procesamiento y procedimientos de control de calidad que se han establecido para asegurar que el estudio clínico sea realizado y los datos sean generados cumpliendo las Buenas Prácticas de Investigación Clínica. Incluye procedimientos de seguimiento aplicables a conductas éticas y profesionales, Procedimientos Operativos, comunicaciones y calificación profesional y/o personal.

SENSIBILIDAD

Es la capacidad de una prueba de detectar sujetos reactivos a la misma, cuando dichos sujetos padecen la enfermedad (Verdaderos positivos).

SESGO

Es el desplazamiento de todas las observaciones obtenidas de una muestra en relación al valor real o aceptado. También se acepta su empleo para referirse a un error sistemático o consistente en los resultados de una prueba.

SIGNIFICACIÓN ESTADÍSTICA

Nivel de significación; Nivel de significancia; Significancia estadística; Alfa

Probabilidad (p) de cometer un Error Alfa o Error de Tipo I, expresada en porcentaje y denominada alfa. Los valores de Alfa generalmente utilizados son 5% y 1%, correspondiendo a p=0,05 y p=0,01.

SIMILAR

Ver PRODUCTO FARMACÉUTICO SIMILAR

T

TESTIGO

Un testigo independiente es una persona imparcial que no está influenciada por ninguna de las personas involucradas en el estudio clínico, que asiste al proceso del consentimiento informado, firmando y fechando dicho consentimiento.

TRATAMIENTO PERMITIDO

Cualquier tratamiento suministrado a los pacientes incorporados al estudio para el alivio de los síntomas causados por la enfermedad investigada en el estudio clínico.

Este tipo de tratamiento frecuentemente se emplea para el alivio del dolor en los estudios controlados con placebo.

U

UNIDAD DE MEDIDA

Expresa el concepto homogéneo en que se señalan las cuantificaciones en la programación.

Se cuantifica con el objeto de controlar y evaluar el programa y sus partes componentes.

V

VALIDACIÓN

Acción que determina, de acuerdo con los principios de Buenas Prácticas de Investigación Clínica, que los procedimientos, procesos, equipos, material, actividades o sistemas, realmente conducirán a los resultados esperados.

VENTANA TERAPÉUTICA

Cociente entre la Concentración Máxima Efectiva (No tóxica) y la Concentración Mínima Efectiva. Se estima que debe realizarse el seguimiento de dosificación de los pacientes que reciben principios activos con una Ventana Terapéutica igual o menor que 2 (dos).

VERDADERO NEGATIVO

Ver ESPECIFICIDAD

VERDADERO POSITIVO

Ver SENSIBILIDAD

VERIFICACIÓN (VALIDACIÓN) DE DATOS

Procedimientos llevados a cabo para asegurar que los datos contenidos en el informe final son iguales a las observaciones originales. Estos procedimientos pueden aplicarse a los datos originales, copias electrónicas, análisis estadísticos y tablas.

ANEXO III
INSPECCIONES DE LA AUTORIDAD SANITARIA (**ANMAT**)

En cumplimiento de las buenas prácticas de investigación en estudios de farmacología clínica asegura que los derechos y el bienestar de los sujetos que participan en un estudio clínico se encuentren protegidos y que los datos obtenidos sean confiables, siendo responsabilidad de esta Administración Nacional garantizar el cumplimiento de las mismas. Por tal motivo es necesario inspeccionar el progreso de los ensayos clínicos constatando que están conducidos de acuerdo con los estándares de buenas prácticas clínicas y los requerimientos regulatorios vigentes.

Planilla de inspección de Estudios de Farmacología Clínica

FECHA DE INSPECCIÓN	
Nº DE INSPECCIÓN	
INSPECTOR/ES	
TITULO DEL ESTUDIO	
Nº DE DISPOSICIÓN AUTORIZANTE	
CENTRO	
INVESTIGADOR PRINCIPAL	
PATROCINADOR	
FECHA DE INICIACIÓN DEL ESTUDIO	

Documentación General del Estudio	**SÍ - NO**
1. Antecedentes de la droga (manual del Investigador)	
2. Protocolo y modificaciones	
3. Modelo de historia clínica individual	
4. Copia de las disposiciones autorizando el estudio	
5. Copia de la autorización del Comité de Ética	
6. Copia de la autorización del investigador principal	
7. Copia de la autorización del Comité de Docencia e Investigación	
8. Modelo de consentimiento informado para el paciente autorizado por el Comité de Ética	
9. Valores de referencia para el laboratorio	
10. Códigos de randomización	
11. Planillas de monitoreo	

Continúa en página siguiente

Verificación de Registros Clínicos Individuales y Documentos	
Fuentes	
1. Consentimiento informado escrito firmado por el paciente y el investigador principal	
2. Documento Fuente	
3. Registro Clínico Individual	
4. Reporte de efectos adversos serios	

Medicación	**SÍ**	**NO**
1. Sitio adecuado de almacenamiento		
2. Planillas de conteo de medicación		
3. Etiquetado		

CONCLUSIÓN:

1. Nº de pacientes entrevistados

b. Nº de pacientes ingresados

c. Nº de pacientes que abandonaron el estudio: CAUSAS:

d. Comentarios de la Inspección

FIRMA DE LOS PARTICIPANTES DE LA INSPECCIÓN

Investigador Principal

Otros investigadores

Patrocinante

Monitor

Inspector/es

ANEXO IV
GUÍA DE TRÁMITE PARA ESTUDIOS DE FARMACOLOGÍA CLÍNICA

A.N.M.A.T Administración Nacional de Medicamentos, Alimentos y Tecnología Médica	REALIZACIÓN DE ENSAYOS CLÍNICOS EN EL PAÍS **ECLIN**	**1.0.1**

Solicitud para la realización de ensayos clínicos en el país

DISPOSICION Nº: 5330 / 97

PATROCINANTE:

TÍTULO DEL PROTOCOLO:

FASE 1: ______ ☐

BIOEQUIVALENCIA:

SÍ ☐ NO ☐

FASE 2: ______ ☐

FASE 3: ______ ☐

FASE 4: ______ ☐

BIOEQUIVALENCIA:

SÍ ☐ NO ☐

ESTUDIOS CON PSICOFÁRMACOS: SÍ ☐ NO ☐

Solicitud de autorización para Importar Drogas o Formas Farmacéuticas para el uso exclusivo en el estudio clínico: SÍ ☐ NO ☐

Drogas	Cantidad	Forma Farmacéutica	Ppio. activo y concentración	Cantidad

Solicitud de autorización para importar o exportar material biológico, cumpliendo con las normas IATA:

Importar: SÍ ☐ NO ☐ Exportar: SÍ ☐ NO ☐

IMPORTAR	EXPORTAR

A.N.M.A.T Administración Nacional de Medicamentos, Alimentos y Tecnología Médica	REALIZACIÓN DE ENSAYOS CLÍNICOS EN EL PAÍS **ECLIN**	**1.0.1**

Solicitud de Importación de la siguiente Documentación (Historias Clínicas, etc.)

Solicitud de importación de los siguientes Dispositivos Médicos para el uso exclusivo del ensayo clínico

De los Centros donde se realizará el estudio:

Nombre o Razón Social

Calle y Número

Localidad

Código Postal

Provincia

Teléfono

Fax

E-mail

Investigador Principal:

Apellido y Nombre

Matrícula Profesional

E-mail

A.N.M.A.T Administración Nacional de Medicamentos, Alimentos y Tecnología Médica	**REALIZACIÓN DE ENSAYOS CLÍNICOS EN EL PAÍS** **ECLIN**	**1.0.1**

Nombre o Razón Social

Calle y Número

Localidad   Código Postal

Provincia

Teléfono   Fax

E-mail

Investigador Principal:

Apellido y Nombre

Matrícula Profesional

E-mail

A.N.M.A.T Administración Nacional de Medicamentos, Alimentos y Tecnología Médica	REALIZACIÓN DE ENSAYOS CLÍNICOS EN EL PAÍS **ECLIN**	**1.0.1**

R E S E R V A D O A.N.M.A.T.	**INDICE DE LA PRESENTACIÓN INFORMACIÓN – DOCUMENTO**

		DATOS A COMPLETAR EN EL FORMULARIO	página
	1.	DEL SOLICITANTE (PATROCINANTE)	
	1.1	Nombre o Razón Social	
	2.	INFORMACIÓN BÁSICA	
	2.1	De la Droga	
	2.2	De la Forma Farmacéutica	
	3.	AUDITORÍAS INDEPENDIENTES	
		DOCUMENTACIÓN REQUERIDA	
	1.	COMPROBANTE DE PAGO DEL ARANCEL CORRESPONDIENTE AL TIPO DE TRÁMITE Nº 101	
	2.1.	DOCUMENTACIÓN GENERAL *Curriculum vitae* del Investigador principal de cada centro	
	2.2.	Consentimiento firmado por el Investigador Principal del Estudio y de los Profesionales que participarán del mismo, de cada centro (documento original o fotocopia autenticada)	
	2.3.	Declaración Jurada por la cual el o los Investigadores se comprometen expresamente a respetar la letra y el espíritu de las declaraciones de Nüremberg, Helsinki y Tokio, respetar los derechos de los pacientes y proteger a los sujetos en experimentación clínica (documentación original o fotocopia autenticada)	
	2.4.	Autorización del Comité de Docencia e Investigación del Centro donde se realizará el Estudio (documentación original o fotocopia autenticada)	
	2.5.	Autorización del Comité de Ética Independiente (documentación original o fotocopia autenticada)	
	2.6.	Fotocopia de la Declaración de Helsinki	
	3.	***DE LOS REQUERIMIENTOS ÉTICOS***	
	3.1.	Modelo de Consentimiento informado	
	3.2.	Copia del aviso utilizado en medios de comunicación para reclutar sujetos	

Continúa en página siguiente

	4.	INFORMACIÓN PRE-CLÍNICA (de acuerdo con lo establecido en la Disposición Nº 5330/97)	
	5.	INFORMACIÓN CLÍNICA	
	5.1	Información clínica obtenida en fase/s anterior/es (I, II, III)	
	5.2.	Protocolo (en español, de acuerdo con lo reglamentado en la Disposición 5330/97)	
	6.	ESTUDIOS CON PSICOFÁRMACOS	
	6.1	Declaración Jurada de la Dirección Técnica del Laboratorio Patrocinante, detallando qué lote/s de producción se utilizará/n	
	6.2	Declaración Jurada firmada por cada uno de los médicos participantes, por la cual se hacen responsables de la correcta distribución del psicofármaco	

A.N.M.A.T Administración Nacional de Medicamentos, Alimentos y Tecnología Médica	REALIZACIÓN DE ENSAYOS CLÍNICOS EN EL PAÍS **ECLIN**	**1.0.1**

1. DEL SOLICITANTE (PATROCINANTE)

1.1. Nombre o Razón Social: ____________

1.2. Carácter (Laboratorio de especialidades medicinales, representante de una empresa extranjera otro (especificar):

____

1.3. Domicilio Legal

Calle y Número: ____________

Localidad: ____________ Código Postal: ____________

Provincia: ____________

Teléfono: ____________ Fax: ____________

1.4. Dirección Técnica (de corresponder):

1.4.1. Apellido y Nombre: ____________

1.4.2. Matrícula Profesional: ____________

1.5. Director Médico:

1.5.1. Apellido y Nombre: ____________

1.5.2. Matrícula Profesional: ____________

1.6. Representante Legal o Apoderado (firmante de la solicitud): ____________

1.6.1. Apellido y Nombre: ____________

1.6.2. Documento de Identidad: Tipo y Número ____________

Continúa en página siguiente

2. INFORMACIÓN BÁSICA

2.1. De la droga

2.1.1. Nombre genérico o DCI:

2.1.2. Clasificación ATC:

2.1.3. Clasificación CAS (*Chemical Abstract Service*):

2.1.4. Propiedades físicoquímicas:

2.1.4.1. Origen (biológico, sintético, biotecnológico, etc.):

2.1.4.2. Peso Molecular:

2.1.4.3. pKa:

2.1.4.4. Solubilidad:

2.1.4.5. Coeficiente de Partición:

2.1.4.6. Otras características (especificar):

2.2. De la/s Forma/s Farmacéutica/s a estudiar

2.2.1. Formas Farmacéuticas:

2.2.2. Fórmula/s cualicuantitativa/s, incluyendo excipientes

Principios Activos

Excipientes (sólo Cualitativo):

Continúa en página siguiente

3.	AUDITORÍAS INDEPENDIENTES

3.1. Nombre o Razón Social:

3.2. Domicilio Legal

Calle y Número:

Localidad: Código Postal:

Provincia:

Teléfono: Fax:

E-mail:

3.3. Datos del monitor del estudio:

3.4. Apellido y Nombre:

3.5. Documento de Identidad, tipo y Nº:

APÉNDICE 4

DISPOSICIÓN 690/2005 ANMAT

INVESTIGADORES CLÍNICOS

Apruébase la Guía de Inspecciones a Investigadores Clínicos.
Buenos Aires, 3 de febrero de 2005

Visto el expediente 1-47-0000-010624-03-3 del registro de la Administración Nacional de Medicamentos, Alimentos y Tecnología Médica, y CONSIDERANDO:

Que la Administración Nacional de Medicamentos, Alimentos y Tecnología Médica (ANMAT), creada por el Decreto Nº 1490/92, tiene atribuciones, de acuerdo al artículo 8º inc. n), para "disponer, en base a sus competencias, la realización de todo tipo de controles, verificaciones e inspecciones que considere adecuados".

Que la Disposición ANMAT Nº 5330/97, que aprueba el "Régimen de Buenas Prácticas de Investigación en Estudios de Farmacología Clínica", prevé la realización de inspecciones con el objeto de evaluar el cumplimiento de las Buenas Prácticas de Investigación Clínica y los requerimientos regulatorios vigentes.

Que a tales fines la Disposición ANMAT Nº 5330/97 aprobó como Anexo III una planilla de "Inspecciones de la Autoridad Sanitaria (ANMAT)".

Que la experiencia adquirida desde 1997, en inspecciones realizadas por esta Administración Nacional a centros autorizados para la realización de Protocolos de Investigación, ha permitido la unificación de criterios y metodologías operativas que favorecen el desarrollo de las mismas.

Que otras Agencias Regulatorias han puesto en marcha guías operativas para el desarrollo de las inspecciones para los distintos actores que participan en el desarrollo de un ensayo clínico tales como, la *Food and Drug Administration* (FDA) de Estados Unidos de Norteamérica y la *European Agency for the Evaluation of Medicinal Products* (EMEA).

Que resulta conveniente contar en nuestro medio con Guías Operativas para los Investigadores Clínicos que intervienen en la ejecución de las investigaciones clínicas, destinadas a consolidar una Guía de Inspecciones a Investigadores Clínicos.

Que de esta manera no sólo se propende a controlar que los ensayos clínicos estén conducidos de acuerdo con los estándares de Buenas Prácticas Clínicas y los requerimientos regulatorios vigentes, sino también asegurar que los derechos y el bienestar de los sujetos que participan en ellos se encuentren protegidos y que los datos obtenidos sean confiables.

Que a la fecha la Dirección de Evaluación de Medicamentos ha ensayado un proyecto de la Guía de Inspecciones a Investigadores Clínicos y una modificación a la planilla de inspecciones.

Que la Dirección de Evaluación de Medicamentos y la Dirección de Asuntos Jurídicos han tomado la intervención de su competencia.

Que se actúa en virtud de las facultades conferidas por el Decreto Nº 1490/92 y del Decreto 197/02.

Por ello,
EL INTERVENTOR DE LA ADMINISTRACIÓN NACIONAL DE MEDICAMENTOS, ALIMENTOS Y TECNOLOGÍA MÉDICA DISPONE:

Artículo 1º — Apruébase la Guía de Inspecciones a Investigadores Clínicos que como ANEXO forma parte de la presente Disposición.

Art. 2º — Derógase el ANEXO III de la Disposición 5330/97 consistente en la planilla de "Inspecciones de la Autoridad Sanitaria (ANMAT)".

Art. 3º — Regístrese, comuníquese a quien corresponda, a CILFA, CAEME, COOPERALA, CAPEMVEL, CAPGEN. Dése a la Dirección Nacional de Registro Oficial para su publicación. Cumplido, archívese. — Manuel R. Limeres.

ANEXO

Guía de Inspecciones a Investigadores Clínicos
Disposición Nº 690
Expediente Nº 1-47-10624-03-3

ÍNDICE

3.6. Reporte de la Inspección
3.7. Resultados
3.8. Notificación del Resultado
3.9. Acciones Posibles durante la Inspección

4. Glosario

Anexos Guía de Inspecciones a Investigadores Clínicos

I. Documentos esenciales del Investigador antes, durante y después de la investigación
II. Protección de los derechos, bienestar y seguridad de los pacientes/voluntarios sanos
III. Protocolo
IV. Circuito de la droga
V. Planilla de Inspección

Guía de Inspecciones a Investigadores Clínicos

1. Objetivo

El objetivo de la "Guía de Inspecciones a Investigadores Clínicos", es describir los procedimientos de las inspecciones que se realicen a los investigadores autorizados para llevar a cabo investigaciones en el marco de la Disposición ANMAT 5330/97, con el objeto de controlar el cumplimiento de la misma, determinando si el(los) estudio(s) se condujo(eron) según los estándares de Buenas Prácticas Clínicas necesarios para asegurar la calidad e integridad de la información del estudio y la protección de los derechos y el bienestar de los sujetos, como así también describir las acciones que pueden ser tomadas luego de las Inspecciones de las Buenas Prácticas Clínicas (BPCs).

2. Alcance

Las inspecciones realizadas por el cuerpo de inspectores de la Administración Nacional de Medicamentos, Alimentos y Tecnología Médica (ANMAT) a los estudios clínicos abarcan a los investigadores en los lugares donde se realizan las actividades relacionadas con el estudio.

Comprende los Ensayos Clínicos que deben solicitar autorización de la Administración Nacional de Medicamentos Alimentos y Tecnología Médica (ANMAT) por hallarse contemplados en el Título I, Capítulo II de la Disposición 5330/97: "Del ámbito de aplicación y alcances".

3. Proceso de Inspecciones

El proceso de inspecciones comprende la selección del estudio, del inspector, la preparación de la inspección y su agenda, comunicación, conducción, reporte, y el resultado de la inspección.

3.1. Selección del Estudio: El primer paso en el proceso de inspecciones es seleccionar los estudios a ser inspeccionados, para ello se aplicarán Criterios de Selección de Protocolo y de Centro.

3.1.1. Criterios de Selección de Protocolo, por:

3.1.1.1. Población vulnerable
3.1.1.2. Fase de investigación

3.1.1.3. Investigación con riesgo mayor

3.1.2. Criterios de Selección de Centro, por:

3.1.2.1. Alto reclutamiento

3.1.2.2. Por bajo/alto número de reportes de seguridad

3.1.2.3. Antecedentes del investigador

3.1.2.4. Elevado número de estudios

3.1.2.5. Cualquier información relevante recibida en los reportes de seguridad, y/o en los informes de avance, que a criterio de esta Administración amerite una inspección.

3.1.2.6. Denuncias

3.2. Selección del Inspector: El Director de la Dirección de Evaluación de Medicamentos selecciona el(los) inspector(es) que estará(n) a cargo de la conducción de la inspección. El(los) inspector(es) seleccionado(s) será(n) provisto(s) de toda la información necesaria para llevar a cabo la inspección. Esta información incluye como documentación mínima: protocolo, enmiendas, modelo de consentimiento informado (versión aprobada por la ANMAT), reportes de eventos adversos serios, informe de avances, resultado de inspecciones previas.

3.3. Preparación de la Inspección: El(los) inspector/res designados deberá(n):

3.3.1. Analizar la información suministrada por la Dirección de Evaluación de Medicamentos

3.3.2. Desarrollar un plan a ejecutar durante la inspección

3.3.3. Confeccionar la Planilla de Inspección (Anexo V)

3.4. Comunicación de la Inspección:

3.4.1. Las inspecciones determinadas por la Dirección de Evaluación de Medicamentos aplicando los criterios de selección del punto 3.1.1 y los contemplados en el 3.1.2 exceptuándose los puntos 3.1.2.5 y 3.1.2.6, deben ser previamente anunciadas al patrocinador y/o investigador principal con una antelación de al menos 15 días corridos, para asegurar la disponibilidad del equipo de investigación y de la documentación al momento de la inspección.

3.4.2. Se comunicará al patrocinador y/o al investigador principal en forma fehaciente las fechas y horas establecidas para la inspección. Cualquier modificación de la fecha y horario sólo se justificará debido a causas de fuerza mayor, acaecidas a el/los inspector(es), o el investigador principal y/o patrocinador, tales como: imposibilidad de contar con la presencia de una de las partes ante lo cual no podría llevarse a cabo la inspección.

3.4.3. Cuando una inspección es anunciada, el(los) inspector(es) debe(n) informar al patrocinador y/o investigador principal sobre la documentación que deberá estar disponible al momento de la inspección.

3.4.4. Las inspecciones con causa, entendiéndose como tales las comprendidas en el punto 3.1.2 Criterios de Selección de Centro, 3.1.2.5 y 3.1.2.6 pueden ser realizadas sin que medie anuncio previo.

3.5. Conducción de la Inspección: El(los) inspector(es) se presenta(n) en el centro con identificación otorgada por el Director de Dirección de Evaluación de Medicamentos, en día y hora comunicada.

3.5.1. Generalidades de la Inspección: Durante la visita inicial, luego de la presentación ante el investigador principal o en su ausencia, ante el(los) subinvestigador(es), y representante(s) del patrocinador, el(los) inspector(es), procederá(n) a:

3.5.1.1. Explicar la naturaleza y el propósito de la inspección

3.5.1.2. Efectuar una breve reseña de los métodos y procedimientos que serán utilizados durante la inspección

3.5.1.3. Requerir información sobre la distribución de funciones dentro del equipo del investigador (quién, qué, cuándo, dónde, cómo), respecto de:

3.5.1.3.1. Selección y randomización de los pacientes/voluntarios sanos del estudio

3.5.1.3.2. Obtención del consentimiento informado

3.5.1.3.3. Registro y análisis de los datos del estudio

3.5.1.3.4. Registro, transcripción y reporte de los datos al patrocinador

3.5.1.3.5. Recepción, devolución y administración de la droga del estudio

3.5.1.4. Interrogar al investigador acerca de cuál/les han sido los documentos fuentes utilizados durante el ensayo clínico

3.5.1.5. El(los) inspector(es) no cuestionará(n) el protocolo aprobado y limitará(n) su tarea a: 1) verificar el cumplimiento del protocolo aprobado por la Administración y sus enmiendas, 2) verificar que los derechos, y la seguridad de las personas participantes han sido resguardados, y 3) constatar la calidad e integridad de los datos.

3.5.1.6. El(los) inspector(es) deberá(n) mantener la confidencialidad acerca de la información que obtiene(n) en el marco de sus tareas.

3.5.2 Revisión de los Registros del Estudio: La revisión de los registros del estudio comprende:

3.5.2.1 Revisión de los documentos esenciales para determinar si las actividades del ensayo presentan la documentación requerida antes, durante y después de la investigación (Ver Anexo I)

3.5.2.2 Revisión de los consentimientos informados para garantizar que la seguridad, bienestar y derechos de los pacientes se hallan protegidos (Ver Anexo II)

3.5.2.3 Revisión de los datos para verificar que hayan sido registrados, analizados y reportados de acuerdo al protocolo, a las Buenas Prácticas de Investigación Clínica y a los requerimientos de la ANMAT. Esto supone una auditoría de los datos del estudio mediante la comparación de los datos fuente con la información enviada al patrocinador y/o la ANMAT. La auditoría de los datos fuente persigue como objetivo la verificación de la integridad de los datos. (Ver Anexos III y IV)

3.5.3 Cierre de la Inspección: El(los) inspector(es) realizará(n) un acta el último día de inspección donde consten las observaciones y hallazgos, resueltos y no resueltos durante la inspección. El acta de Inspección será redactada en forma clara, objetiva, no se utilizarán en su redacción términos valorativos, contendrá solamente observaciones enmarcadas en la Disposición ANMAT 5330/97. Especificará los plazos para la presentación de las respuestas del investigador principal y/o patrocinador, si corresponde. Será firmada por el investigador principal, el/los subinvestigadores si corresponde, el representante del patrocinador y el(los) inspector(es).

Se entregará una copia al investigador principal, y otra al representante del patrocinador. El original quedará en poder de la A.N.M.A.T y será adjuntado al expediente de inspección.

3.6. Reporte de la Inspección: El(los) inspector(es) completará(n) el Informe Técnico Final de Inspección.

Este será escrito en forma clara, con términos descriptivos y sobre observaciones significativas.

Constarán en el mismo, las observaciones realizadas durante la inspección y detalladas en la(s) Acta(s) de Inspección así como las respuestas del investigador principal, y/o patrocinador, si corresponde. El(los) inspector(res) terminará(n) el Informe Técnico Final de Inspección con un resultado, pudiendo además, emitir recomendaciones sobre temas contemplados por las Buenas Prácticas de Investigación Clínica. El Informe Técnico Final de Inspección se eleva a consideración del Director de la Dirección de Evaluación de Medicamentos.

3.7. Resultados Posibles:

3.7.1. Ninguna acción indicada (NAI): No se hallan condiciones o prácticas para objetar durante la inspección.

3.7.2. Indicación de acción voluntaria (IAV): Se realizan observaciones acerca de condiciones o prácticas durante la inspección que exigen acciones correctivas por parte del investigador principal, y/o del patrocinador, pero que no requieren que la Administración realice ninguna acción administrativa.

3.7.3. Indicación de acción oficial (IAO): Se requieren acciones por parte de la Administración. Cuando como resultado final de una inspección se hubiera concluido en Indicación de Acción Oficial, la Dirección de Evaluación de Medicamentos, deberá recomendar a la Dirección Nacional las acciones a tomar las cuales pueden incluir: Restricciones al investigador para ese estudio, restricciones al investigador para realizar futuros estudios, cambio de investigador, intensificación de monitoreo, suspensión de la incorporación de pacientes, suspensión del estudio en el centro, suspensión de todos los estudios que se desarrollan en el centro, suspensión del estudio en todos los centros, notificación a la Dirección Nacional de Fiscalización Sanitaria del Ministerio de Salud y Ambiente, notificación a los colegios profesionales correspondientes, notificación a las autoridades y comités de Docencia e Investigación y Ética del centro y acciones administrativas y/o penales.

3.8. Notificación del Resultado: El resultado de la inspección puede ser informado a través de:

3.8.1. Visita de Cierre de Inspección al investigador

3.8.2. Según lo dispuesto por el Reglamento de Procedimientos Administrativos, Decreto 1759/72 t. o. 1991, artículo 41, por el Departamento de Mesa de Entradas de ANMAT

3.9. Acciones motivadas por la Inspección:

Como consecuencia de las actividades y hallazgos de la inspección, en forma transitoria y cuando mediaren causas debidamente fundadas en desvío a la norma vigente, el(los) inspector(es) podrá(n) interrumpir la continuidad de estudio. Dicha medida debe ser comunicada en forma inmediata a la Dirección de Evaluación de Medicamentos. El inspector(es), cuando lo juzgue(n) necesario, podrá(n) solicitar copias de la documentación objeto de la inspección, como así también tomar muestras de la medicación en estudio.

4. Glosario

Auditoría de los Datos del Estudio: Una comparación de los datos fuente y registros asociados con el informe intermedio o final para determinar si los datos fuente fueron informados en forma precisa, establecer si los estudios fueron llevados a cabo según el protocolo y las BPCs aplicables, obtener información adicional no provista en el informe, y establecer si en la obtención de los datos fueron utilizados procedimientos que pudieran invalidarlos.

Inspector: Persona designada por la ANMAT para realizar inspecciones.

Datos Fuente: Toda la información en registros originales y copias certificadas de los registros originales de hallazgos clínicos, observaciones u otras actividades en un estudio clínico necesaria para la reconstrucción y evaluación del estudio. Los datos fuente están contenidos en los documentos fuente y tienen como característica ser: atribuibles, legibles, exactos, contemporáneos, originales.

Documentos Esenciales: Documentos que individual y colectivamente permiten una evaluación de la conducción de un estudio y de la calidad de los datos generados, según Anexo I de esta Guía. Documentos Fuente: Documentos, datos y registros originales.

Población Vulnerable: Se considera población vulnerable a aquella integrada por individuos cuyo deseo de participar en un ensayo clínico puede ser mal influenciado por la expectación, justificada o no, de los beneficios asociados con su participación, o una venganza por parte de los miembros superiores de una jerarquía en caso de rehusarse a participar. Por ejemplo los miembros de un grupo con una estructura jerárquica, tales como estudiantes de medicina, odontología, farmacia, bioquímica y enfermería, personal subordinado de hospital y laboratorio, empleados de la industria farmacéutica, miembros de las fuerzas armadas y personas que están detenidas/recluidas. Otras poblaciones vulnerables son las integradas por personas que padecen enfermedades incurables, personas en asilos, sin empleo o indigentes, pacientes en situaciones de emergencia, grupos étnicos de minoría, personas sin hogar, refugiados, menores y quienes no pueden dar su consentimiento.

ANEXO I

DOCUMENTOS ESENCIALES DEL INVESTIGADOR, ANTES, DURANTE Y DESPUÉS DE LA INVESTIGACIÓN

A: Antes de Comenzar la investigación Clínica

1. Disposición ANMAT 5330/97
2. Declaración de Heisinki
3. Manual del Investigador (última versión previa al inicio del estudio)
4. Modelo de Protocolo autorizado por el Comité de Docencia e Investigación, el Comité de Ética y la ANMAT
5. Modificaciones al Protocolo (Enmiendas) previas al inicio autorizado por el Comité de Docencia e Investigación, el Comité de Ética y la ANMAT
6. Modelo de Formulario de Registro Clínico Individual.
7. Modelo de Consentimiento Informado Escrito aprobado por el Comité de Ética y la Administración Nacional de Medicamentos, Alimentos y Tecnología Médica (ANMAT)
8. Modelo de Avisos de Reclutamiento aprobados por el Comité de Ética y la Administración Nacional de Medicamentos, Alimentos y Tecnología Médica (ANMAT)
9. Declaración Jurada por la cual el/los investigador/es se compromete/n expresamente a respetar la letra y el espíritu de las Declaraciones de Nuremberg y Helsinki, los

derechos de los pacientes y a proteger a los sujetos en experimentación clínica y la Disposición ANMAT 5330/97

10. Aprobación del protocolo por el Comité de Docencia e Investigación/Comité de Ética del centro
11. Aprobación de las Modificaciones al Protocolo (enmiendas) por el Comité de Docencia e Investigación/Comité de Ética del centro
12. Aprobación del Consentimiento Informado escrito por el Comité de Ética
13. Aprobación de los avisos de reclutamiento por el Comité de Ética
14. Aprobación del Comité de Ética de otros documentos (si aplica)
15. Lista de miembros y cargos del Comité de Ética
16. Aprobación del Protocolo, el Modelo de Consentimiento Informado escrito y el centro por la Administración Nacional de Medicamentos, Alimentos y Tecnología Médica (A.N.M.A.T)
17. Aprobación de las Modificaciones (enmiendas) por la Administración Nacional de Medicamentos, Alimentos y Tecnología Médica (A.N.M.A.T)
18. Aprobación de los avisos de reclutamiento por la Administración Nacional de Medicamentos, Alimentos y Tecnología Médica (A.N.M.A.T)
19. Planilla de delegación de Funciones del Investigador Principal al equipo de Investigación
20. Constancia de entrenamiento al equipo de investigación
21. *Curriculum vitae* de todos los miembros del equipo de investigación
22. Valores normales del laboratorio a utilizar en el estudio clínico
23. Procedimientos de Laboratorio
24. Instrucciones para el manejo y almacenamiento, fechas de vencimiento del producto de investigación
25. Procedimientos de ciego
26. Plan de Monitoreo del centro
27. Reporte de visita de inicio de Monitoreo

B: Durante el desarrollo de la Investigación

1. Actualizaciones al Manual del Investigador
2. Modelo de Modificaciones al Protocolo (Enmiendas) aprobadas por el Comité de Docencia e Investigación, el Comité de Ética y la ANMAT
3. Modelo de Modificaciones (Enmienda) al Consentimiento Informado Escrito aprobadas por el Comité de Docencia e Investigación, el Comité de Ética y la ANMAT
4. Modelo de Modificaciones (Enmienda) al Formulario de Registro Clínico Individual
5. Modelo de Modificaciones (Enmienda) al Aviso de Reclutamiento aprobadas por el Comité de Docencia e Investigación, el Comité de Ética y la ANMAT
6. Aprobación de las Modificaciones (Enmienda) al Protocolo por el Comité de Docencia e Investigación/Ética del centro
7. Aprobación de las Modificaciones (Enmienda) al Protocolo por otros Comités de Ética (si corresponde)
8. Aprobación de las Modificaciones (Enmienda) al Modelo de Consentimiento Informado escrito por el Comité de Ética del centro
9. Aprobación de las Modificaciones (Enmienda) al Modelo de Consentimiento Informado escrito por otros Comités de Ética (si corresponde)

10. Aprobación de las Modificaciones (Enmienda) al Aviso de Reclutamiento por el Comité de Ética del centro
11. Aprobación de las revisiones al Aviso de Reclutamiento por otros Comité de Ética (si corresponde)
12. Aprobación del Comité de Ética de otros documentos
13. Aprobación de las Modificaciones al Protocolo (enmiendas) por la Administración Nacional de Medicamentos, Alimentos y Tecnología Médica (ANMAT)
14. Aprobación de las Modificaciones (Enmiendas) de los Avisos de Reclutamiento por la Administración Nacional de Medicamentos, Alimentos y Tecnología Médica (ANMAT)
15. *Curriculum vitae* de nuevos miembros del equipo de investigación
16. Declaración Jurada de los nuevos miembros del equipo de investigación
17. Actualizaciones en la lista de delegación de funciones
18. Actualizaciones de los valores normales de laboratorio
19. Modificaciones en los Procedimientos de Laboratorio
20. Comunicaciones relevantes (cartas, notas de reuniones, comunicaciones con el Comité de Docencia e Investigación, con el Comité de Ética y con la ANMAT, comunicaciones y cartas con el patrocinador)
21. Consentimientos Informados firmados
22. Documentos fuentes
23. Formularios de Registro Clínico Individual firmados, fechados y completados
24. Documentación de las correcciones al Formularios de Registro Clínico Individual
25. Notificación realizada por el investigador al patrocinador de los eventos adversos serios de su centro
26. Notificación realizada por el investigador al Comité de Docencia e Investigación/Comité Ética de los eventos adversos serios de su centro
27. Notificación realizada por el investigador a la Administración Nacional de Medicamentos, Alimentos y Tecnología Médica (ANMAT) de los eventos adversos serios de su centro
28. Notificaciones de las informaciones de seguridad del producto realizadas por el patrocinador al investigador.
29. Informes parciales presentados al Comité de Docencia e Investigación/Ética y a la Administración Nacional de Medicamentos, Alimentos y Tecnología Médica (ANMAT)
30. Lista de pacientes/voluntarios sanos preseleccionados, randomizados y retirados del estudio por cualquier razón
31. Lista de Códigos de identificación de los pacientes/voluntarios sanos
32. Lista cronológica de enrolamiento de los pacientes/voluntarios sanos
33. Contabilidad del producto de investigación en el centro
34. Planilla de visitas de monitoreo
35. Informe del monitor al investigador

C: Después de la terminación del estudio

1. Contabilidad del producto de investigación
2. Documentos de destrucción del producto de investigación (si se destruye en el centro)
3. Lista codificada de identificación de los sujetos completa

4. Informe Final presentado al Comité de Docencia e Investigación/Ética y a la Administración Nacional de Medicamentos, Alimentos y Tecnología Médica (ANMAT)
5. Reporte de monitoreo de cierre

ANEXO II

Protección de los Derechos, Bienestar y Seguridad de los Pacientes/Voluntarios Sanos

Para asegurar que se han respetado los derechos de los pacientes/voluntarios sanos, el (los) inspector(es) controlarán toda vez que sea posible, el 100% de los consentimientos informados. Se verificará que:

1. El consentimiento informado sea el aprobado por la ANMAT, Comité de Ética, Comité de Docencia e Investigación, y que se encuentre vigente.
2. Si el paciente/voluntario sano no puede prestar por sí el consentimiento, deberá documentarse fehacientemente la representación legal esgrimida por el firmante, según lo establecido en el Código Civil.
3. Quien obtenga el consentimiento informado sea un miembro del equipo de investigación autorizado por el investigador principal para cumplir dicha función.
4. Que no se hayan realizado procedimientos relacionados al Protocolo previo a la firma del consentimiento informado.
5. Que la obtención del consentimiento informado conste en el documento fuente.
6. Que los consentimientos informados en sus distintas versiones si las hubiera, se encuentren firmados y fechados por el paciente o voluntario sano, el investigador autorizado para obtener el consentimiento y el testigo independiente.
7. Que el paciente haya retirado la copia del Modelo de Consentimiento Informado (mediante la firma del paciente/voluntario sano/representante legal).

ANEXO III

1. Protocolo

   El(los) inspector(es) deberá(n) comparar una copia del protocolo aprobado con el protocolo que se encuentra en el archivo del investigador y determinar si existe alguna diferencia respecto a:

1.1. Criterios de inclusión/exclusión

1.2. Dosis

1.3. Forma de administración

1.4. Frecuencia de la dosis

1.5. Procedimientos del ciego

   Si surgieran diferencias se deberá determinar si éstas fueron documentadas por medio de una enmienda al protocolo y si ésta fue aprobada por la ANMAT

2. Verificación Registro original de Datos *versus* Modelo de Registro Clínico Individual

2.1. Se comparará el registro original de los datos de los pacientes/voluntarios sanos con el formulario de registro clínico individual (FRCI) para verificar que el dato fuente fue reportado en forma precisa y completa.

2.2. Se seleccionará una muestra representativa de los sujetos enrolados durante el tiempo total del estudio.
2.3. Si existieran eventos adversos serios, serán estos registros los primeros en ser seleccionados.
2.4. Si un problema significativo es observado en un área en particular, este aspecto será auditado en otros pacientes/voluntarios sanos.
2.5. Se confrontará el formulario de registro clínico individual con los documentos fuente (historia clínica, métodos diagnósticos y cualquier otro registro que pudiera ser considerado documento fuente).
2.6. Se solicitará la acreditación de pago de estudios de diagnóstico o tratamiento requeridos por el protocolo, a nombre del investigador principal, centro o patrocinador, cuando los mismos se hubieran realizado fuera del centro autorizado por la ANMAT como constancia de que se ha mantenido la gratuidad para el paciente/voluntario sano.

ANEXO IV

Circuito de la Droga en Estudio:
Se verificará:

1. Etiquetado de acuerdo a requisitos regulatorios
2. Condiciones de almacenamiento, de acuerdo al protocolo autorizado (temperatura/humedad)
3. Fecha de vencimiento
4. Recepción por personal autorizado
5. Utilización en pacientes/voluntarios sanos de acuerdo a la rama de randomización
6. Concordancia de la Planilla de Contabilidad de la Droga *versus* Formulario de Registro Clínico Individual
7. Devolución, si corresponde
8. Destrucción de la droga en estudio, si corresponde

ANEXO V

PLANILLA DE INSPECCIÓN

PATROCINADOR:	DISPOSICIÓN NO:
NOMBRE DE ENSAYO CLÍNICO:	
EXPEDIENTE ORIGINAL:	EXPEDIENTE DE
FECHA DE LA(S) INSPECCION(ES):	FÁRMACO EN INVESTIGACIÓN:
INSPECTOR(ES):	CENTRO:
REPRESENTANTES DEL CENTRO:	REPRESENTANTES DEL PATROCINADOR Y MONITOREO:

VERIFICACIÓN DE DOCUMENTOS ESENCIALES

Item Nº	Items Inspeccionados	Sí	No	NC.	Observ.	Monitoreo
1.	Manual del Investigador Fecha —/—/———					
2.	Declaración Jurada: ❑ Disp. 5330/97 ❑ Protocolo ❑ Normas éticas ❑ Investigador principal ❑ Sub-investigadores					
3.	Fotocopia de la Declaración de Helsinki					
4.	Fotocopia Disposición ANMAT 5330/97					
5.	Copia de Disposición ANMAT autorizante del ensayo clínico					
6.	Copia de la autorización del centro					
7.	Protocolo final, fechado __/__/_____ autorizado por: ❑ Doc. e Invest. Fecha __/__/_____ ❑ Com. Ética del centro Fecha__/__/_____ ❑ Otro Comité de Ética Fecha __/__/_____ ❑ ANMAT Fecha __/__/_____					
8.	Enmiendas versión ❑ Doc. e Invest. Fecha __/__/_____ ❑ Com. Ética del centro Fecha__/__/_____ ❑ Otro Comité de Ética Fecha __/__/_____ ❑ ANMAT Fecha __/__/_____ Enmiendas versión __/__/_____ ❑ Doc. e Invest. Fecha __/__/_____ ❑ Com. Ética del centro Fecha__/__/_____ ❑ Otro Comité de Ética Fecha __/__/_____ ❑ ANMAT Fecha __/__/_____ Enmiendas versión __/__/_____ ❑ Doc. e Invest. Fecha __/__/_____ ❑ Com. Ética del centro Fecha__/__/_____ ❑ Otro Comité de Ética Fecha __/__/_____ ❑ ANMAT Fecha __/__/_____					
9.	Consentimiento versión ❑ Doc. e Invest. Fecha __/__/_____ ❑ Com. Ética del centro Fecha__/__/_____ ❑ Otro Comité de Ética Fecha __/__/_____ ❑ ANMAT Fecha __/__/_____ Consentimiento versión __/__/_____ ❑ Doc. e Invest. Fecha __/__/_____ ❑ Com. Ética del centro Fecha__/__/_____ ❑ Otro Comité de Ética Fecha __/__/_____ ❑ ANMAT Fecha __/__/_____					
10.	Publicidad para reclutamiento versión ❑ Com. Ética del centro Fecha __/__/_____ ❑ Otro Comité de Ética Fecha __/__/_____ ❑ ANMAT Fecha __/__/_____					
11.	Aprobación del Comité de Ética de otros documentos ________					
12.	Lista de miembros y cargos del Comité de Ética					

Continúa en página siguiente

Item N°	Items Inspeccionados	Sí	No	NC.	Observ.	Monitoreo
13.	Modelo de Formulario de Registro Clínico Individual					
14.	Códigos de randomización resguardados					
15.	Visitas de monitoreo (Cuadro adjunto)					
16.	Planilla de delegación de funciones (Cuadro adjunto)					
17.	*Curriculum vitae*					
18.	Planilla de selección de pacientes/voluntarios sanos (Cuadro adjunto)					
19.	Eventos Adversos Serios e Informes de seguridad (Cuadro adjunto)					
20.	Laboratorio de análisis clínicos (Cuadro adjunto)					
21.	Plan de Monitoreo					
22.	Informes de Seguimiento periódicos (y Final si corresponde)					

Sí = El ítem se inspeccionó y no se hallaron deficiencias.
No = El ítem se inspeccionó y se hallaron deficiencias.
NC = No corresponde
Observaciones = Se formulan observaciones bajo el respectivo título al final.

OBSERVACIONES:
VERIFICACIÓN REGISTROS ORIGINALES DE DATOS ***VERSUS*** MODELO DE FORMULARIO DE REGISTROS CLÍNICOS INDIVIDUALES
Documento Fuente: ______________________________
N° de Paciente: ______________________

Item N°	Items Inspeccionados	Sí	No	NC.	Observ.	Monitoreo
23.	Consentimiento Informado firmado en tiempo y forma					
24.	El ingreso al protocolo consta en Historia Clínica					
25.	Criterios de Inclusión/Exclusión documentados					
26.	La administración de la medicación del ensayo en cada visita consta en la historia clínica					
27.	Se encuentran documentados los procedimientos requeridos por el protocolo					
28.	Se encuentran todos los datos del FRCI en la historia clínica					
29.	Los Eventos Adversos fueron informados					
30.	El paciente aún continúa en el Ensayo Clínico					
31.	El seguimiento de seguridad y eficacia resultó adecuado					

OBSERVACIONES:

CIRCUITO DE LA DROGA EN ESTUDIO

Item Nº	Items Inspeccionados	Sí	No	NC.	Observ.	Monitoreo
32.	Remito de recepción de droga					
33.	Almacenamiento de la medicación adecuada					
34.	Fecha de Vencimiento					
35.	Planilla de contabilidad adecuada					
36.	Medicación etiquetada correctamente					
37.	Instrucciones adjuntas adecuadas					
38.	Prueba de extracción al azar coincidente con la planilla de contabilidad					
39.	La asignación de la hoja de randomización concuerda con el Nº de randomización					
40.	La planilla de contabilidad concuerda con el FRCI					
41.	Devolución de medicación efectuada					
42.	Destrucción de la medicación efectuada					

OBSERVACIONES:

VERIFICACIÓN DE LA OBTENCIÓN DEL CONSENTIMIENTO INFORMADO

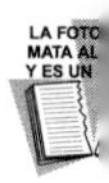

Iniciales del Paciente	Nº de inclusión	Fecha firma CI	Observaciones	Monitoreo

OBSERVACIONES:

Cuadro punto 15. VISITAS DE MONITOREO

Visita de Iniciación del estudio	Visita de cierre	Cantidad de visitas	Informes al investigador

OBSERVACIONES:

Cuadro punto 16. PLANILLAS DE DELEGACIÓN DE FUNCIONES

Incluye a todo el personal médico y no médico	Incluye la delegación de funciones de cada uno	*Curriculum vitae* adecuado para la función	Entrenamiento documentado
SÍ NO	SÍ NO	SÍ NO	SÍ NO

OBSERVACIONES:

Cuadro punto 18. PLANILLA DE SELECCIÓN DE PACIENTES/VOLUNTARIOS SANOS

Nº pacientes entrevistados	Nº pacientes que firmaron CI	Nº pacientes ingresados	Nº pacientes Discontinuados *	Nº pacientes en protocolo a la fecha

* Motivos de discontinuación 1: EAS, 2: Otros

OBSERVACIONES:

Cuadro punto 19. EVENTOS ADVERSOS SERIOS E INFORMES DE SEGURIDAD

Si es RAM					
Iniciales y Código	Evento y Fecha	Informe y Fecha Patrocinador	Informe y Fecha al CDEI	Informe y Fecha al Fecha al C. de Ética	Informe y Fecha al ANMAT

OBSERVACIONES:

Cuadro punto 20. DATOS DEL LABORATORIO DE ANÁLISIS DE CLÍNICOS

Nombre del laboratorio	Valores Normales	Procedimientos de Laboratorio	Monitoreo
	❑ Sí ❑ No	❑ Sí ❑ No	❑ Sí ❑ No

OBSERVACIONES:

Nº pacientes entrevistados	Nº pacientes que firmaron CI	Nº pacientes ingresados	Nº pacientes Discontinuados *	Nº pacientes en protocolo a la fecha

* Motivos de discontinuación 1: EAS, 2: Otros

Si es RAM					
Iniciales y Código	Evento y Fecha	Informe y Fecha Patrocinador	Informe y Fecha al CDEI	Informe y Fecha al Fecha al C. de Ética	Informe y Fecha al ANMAT

Nombre del laboratorio	Valores Normales	Procedimientos de Laboratorio	Monitoreo
	❑ Sí ❑ No	❑ Sí ❑ No	❑ Sí ❑ No

APÉNDICE 5

DISPOSICIÓN 2124/2005 ANMAT

Buenos Aires, 11 de abril de 2005

Visto el expediente 1-0047-0000-000413-04-4 del registro de la Administración Nacional de Medicamentos, Alimentos y Tecnología Médica, y CONSIDERANDO:

Que por Disposición ANMAT 5330/97 se aprobó el Régimen de Buenas Prácticas de Investigación en Estudios de Farmacología Clínica.

Que las presentes actuaciones se originan en la necesidad de adecuar los reportes de seguridad de los estudios clínicos aprobados en el marco de la Disposición A.N.M.A.T N° 5330/97.

Que esta necesidad obedece a la adecuación de la forma, contenido y tiempos de reporte de acuerdo a lo establecido a nivel internacional en consonancia con el Consejo de Organizaciones Internacionales de las Ciencias Médicas (C.I.O.M.S.) y la Conferencia Internacional de Armonización (I.C.H).

Que la nueva forma de reporte permite establecer un seguimiento más adecuado de la toxicidad de las drogas que se utilizan en estudios clínicos.

Que asimismo la nueva forma de reporte permitirá realizar la pesquisa e interrelación de datos que deriven en un análisis exhaustivo de la seguridad de las drogas autorizadas en los estudios aprobados por esta Administración Nacional.

Que a fojas 2 a 4 obra el informe técnico favorable de la Coordinación de Evaluación de Medicamentos.

Que la Dirección de Asuntos Jurídicos ha tomado la intervención de su competencia.

Que se actúa en virtud a las facultades conferidas por el Decreto N° 1490/92 y del Decreto N° 197/02.

Por ello;
EL INTERVENTOR DE LA ADMINISTRACIÓN NACIONAL DE MEDICAMENTOS, ALIMENTOS Y TECNOLOGÍA MÉDICA DISPONE:

ARTÍCULO 1º.- Modifícase el punto 9, parte A- De los Investigadores, Capítulo IV, Título II de la Disposición A.N.M.A.T Nº 5330/97, sustituyéndolo por el texto que se detalla en el Anexo I de la presente Disposición.

ARTÍCULO 2º.- Incorpórase como punto 7, parte B- Del Patrocinante, Capítulo IV, Título II de la Disposición A.N.M.A.T Nº 5330/97, el texto que obra en el Anexo II de la presente Disposición.

ARTÍCULO 3º.- Modifícanse las definiciones "Reacción adversa medicamentosa"; "Reacción adversa medicamentosa seria" e incorpórase la definición "Reacción adversa medicamentosa inesperada" al Glosario de la Disposición A.N.M.A.T Nº 5330/97 de acuerdo con los contenidos en el Anexo III de la presente Disposición.

ARTÍCULO 4º.- Suprímase el punto 3.9.5, Capítulo VIII "De la Información Clínica" de la Disposición ANMAT Nº 5330/97.

ARTÍCULO 5º.- Modifícase el punto 3.9.4, Capítulo VIII "De la Información Clínica" de la Disposición A.N.M.A.T Nº 5330/97 por los contenidos en el Anexo IV.

ARTÍCULO 6º.- Regístrese; comuníquese a quien corresponda, a CILFA, CAEMe, COOPERALA y CAPEMVel. Dése a la Dirección Nacional del Registro Oficial para su publicación. Cumplido, archívese.
Expediente Nº 1-0047-0000-000413-04-4
DISPOSICIÓN Nº 2124

ANEXO I
Modificación de la Disposición ANMAT 5330/97 con relación a los reportes de seguridad

Del Investigador

El Investigador debe reportar los Eventos Adversos Serios (EAS) en forma inmediata al patrocinador, excepto aquellos eventos que el protocolo identifica como que no necesitan reporte inmediato.

Los reportes inmediatos deben ser seguidos de reportes detallados.

Los reportes inmediatos y de seguimiento deberán identificar al(los) sujeto(s) por medio de un código único.

El investigador deberá reportar los eventos adversos serios e inesperados al(los) Comité(s) de Docencia e Investigación y de Ética de acuerdo a los requerimientos, en tiempo y forma, establecidos por los mismos.

ANEXO II
Modificación de la Disposición 5330/97 en relación a los reportes de seguridad

Del Patrocinante

El patrocinante debe asegurar que todas las Reacciones Adversas Medicamentosas (RAM), a su vez serias e inesperadas reportadas por los investigadores del estudio, sean enviadas al ANMAT en un plazo de 15 días hábiles a partir de la toma de conocimiento del patrocinante. Los reportes deben ser seguidos con reportes detallados. El patrocinante debe asegurar que las Reacciones Adversas Medicamentosas (RAM) que sean a su vez serias e inesperadas reportadas por los investigadores, que amenazan la vida o sean fatales sean reportadas a la brevedad posible, en un plazo no mayor a 7 días hábiles a partir de la toma de conocimiento del patrocinante, seguido de un informe completo dentro de los 7 días hábiles adicionales. Este reporte deberá contener una evaluación de la importancia e implicancia de los hallazgos incluyendo la experiencia previa relevante con el(los) mismo(s) productos medicinal(es) o producto(s) medicinal(es) similar(es).

El patrocinante debe comunicar inmediatamente al(los) investigador(es), al(los) Comité de Ética y Docencia e Investigación que aprobaron el estudio y a la ANMAT de todas las Reacciones Adversas Medicamentosas que sean a la vez serias e inesperadas ocurridas en otros centros de investigación. El patrocinante debe informar al(los) investigador(es), al(los) Comité de Ética y Docencia e Investigación que aprobaron el estudio y a la ANMAT de toda otra información relevante con respecto al producto de investigación en un plazo no mayor a 15 días hábiles a partir de la recepción inicial de la información por parte del patrocinante.

Las Reacciones Adversas Medicamentosas serias que se hayan descrito en el Manual del Investigador o en el prospecto de la droga (esperadas) deben comunicarse si por su magnitud exceden lo que se haya descrito en el Manual del Investigador y/o en el prospecto de la droga.

Cuando las sospechas de reacciones adversas graves e inesperadas ocurran en un ensayo clínico doble ciego, se deberá develar el código de tratamiento de ese paciente concreto a efectos de notificación. Siempre que sea posible se mantendrá el carácter ciego para el Investigador y para las personas encargadas del análisis e interpretación de los resultados así como de la elaboración de las conclusiones del estudio.

Las sospechas de reacciones adversas atribuibles a placebo no estarán sujetas a este sistema de notificación individualizada.

En los reportes que se presenten a esta Administración deberá constar:

1.8.1 Tipo de Reporte
1.8.1.1 Inicial
1.8.1.2 Seguimiento
1.8.1.3 Final
1.8.2 Número de Disposición que autorizó
1.8.3 Título del Protocolo
1.8.4 Nombre de la droga en estudio (código, DCI y/o nombre comercial)
1.8.5 Nombre del patrocinador
1.8.6 Nombre y dirección del manufacturador
1.8.7 Nombre del centro de investigación
1.8.8 Nombre del investigador principal
1.8.9 Código del paciente
1.8.10 Descripción del evento
1.8.11 Antecedentes relevantes del paciente
1.8.12 Drogas que toma el paciente especificando dosis y vía de administración
1.8.13 Condición actual del paciente
1.8.14 Si el evento se detuvo al suspender el tratamiento

1.8.15 Si el evento reapareció con al reintroducción del tratamiento
1.8.16 Fechas en las cuales se administró el tratamiento
1.8.17 Fecha en que el investigador completa el formulario de reporte
1.8.18 Fecha de recepción del patrocinador
1.8.19 Análisis de causalidad

ANEXO III
Modificación de la Disposición ANMAT 5330/97 con relación a los reportes de seguridad

Reacción Adversa Medicamentosa:
En la investigación clínica, antes de la aprobación de un producto medicinal o de sus nuevos usos, particularmente cuando la(s) dosis terapéuticas no pueden establecerse, deberán considerarse reacciones adversas medicamentosas todas las respuestas nocivas a un producto medicinal. La frase "respuestas a un producto medicinal" significa que una relación causal entre un producto medicinal y un evento adverso es al menos una posibilidad razonable, esto es, que la relación no puede ser descartada. Con respecto a los productos medicinales en el mercado, una respuesta a un medicamento que sea nociva y no intencional y que ocurra a dosis normalmente utilizadas en el hombre para profilaxis, diagnóstico o tratamiento de enfermedades o para la modificación de estados fisiológicos.

Reacción Adversa Medicamentosa Inesperada:
Una reacción adversa cuya naturaleza o severidad no es consistente con la información aplicable del producto (por ejemplo, el Manual del Investigador para un producto de investigación no aprobado, o el prospecto para un producto medicinal aprobado).

Reacción Adversa Medicamentosa Seria:
Cuando una reacción Adversa Medicamentosa resulta a cualquier dosis en fallecimiento; amenaza la vida; requiere hospitalización del paciente o prolongación de la hospitalización existente; da como resultado incapacidad, invalidez persistente o significativa o anomalía congénita o defecto de nacimiento.

ANEXO IV
Modificación de la Disposición ANMAT 5330/97 con relación a los reportes de seguridad

Punto 3.9.4: Información sobre la notificación de reacciones adversas medicamentosas en la forma y tiempos estipulados en la presente norma.

APÉNDICE **6**

INFORME BELMONT

Informe Belmont, de 30 de septiembre de 1978 (*The National Comission for the Protection of Humans Subjects of Biomedical and Behavioral Research*). Sienta los principios de Bioética respecto de la autonomía de las personas, beneficencia y justicia, y fija los requisitos básicos del consentimiento informado, la valoración de riesgos y beneficios y la selección de los sujetos

Principios éticos y orientaciones para la protección de sujetos humanos en la experimentación
DHEW Publication N° (OS) 78-0012

National Commission For The Protection of Human Subjects of Biomedical and Behavioral Research

COMMISSION STAFF

Professional staff

Michael S. Yesley, J.D.
Staff Director

Barbara Mishkin, M.A.
Assistant Staff Director

Duane Alexander, M.D.
Pediatrics

Tom L. Beauchamp, Ph.D.
Philosophy

Bradford H. Gray, Ph.D.
Sociology

Miriam Kelty, Ph.D.
Psychology

Betsy Singer
Public Information Officer

Done Vawter
Research Assistant

Suportt staff

Pamela L. Driscoll

Marie D. Madigan

Coral M. Nydegger

Erma L. Pender

Special consultants

Robert J. Levine, M.D.

Stephen Toulmin, Ph.D.

National Commission for the Protection of Human Subjects of Biomedical and Behavioral Research

MEMBERS OF THE COMMISSION

Kenneth John Ryan, M.D., Chairman
Chief of Staff
Boston Hospital for Women

Joseph V. Brady, Ph.D.
Professor of Behavioral Biology
Johns Hopkins University

Robert E. Cooke, M.D.
President
Medical College of Pennsylvania

Dorothy I. Height
President
National Council of Negro Women, Inc.

Albert R. Jonsen, Ph.D.
Associate Professor of Bioethics
University of California at San Francisco

Patricia King, J.D.
Associate Professor of Law
Georgetown University Law Center

Karen Lebacqz, Ph.D.
Associate Professor of Christian Ethics
Pacific School of Religion

David W. Louisell, J.D.
Professor of Law
University of California at Berkeley

Donald W. Seldin, M.D.
Professor and Chairman
Departament of Internal Medicine
University of Texas at Dallas

Eliot Stellar, Ph.D.
Provost of the University and
Professor of Physiological Psychology
University of Pennsylvania

Robert H. Turtle, LL.B.
Attorney
VomBaur, Coburn, Simmons & Turtle
Washington, D.C.

Deceased

EL INFORME BELMONT

PRINCIPIOS ÉTICOS Y ORIENTACIONES PARA LA PROTECCIÓN DE SUJETOS HUMANOS EN LA EXPERIMENTACIÓN

La investigación científica ha dado como resultado beneficios sustanciales. También ha planteado desconcertantes problemas éticos. La denuncia de abusos cometidos contra sujetos humanos en experimentos biomédicos, especialmente durante la segunda guerra mundial, atrajo al interés público hacia estas cuestiones. Durante los procesos de Nuremberg còntra los crímenes de guerra, se esbozó el Código de Nuremberg como un conjunto de criterios para juzgar a médicos y a científicos que llevaron a cabo experimentos biomédicos en prisioneros en campos de concentración. Este Código se convirtió en el prototipo de muchos códigos posteriores* para asegurar que la investigación con sujetos humanos se lleve a cabo de modo ético.

Los códigos consisten en reglas, algunas generales, otras específicas, que guían en su trabajo a investigadores o a evaluadores de la investigación. Estas reglas son con frecuencia inadecuadas, para que sean aplicadas en situaciones complejas; a veces están en mutuo conflicto y son, con frecuencia, difíciles de interpretar y aplicar. Unos principios éticos más amplios deberían proveer las bases sobre las que algunas reglas específicas podrían ser formuladas, criticadas e interpretadas.

Tres principios, o normas generales prescriptivas, relevantes en la investigación en la que se emplean sujetos humanos son identificados en esta declaración. Otros principios pueden ser también relevantes. Sin embargo, estos tres son comprehensivos y están formulados en un nivel de generalización que debería ayudar a los científicos, a los críticos y a los ciudadanos interesados en comprender los temas éticos inherentes a la investigación con sujetos humanos. Estos principios no siempre pueden ser aplicados de tal manera que resuelvan sin lugar a dudas un problema ético particular. Su objetivo es proveer un marco analítico para resolver problemas éticos que se originen en la investigación con sujetos humanos.

Desde 1945, varios códigos sobre la forma de llevar a cabo la experimentación con sujetos humanos de manera apropiada y responsable en la investigación médica han sido adoptados por diversas organizaciones. Los más conocidos entre estos códigos son el Código de Nuremberg de 1947, la Declaración de Helsinki de 1964 (revisada en 1975), y las Orientaciones (codificadas en 1974 en las Regulaciones Federales) publicadas por el *U.S. Department of Health, Education, and Welfare*. También han sido adoptados, Códigos sobre la forma de llevar a cabo la investigación social y de la conducta, los más conocidos son los que se publicaron en 1973 por la *American Psychological Association*.

Esta declaración contiene una distinción entre investigación y práctica, una discusión de los tres principios éticos básicos, y observaciones sobre la aplicación de estos principios.

A. Límites entre práctica e investigación

Es importante distinguir, de una parte, la investigación biomédica y de conducta y de otra, la aplicación de una terapia aceptada, a fin de averiguar qué actividades deberían ser revisadas a fin de proteger a los sujetos de investigación. La distinción entre investigación y práctica es borrosa, en parte porque con frecuencia se dan simultáneamente (como en la investigación diseñada para la valoración de una terapia) y, en parte, porque notables desviaciones de la práctica comúnmente aceptada reciben con frecuencia el nombre de *experimentales* cuando los términos *experimental* e *investigación* no son definidos cuidadosamente.

En la mayoría de casos, el término *práctica* se refiere a intervenciones cuyo fin es acrecentar el bienestar de un paciente individual o de un cliente, y hay motivos razonables para esperar un éxito. El fin de la práctica médica es ofrecer un diagnóstico, un tratamiento preventivo o una terapia a individuos concretos*. Como contraste, el término *investigación* denota una actividad designada para comprobar una hipótesis, que permite sacar conclusiones, y como consecuencia contribuye a obtener un conocimiento generalizable (expresado, por ejemplo, en teorías, principios, y declaraciones de relaciones). La investigación se describe generalmente en un protocolo formal que presenta un objetivo y un conjunto de procedimientos diseñados para alcanzar este objetivo.

*Aunque la práctica generalmente lleva consigo intervenciones cuyo fin es solo acrecentar el bienestar de un individuo en particular, en algunas ocasiones estas intervenciones se aplican a un individuo con el fin de acrecentar el bienestar de otro (*v.g.* transfusión de sangre, injertos de piel o trasplante de órganos) o una intervención tiene el doble fin de ampliar el bienestar de un individuo en particular, y al mismo tiempo, beneficiar a otros (*v.g.*, la vacuna que protege al que la recibe y a la sociedad en general). El hecho de que algunas formas de práctica además de favorecer inmediatamente al individuo que se somete a la intervención contenga otros elementos no debería crear confusión en la distinción entre investigación y práctica. Incluso cuando una forma de proceder que se aplica en la práctica puede producir un beneficio a un tercero, sigue siendo una intervención cuyo fin es acrecentar el bienestar de un individuo en particular o a grupos de individuos; por consiguiente se trata de práctica y no hay necesidad de someterla a una revisión como si se tratara de una investigación.

Cuando un clínico se aparta de manera significativa de una práctica normalmente aceptada, la innovación no constituye, en sí misma o por sí misma, una investigación. El hecho de que una forma de proceder sea *experimental*, en un sentido nuevo, no comprobado, o diferente, no lo incluye automáticamente en la categoría de investigación. Modos de proceder radicalmente nuevos deberían ser objeto de una investigación formal lo antes posible para cerciorarse de si son seguros y eficaces. Así pues, los comités de práctica médica tienen la responsabilidad de insistir en que una innovación de importancia sea incorporada en un proyecto formal de investigación.*

La investigación y la práctica pueden ser llevadas a cabo conjuntamente cuando la investigación va encaminada a la valoración de la seguridad y eficacia de un tratamiento. Esto no debería confundirse con la necesidad de revisión que una actividad pueda o no tener; la regla general es que en cualquier actividad donde haya un elemento de investigación, esta actividad debería someterse a revisión para la protección de los sujetos humanos.

B. Principios éticos básicos

La expresión *principios éticos básicos* se refiere a aquellos criterios generales que sirven como base para justificar muchos de los preceptos éticos y valoraciones particulares de las acciones humanas. Entre los principios que se aceptan de manera general en nuestra tradición cultural, tres de ellos son particularmente relevantes para la ética de la experimentación con seres humanos: Los principios de respeto a las personas, de beneficencia y de justicia.

Supuesto que los problemas relacionados con la experimentación social pueden diferir sustancialmente de los relacionados con bioquímica y ciencias de la conducta, la Comisión declina específicamente determinar ningún modo de proceder sobre este tipo de investigación, por el momento. Al contrario, la Comisión cree que el problema debería ser tratado por uno de sus grupos sucesores.

1. Respeto a las personas

El respeto a las personas incluye por lo menos dos convicciones éticas:

Primera, que todos los individuos deben ser tratados como agentes autónomos, y segunda, que todas las personas cuya autonomía está disminuida tienen derecho a la protección.

Por consiguiente, el principio de respeto a las personas se divide en dos pre requisitos morales distintos: el pre requisito que reconoce la autonomía, y el pre requisito que requiere la protección de aquellos cuya autonomía está de algún modo disminuida.

Una persona autónoma es un individuo que tiene la capacidad de deliberar sobre sus fines personales, y de obrar bajo la dirección de esta deliberación. Respetar la autonomía significa dar valor a las consideraciones y opciones de las personas autónomas, y abstenerse a la vez de poner obstáculos a sus acciones a no ser que éstas sean claramente perjudiciales para los demás. Mostrar falta de respeto a un agente autónomo es repudiar los criterios de aquella persona, negar a un individuo la libertad de obrar de acuerdo con tales criterios razonados, o privarle de la información que se requiere para formar un juicio meditado, cuando no hay razones que obliguen a obrar de este modo.

Sin embargo, no todo ser humano es capaz de autodeterminación. El poder de autodeterminación madura a lo largo de la vida del individuo, y algunos de éstos pierden este poder completamente o en parte, a causa de enfermedad, de disminución mental, o de circunstancias que restringen severamente su libertad. El respeto por los que no han llegado a la madurez y por los incapacitados puede requerir que se les proteja hasta su madurez o mientras dure la incapacidad.

Algunas personas necesitan protección extensiva, hasta tal punto, que es necesario excluirles del ejercicio de actividades que pueden serles perjudiciales; otras personas necesitarán protección en menor grado, no más allá de asegurarse de que pueden ejercer actividades con libertad y de que pueden darse cuenta de sus posibles consecuencias adversas. El grado de protección que se les ofrece debería depender del riesgo que corren de sufrir daño y de la probabilidad de obtener un beneficio. El juicio con el que se decide si un individuo carece de autonomía debería ser reevaluado periódicamente y variará según la diversidad de las situaciones.

En la mayoría de las investigaciones en los que se emplean sujetos humanos, el respeto a las personas exige que los sujetos entren en la investigación voluntariamente y con la información adecuada. Sin embargo, en algunos casos, la aplicación del principio no es obvia. El uso de prisioneros como sujetos de investigación nos ofrece un ejemplo instructivo. De una parte, parecería que el principio de respeto a las personas requiere que no se excluya a los prisioneros de la oportunidad de ofrecerse para la investigación. Por otra parte, bajo las condiciones de vida en la cárcel, pueden ser obligados o ser influenciados de manera sutil, a tomar parte en actividades a las que, en otras circunstancias, no se prestarían de manera voluntaria. El respeto a las personas exigiría que se protegiera a los prisioneros. El dilema que se presenta es o permitir a los prisioneros que se presenten *voluntariamente* o *protegerlos*. Respetar a las personas, en los casos más difíciles, consiste con frecuencia en poner en la balanza demandas opuestas, urgidas por el mismo principio de respeto.

2. Beneficencia

Se trata a las personas de manera ética no sólo respetando sus decisiones y protegiéndolas de daño, sino también esforzándose en asegurar su bienestar. Esta forma de proceder cae dentro del ámbito del principio de beneficencia. El término *beneficencia* se entiende frecuentemente como aquellos actos de bondad y de caridad que van más allá de la obligación estricta. En este documento, beneficencia se entiende en sentido más radical, como una obligación. Dos reglas generales han sido formuladas como expresiones complementarias de los actos de beneficencia entendidos en este sentido: 1) No causar ningún daño, y 2) maximizar los beneficios posibles y disminuir los posibles daños.

La máxima hipocrática "no causar ningún daño" ha sido durante mucho tiempo un principio fundamental de la ética médica. Claude Bernard la aplicó al campo de la investigación, diciendo que no se puede lesionar a una persona a costa del beneficio que se podría obtener para otros. Sin embargo, incluso evitar daño requiere aprender lo que es perjudicial; y en el proceso para la obtención de esta información, algunas personas pueden estar expuestas al riesgo de sufrirlo. Más aún, el juramento hipocrático exige de los médicos que busquen el beneficio de sus pacientes "según su mejor juicio". Aprender lo que producirá un beneficio puede de hecho requerir exponer personas a algún riesgo. El problema planteado por estos imperativos es decidir cuándo buscar ciertos beneficios puede estar justificado, a pesar de los riesgos que pueda conllevar, y cuándo los beneficios deben ser abandonados debido a los riesgos que conllevan.

Las obligaciones del principio de beneficencia afectan a los investigadores individuales y a la sociedad en general, pues se extienden a los proyectos determinados de investigación y a todo el campo de investigación en su conjunto. En el caso de proyectos particulares, los investigadores y los miembros de la institución tienen obligación de poner los medios que permitan la obtención del máximo beneficio y el mínimo riesgo que puedan ocurrir como resultado del estudio e investigación. En el caso de investigación científica en general, los miembros de la sociedad tienen la obligación de reconocer los beneficios que se seguirán a largo plazo, y los riesgos que pueden ser el resultado de la adquisición de un mayor conocimiento y del desarrollo de nuevas formas de proceder en medicina, psicoterapia y ciencias sociales.

El principio de beneficencia con frecuencia juega un papel bien definido y justificado en muchas de las áreas de investigación con seres humanos. Tenemos un ejemplo en la investigación infantil. Maneras efectivas de tratar las enfermedades de la infancia y el favorecimiento de un desarrollo saludable son beneficios que sirven para justificar la investigación realizada con niños –incluso cuando los propios sujetos de la investigación no sean los beneficiarios directos. La investigación también ofrece la posibilidad de evitar el daño que puede seguirse de la aplicación de prácticas rutinarias previamente aceptadas cuando nuevas investigaciones hayan demostrado que son peligrosas. Pero el papel del principio de beneficencia no es siempre tan claro. Queda todavía un problema ético dificil, por ejemplo, en el caso de una investigación que presenta más que un riesgo mínimo sin una perspectiva inmediata de beneficio directo para los niños que participan en la misma. Algunos han argüido que tal investigación es inadmisible, mientras otros han señalado que esta limitación descartaría mucha experimentación, que promete grandes beneficios para los niños en el futuro. Aquí, de nuevo, como en todos los casos difíciles, las distintas demandas que exige el principio de beneficencia pueden entrar en conflicto y exigir opciones difíciles.

3. Justicia

¿Quién debe ser el beneficiario de la investigación y quién debería sufrir sus cargas? Éste es un problema que afecta a la justicia, en el sentido de "equidad en la distribución", o "lo que es merecido". Se da una injusticia cuando se niega un beneficio a una persona que tiene derecho al mismo, sin ningún motivo razonable, o cuando se impone indebidamente una carga. Otra manera de concebir el principio de justicia es afirmar que los iguales deben ser tratados con igualdad. Sin embargo, esta afirmación necesita una explicación ¿Quién es igual y quién es desigual? ¿Qué motivos pueden justificar el desvío en la distribución por igual? Casi todos los comentaristas están de acuerdo en que la distribución basada en experiencia, edad, necesidad, competencia, mérito y posición constituye a veces criterios que justifican las diferencias en el trato por ciertos fines. Es, pues, necesario, explicar bajo qué consideraciones la gente debería ser tratada con igualdad. Existen varias formulaciones ampliamente aceptadas sobre la justa distribución de cargas y beneficios. Cada una de ellas menciona una cualidad importante que establece la base para la distribución de cargas y beneficios. Estas formulacioncs son: 1) a cada persona una parte igual, 2) a cada persona según su necesidad individual, 3) a cada persona según su propio esfuerzo, 4) a cada persona según su contribución a la sociedad, y 5) a cada persona según su mérito.

Las cuestiones de justicia se han relacionado durante mucho tiempo con prácticas sociales como el castigo, contribución fiscal y representación política. Ninguna de estas cuestiones ha sido generalmente relacionada con la investigación científica, hasta este momento. Sin embargo, ya fueron presagiadas en las reflexiones más primitivas sobre la ética de la investigación con sujetos humanos: por ejemplo, en el siglo XIX y a comienzos del siglo XX, por lo general eran los enfermos pobres quienes cargaban con los agobios propios del sujeto de experimentación, mientras los beneficios derivados del progreso del cuidado médico se dirigían de manera especial a los pacientes de clínicas privadas. Posteriormente, la explotación de prisioneros como sujetos de experimentación en los campos de concentración nazis fue condenada como caso especial de flagrante injusticia. En este país (EEUU), en los años cuarenta, el estudio de la sífilis de Tuskegee utilizó negros de áreas rurales, en situación desventajosa para estudiar el curso que seguía aquella enfermedad al abandonar el tratamiento, una enfermedad que no era sólo propia de aquella población. A estos sujetos se les privó de todo tratamiento ya demostrado efectivo a fin de que el proyecto no sufriera interrupción, y esto mucho tiempo después de que el uso de este tratamiento fuese una práctica generalizada.

Confrontados con este marco histórico, se puede apreciar cómo las nociones de justicia tienen importancia en la investigación con sujetos humanos. Por ejemplo, la selección de sujetos de investigación necesita ser examinada a fin de determinar si algunas clases (*v.g.*, pacientes de la seguridad social, grupos raciales particulares y minorías étnicas o personas aisladas en instituciones) se seleccionan de manera sistemática por la sencilla razón de que son fácilmente asequibles, su posición es comprometida, o pueden ser manipulados, más que por razones directamente relacionadas con el problema que se estudia. Por último, cuando una investigación subvencionada con fondos públicos conduce al descubrimiento de mecanismos y modos de proceder de tipo terapéutico, la justicia exige que éstos no sean ventajosos sólo para los que puedan pagar por ellos y que tal investigación no debería usar indebidamente a personas que pertenezcan a grupos que con mucha probabilidad no se contarán entre los beneficiarios de las subsiguientes aplicaciones de la investigación.

C. Aplicaciones

La aplicación de los principios generales de la conducta que se debe seguir en la investigación nos lleva a la consideración de los siguientes requerimientos: consentimiento informado, valoración de beneficios y riesgos, selección de los sujetos de investigación.

1. Consentimiento informado

El respeto a las personas exige que se dé a los sujetos, en la medida de sus capacidades, la oportunidad de escoger lo que les pueda ocurrir o no. Se ofrece esta oportunidad cuando se satisfacen los criterios adecuados a los que el consentimiento informado debe ajustarse.

Aunque nadie duda de la importancia del consentimiento informado, con todo, existe una gran controversia sobre la naturaleza y la posibilidad de un consentimiento informado. Sin embargo, prevalece de manera muy general el acuerdo de que el procedimiento debe constar de tres elementos: información, comprensión y voluntariedad.

Información: La mayoría de códigos de investigación contienen puntos específicos a desarrollar con el fin de asegurar que el sujeto tenga la información suficiente. Estos puntos incluyen: el procedimiento de la investigación, sus fines, riesgos y beneficios que se esperan, procedimientos alternativos (cuando el estudio está relacionado con la terapia), y ofrecer al sujeto la oportunidad de preguntar y retirarse libremente de la investigación en cualquier momento de la misma. Se han propuesto otros puntos adicionales, tales como la forma en que se debe seleccionar a los sujetos, la persona responsable de la investigación, etc.

Sin embargo, la simple enumeración de puntos no da una respuesta a la pregunta de cuál debería ser el criterio para juzgar la cantidad y la clase de información que debería ser facilitada. Un criterio que se invoca con frecuencia en la práctica médica es que la información que comúnmente dan los médicos de cabecera, o los que ejercen en instituciones, es inadecuada, puesto que la investigación tiene lugar cuando precisamente no hay un acuerdo común en un determinado campo. Otro criterio, muy popular en los juicios legales por "mala praxis", exige que el que practica la medicina revele aquella información que personas razonables querrían saber a fin de ejercer una opción en cuanto se refiere a su cuidado. Esto también parece insuficiente, ya que el sujeto de investigación, siendo en esencia voluntario, puede desear saber mucho más sobre los riesgos que asume de manera voluntaria, que los pacientes que se ponen en manos de los clínicos porque necesitan sus cuidados. Quizás debería proponerse un criterio para el *voluntario razonable*: la medida y naturaleza de la información debería ser tal que las personas, sabiendo que el procedimiento no es necesario para su cuidado ni quizás tampoco comprendido por completo, puedan decidir si quieren tomar parte en el progreso del conocimiento. Incluso en aquellas ocasiones en las que quizás se pueda prever algún beneficio directamente a su favor, los sujetos deberían comprender con claridad la escala por donde se mueve el riesgo y la naturaleza voluntaria de su participación.

Un problema especial relacionado con el consentimiento surge cuando el informar a los sujetos de algún aspecto pertinente de la investigación es probable que perjudique la validez del estudio. En muchos casos, es suficiente indicar a los sujetos que se los invita a participar en una investigación, y que algunos de los aspectos no serán revelados hasta que esté concluida. En todos los casos de investigación que requieren la revelación incompleta, esto estará justificado sólo si queda claro: 1) que la información incompleta es verdaderamente necesaria para conseguir los objetivos de la investigación; 2) que no se le ha ocultado al sujeto ninguno de los riesgos a no ser que sea mínimo; 3) que existe un plan adecuado para informar a los sujetos cuando sea preciso, y también para comunicarles los resultados del experimento. La información sobre los riesgos no debería nunca ser ocultada para asegurar la cooperación de los sujetos, y a sus preguntas directas sobre el experimento deberían siempre darse respuestas verdaderas. Se deberían tomar medidas para distinguir aquellos casos en los que la manifestación destruiría o invalidaría la investigación de aquellos otros en los que la revelación causaría simplemente inconvenientes al investigador.

Comprensión. El modo y el contexto en los que se comunica la información son tan importantes como la misma información. Por ejemplo, presentar la información de modo desorganizado y con rapidez, no dejando casi tiempo para su consideración, o disminuyendo el número de oportunidades de hacer preguntas, puede afectar de manera adversa la habilidad del sujeto en el ejercicio de una opción informada.

Puesto que la habilidad del sujeto para comprender es una función de inteligencia, de madurez y de lenguaje, es preciso adaptar la presentación del informe a sus capacidades. Los investigadores tienen la responsabilidad de cerciorarse de que el sujeto ha comprendido la información. Puesto que siempre existe la obligación de asegurarse de que la información en cuanto se refiere a los riesgos de los sujetos es completa y comprendida adecuadamente, cuando los riesgos son más serios la obligación también aumenta. En algunas ocasiones puede ser apropiado administrar un test de comprensión, verbal o escrito.

Habrá que adoptar medidas especiales cuando la capacidad de comprensión está limitada severamente, por ejemplo, por condiciones de inmadurez o disminución mental. Cada clase de sujetos que podrían ser considerados incapaces (*v.g.*, infantes, niños de poca edad, pacientes con insuficencia mental, enfermos terminales y los que están en coma) deberá considerarse por separado y de acuerdo con sus condiciones. Incluso tratándose de estas personas, el respeto exige que se les ofrezca la oportunidad de escoger, en cuanto les sea posible, si quieren o no participar en la investigación. Sus objeciones en contra de tomar parte en la investigación deberían ser respetadas, a menos que la investigación les proporcione una terapia a la que no tendrían acceso de otra forma. El respeto a las personas también exige la obtención de la autorización a terceras partes a fin de proteger a los sujetos de cualquier daño. Se respeta así a estas personas al reconocer sus deseos y por el recurso a terceros para protegerles de todo mal.

Las personas que se escogen deberían ser aquellas que entenderán con mayor probabilidad la situación del sujeto incapaz y que obrarán teniendo en cuenta el mejor interés de éste. Se debería dar a la persona que actúa en lugar del sujeto, la oportunidad de observar los pasos que sigue la investigación a fin de que pueda retirar al sujeto de la misma, si esto parece ser lo más conveniente para éste.

Voluntariedad. Un acuerdo de participar en un experimento constituye un consentimiento válido si ha sido dado voluntariamente. Este elemento del consentimiento informado exige unas condiciones libres de coerción e influencia indebida. Se da coerción cuando se presenta intencionadamente una exageración del peligro de la enfermedad con el fin de obtener el consentimiento. La influencia indebida, por contraste, ocurre cuando se ofrece una recompensa excesiva, sin garantía, desproporcionada o inapropiada o cualquier ofrecimiento con el objeto de conseguir el consentimiento. Del mismo modo, incentivos que en otras circunstancias serían aceptables pueden convertirse en influencia indebida si el sujeto es especialmente vulnerable.

Se dan presiones injustificadas cuando personas que ocupan posiciones de autoridad o que gozan de influencia –especialmente cuando hay de por medio sanciones posibles– urgen al sujeto a participar. Sin embargo existe siempre algún tipo de influencia de este tipo y es imposible delimitar con precisión dónde termina la persuasión justificable y dónde empieza la influencia indebida. Pero la influencia indebida incluye acciones como la manipulación de las opciones de una persona, controlando la influencia de sus allegados más próximos o amenazando con retirar los servicios médicos a un individuo que tiene derecho a ellos.

2. Valoración de Riesgos y Beneficios

La valoración de riesgos y beneficios necesita un cuidadoso examen de datos relevantes, incluyendo, en algunos casos, formas alternativas de obtener los beneficios previstos en la investigación. Así, la valoración representa una oportunidad y una responsabilidad de acumular información sistemática y global sobre la experimentación que se propone. Para el investigador, es un medio de examinar si la investigación está correctamente diseñada. Para el comité de revisión, es un método con el que se determina si los riesgos a los que se expondrán los sujetos están justificados. Para los futuros participantes, la valoración les ayudará a decidir si van a participar o no.

Naturaleza y alcance de los Riesgos y Beneficios. La condición de que la investigación se puede justificar si está basada en una valoración favorable de la relación de riesgo/beneficio está relacionada muy de cerca con el principio de beneficencia, de la misma manera que el pre requisito moral que exige la obtención de un consentimiento informado se deriva primariamente del principio del respeto a las personas. El término *riesgo* se refiere a la posibilidad de que ocurra algún daño. Sin embargo, el uso de expresiones como *pequeño riesgo* o *gran riesgo*, por lo general se refiere (con frecuencia ambiguamente) a la posibilidad (probabilidad) de que surga algún daño y a la severidad (magnitud) del daño que se prevé.

El término *beneficio*, en el contexto de la investigación, significa algo con un valor positivo para la salud o para el bienestar. A diferencia de *riesgo*, no es un término que exprese probabilidades. Riesgo se contrapone con toda propiedad a la probabilidad de beneficios, y los beneficios se contrastan propiamente al daño, más que a los riesgos del mismo. Por consiguiente, la así llamada valoración de riesgos/beneficios se refiere a las probabilidades y a las magnitudes de daños posibles y a los beneficios anticipados. Hay que considerar muchas clases de daños y beneficios posibles. Existen, por ejemplo, riesgos de daño psicológico, físico, legal, social y económico y los beneficios correspondientes. A pesar de que los daños más característicos sufridos por los sujetos de investigación sean el dolor psicológico o el dolor físico o las lesiones, no deberían dejarse de lado otras clases posibles de daño.

Los riesgos y los beneficios de la investigación pueden afectar al propio individuo, a su familia, o a la sociedad en general (o a grupos especiales de sujetos en la sociedad). Los códigos anteriores y las reglas federales han requerido que los riesgos de los sujetos sean superados por la suma de los beneficios que se prevén para el sujeto, si se prevé alguno, y los beneficios que se prevén para la sociedad, en forma de conocimiento que se obtendrá de la investigación. Al contraponer estos dos elementos distintos, los riesgos y los beneficios que afectan al sujeto inmediato de la investigación tendrán normalmente un peso especial. Por otra parte, los intereses que no corresponden al sujeto, pueden, en algunos casos, ser suficientes por sí mismos para justificar los riesgos que necesariamente se correrán, siempre que los derechos del sujeto hayan sido protegidos. Así, la beneficencia requiere que protejamos a los sujetos contra el riesgo de daño y también que nos preocupemos de la pérdida de beneficios sustanciales que podrían obtenerse con la investigación.

Sistemática valoración de los Riesgos y Beneficios. Se dice comúnmente que los riesgos y los beneficios deben ser "balanceados" para comprobar que obtienen "una proporción favorable". El carácter metafórico de estos términos llama nuestra atención a la dificultad que hay en formar juicios precisos. Solamente en raras ocasiones, tendremos a nuestra disposición las técnicas cuantitativas para el escrutinio de los protocolos de investigación. Sin embargo, la idea de un análisis sistemático, no arbitrario, de riesgos y beneficios debería ser emulado en cuanto fuera posible. Este ideal requiere que aquellos que toman las decisiones para justificar la investigación sean muy cuidadosos en el proceso de acumulación y valoración de la información, en todos los aspectos de la investigación, y consideren las alternativas de manera sistemática. Este modo de proceder convierte la valoración de la investigación en más rigurosa y precisa, mientras convierten la comunicación entre los miembros del consejo y los investigadores, en menos sujeta a interpretaciones erróneas, a informaciones deficientes y a juicios conflictivos. Así, debería haber, en primer lugar, una determinación de la validez de los presupuestos de investigación; luego, se deberían distinguir con la mayor claridad posible, la naturaleza, la probabilidad y la magnitud del riesgo. El método de cerciorarse de los riesgos debería ser explícito, especialmente donde no hay más alternativa que el uso de vagas categorías, como riesgos pequeños o tenues. Se debería también determinar si los cálculos del investigador, en cuanto a las probabilidades de daños o beneficios son razonables, si se juzgan con hechos que se conocen u otros estudios alternativos a los que se disponen.

Finalmente la valoración de la justificación del experimento debería reflejar las consideraciones siguientes: (i) El tratamiento brutal o inhumano de los sujetos humanos nunca puede ser justificado moralmente. (ii) Los riesgos deberían quedar reducidos a los estrictamente necesarios para obtener el fin de la investigación. Debería determinarse si de hecho el uso de sujetos humanos es del todo necesario. Quizás no sea posible eliminar el riesgo por completo, pero con frecuencia puede reducirse a un mínimo empleando procedimientos alternativos. (iii) Cuando la investigación lleva consigo un riesgo que indica un perjuicio serio, los comités de revisión deberían ser especialmente insistentes en la justificación de los riesgos (atendiendo especialmente a la probabilidad del beneficio para el sujeto, y a la manifiesta voluntariedad en la participación). (iv) Cuando el sujeto de la investigación está constituido por grupos vulnerables, la conveniencia misma de su participación debería ser demostrada. Un gran número de variables entran en el juicio, incluyendo la naturaleza y grado del riesgo, la condición de la población particular afectada, y la naturaleza y nivel de los beneficios que se anticipan. (v) Los riesgos y beneficios pertinentes deben ser cabalmente recopilados en los documentos y procedimientos que se emplean en el proceso de obtención del consentimiento informado.

3. Selección de los sujetos

Así como el principio de respeto a las personas está expresado en los requerimientos para el consentimiento, y el principio de beneficencia en la evaluación de la relación riesgo/beneficio, el principio de justicia da lugar a los requerimientos morales de que habrán de ser justos los procedimientos y consecuencias de la selección de los sujetos de la investigación. La justicia es relevante en la selección de los sujetos de investigación a dos niveles: el social y el individual. La justicia individual en la selección de los sujetos podría requerir que los investigadores exhibieran imparcialidad, así, ellos no deberían ofrecer una investigación potencialmente beneficiosa a aquellos pacientes por los que tienen simpatía o seleccionar solo personas *indeseables* para la investigación más arriesgada. La justicia social requiere que se distinga entre clases de sujetos que deben y no deben participar en un determinado tipo de investigación, en base a la capacidad de los miembros de esa clase para llevar cargas y en lo apropiado de añadir otras cargas a personas ya de por sí cargadas. Por tanto, debe ser considerado un problema de justicia social que exista un orden de preferencia en la selección de clases de sujetos (ejemplo, adultos antes que niños) y que algunas clases de sujetos potenciales (ejemplo, los recluidos en centros psiquiátricos o los prisioneros) puedan ser utilizados como sujetos de investigación solo en ciertas condiciones.

Se puede cometer una injusticia en la selección de los sujetos, incluso si cada uno de ellos es seleccionado con imparcialidad por los investigadores y tratado equitativamente en el curso de la investigación. Esta injusticia procede de sesgos sociales, raciales, sexuales y culturales que están institucionalizados en la sociedad. Por tanto, incluso si cada uno de los investigadores trata a los sujetos de la investigación equitativamente y los Comités Éticos tienen el cuidado de asegurar que los sujetos han sido seleccionados de forma justa, en una institución particular pueden aparecer patrones sociales injustos en la distribución global de las cargas y beneficios de la investigación. Aunque instituciones individuales o investigadores pueden no estar preparados para resolver un problema que está omnipresente en su ambiente social, ellos pueden aplicar justicia a la hora de seleccionar los sujetos de la investigación.

Algunas poblaciones, en especial las recluidas en instituciones cerradas, sufren habitualmente mayores cargas por sus características ambientales y su debilidad. Cuando la investigación que se propone conlleva riesgos y no incluye un componente terapéutico, otros grupos de personas menos lastradas socialmente deberían ser llamados en primer lugar para aceptar este riesgo de la investigación, excepto cuando la investigación está directamente relacionada con las condiciones específicas de este tipo de personas. También, aunque los fondos públicos para la investigación pueden a menudo ir en la misma dirección que los fondos públicos para el cuidado de la salud, parece injusto que las poblaciones dependientes de los sistemas públicos de salud constituyan el grupo de sujetos preferidos para realizar investigaciones, cuando otras poblaciones más aventajadas socialmente, con toda probabilidad vayan a disfrutar el beneficio de la investigación.

Un caso especial de injusticia resulta al realizar investigación con sujetos vulnerables. Ciertos grupos, tales como minorías raciales, las económicamente más débiles, los muy enfermos, y los recluidos en instituciones pueden ser buscados de continuo como sujetos de investigación, debido a su fácil disponibilidad en los lugares donde se realiza ésta. Dado su estado de dependencia y su capacidad con frecuencia comprometida para dar un consentimiento libre, deberían ser protegidos frente al peligro de ser incluidos en investigaciones únicamente por una conveniencia administrativa, o porque son fáciles de manipular como resultado de su enfermedad o su condición socioeconómica.

APÉNDICE 7

CÓDIGO DE REGULACIONES FEDERALES DE LA FDA

[Traducción no Oficial del Código de Regulaciones Federales de EE.UU.]
[Título 21, volumen 1]
[21CFR50]

Título 21 - Alimentos y Drogas
Capítulo I - Administración de Alimentos y Drogas
Departamento de Servicios Humanos y de Salud

Subcapítulo A - General
Parte 50 - de la Protección de las Personas
Subparte A - Disposiciones Generales

Sec. §50.1 Alcances

a. Esta Sección es de aplicación tanto para todas las investigaciones clínicas reguladas por la ADMINISTRACIÓN DE DROGAS Y ALIMENTOS (*Food and Drug Administration: FDA*) en las Secciones **505.i** y **520.g** del ACTA FEDERAL DE ALIMENTOS, DROGAS Y COSMÉTICOS (*Federal Food, Drug and Cosmetic Act*), como a las investigaciones clínicas que mantienen la utilización de permisos para la investigación o comercialización de los productos regulados por la FDA, incluyendo: alimentos; suplementos dietéticos que contengan nutrientes y son demandados por considerarse saludables; fórmulas infantiles; aditivos alimentarios y colorantes; drogas, dispositivos médicos y productos biológicos para uso humano; y productos electrónicos. Obligaciones específicas y responsabilidades y estándares adicionales de conducta del patrocinante o del monitor de investigaciones clínicas que impliquen artículos particulares, pueden ser también encontrados en otras secciones (p. ej., Partes **312** y **812**). En conformidad con estas secciones, se intenta proteger los derechos y la seguridad de los sujetos involucrados en investigaciones asociadas con la FDA, conforme a las Secciones 403, 406, 409, 412, 413, 502, 503, 505, 510, 513-516, 518-520, 721 y 801 de la *Federal Food, Drug and Cosmetic Act* y las Secciones 351 y 354-360F de la *Public Health Service Act* (ACTA DE SERVICIO PÚBLICO DE SALUD).

b. Las referencias de esta Sección respecto de las Secciones Regulatorias del CÓDIGO DE REGULACIONES FEDERALES se encuentran en el Capítulo I, Título 21, a menos que se indicare de modo diferente.

[45 FR 36390: 30 de mayo de 1980; 46 FR 8979: 27 de enero de 1981, enmendado por: 63 FR 26697, del 13 de mayo de 1998; 64 FR 399: 5 de enero de 1999; 66 FR 20597: 24 de abril de 2001]

Original en inglés en: < http://ecfr.gpoaccess.gov/cgi/t/text/text-idx?c=ecfr&sid=542928a3c6c59c26a8010f5ed84fdd27&rgn=div8&view=text&node=21:1.0.1.1.19.1.31.1&idno=21>

Última consulta: 5 de junio de 2008

Título 21 - Alimentos y Drogas
Capítulo I - Administración de Alimentos y Drogas
Departamento de Servicios Humanos y de Salud

Subcapítulo A - General
Parte 50 - Protección de Personas
Subparte B - Consentimiento Informado de Personas

Sec. § 50.20 Consentimiento Informado Requisitos Generales

Excepto lo indicado en §**50.23** y §**50.24**, ningún investigador puede implicar a una persona como sujeto de investigación bajo estas regulaciones, excepto que el investigador haya obtenido legalmente el Consentimiento Informado del sujeto o del representante legal de éste. Un investigador sólo buscará dicho consentimiento bajo la circunstancia donde se le provea al individuo o a su representante legal la oportunidad de considerar por anticipado si participar o no, y que minimice las posibilidades de coerción o de influencia indebida. La información dada al sujeto o al representante legal estará en un lenguaje comprensible para éste o su representante. Ningún Consentimiento Informado, sea oral o escrito, puede incluir un lenguaje exculpatorio, a través del cual el sujeto o su representante renuncie o parezca renunciar a alguno de sus derechos legales, o exonere o parezca exonerar al patrocinador, la institución o a sus agentes, de su responsabilidad por negligencia.

[46 FR 8951: 27 de enero de 1981, enmendado por 64 FR 10942 del 8 marzo de 1999]

Original en inglés en: < http://ecfr.gpoaccess.gov/cgi/t/text/text-idx?c=ecfr&sid=542928a3c6c59c26a8010f5ed84fdd27&rgn=div8&view=text&node=21:1.0.1.1.19.2.31.1&idno=21>

Última consulta: 5 de junio de 2008

Título 21 - Alimento y Drogas
Capítulo I - Administración de Alimentos y Drogas
Departamento de Servicios Humanos y de Salud

Subcapítulo A - General
Parte 50 - Protección de Personas
Subparte B - Consentimiento Informado de Personas

Sec. §50.23 Requisitos Generales Excepciones

a. La obtención del Consentimiento Informado será considerada factible a menos que, antes de utilizar el artículo de prueba (excepto en la manera prevista dentro del párrafo **-b-** de esta Sección), tanto el investigador y el médico -que no estén participando de otra manera en la investigación clínica, certifiquen por escrito todo lo siguiente:

1) Que la persona se encuentra en una situación de peligro de vida, necesitando de la utilización del artículo de prueba.

2) Que el Consentimiento Informado de la persona no puede ser obtenido, debido a: la incapacidad para comunicarse con él o para obtener el consentimiento legalmente.

3) Que no se dispone del tiempo suficiente como para obtener el consentimiento por parte del representante legal del sujeto.

4) Que no hay un método alternativo aprobado o una terapia de uso generalizado reconocida, que provea una probabilidad igual o mayor de salvar la vida del sujeto.

b. Si, en la opinión del investigador, el uso inmediato del artículo de prueba es requerido para preservar la vida del sujeto y el tiempo no es el suficiente como para obtener la decisión independiente requerida en el párrafo **-a-** de esta Sección antes de usar el artículo de la prueba, las resoluciones del investigador clínico serán revisadas y evaluadas por escrito por un médico que no esté participando en la investigación clínica, dentro de los cinco (5) días hábiles posteriores al uso del artículo.

c. La documentación requerida en los Párrafos **-a-** ó **-b-** de esta Sección será enviada al Comité Examinador institucional, dentro de los cinco (5) días hábiles posteriores al uso del artículo de prueba.

d.

1) Bajo (la reglamentación) **10.USC.1107.f**, el Presidente (de la Nación) puede renunciar al requisito del consentimiento previo, para el caso de la administración de una nueva droga de investigación a un miembro de las Fuerzas Armadas que esté relacionado con una operación militar en particular. Al respecto, el Estatuto especifica que sólo el Presidente puede renunciar al Consentimiento Informado y que éste sólo puede conceder la renuncia si: por escrito determina que no es posible obtener el consentimiento; que el consentimiento es contrario al mejor interés para este personal militar en cuestión; o que el consentimiento sea contrario al interés de la seguridad nacional. Además, el Estatuto indica que en el caso en que la toma de decisión de renuncia al previo Consentimiento Informado no sea factible o que el asunto sea contrario al mejor interés de los militares involucrados, el Presidente aplicará los estándares y criterios que están dispuestas en las regulaciones de la FDA relativas a la renuncia previa al Consentimiento Informado, requeridos por la SECCIÓN **505.I.4** de la FEDERAL FOOD, DRUG, AND COSMETIC ACT (**21.USC.355.I.4**). Antes que la determinación de obtención del previo Consentimiento Informado del personal militar para la utilización de una droga de investigación (incluyendo antibióticos o productos biológicos) pueda ser realizada por un protocolo específico bajo la aplicación de una Nueva Droga de Investigación -**IND**- patrocinado por el Departamento de Defensa -**DOD**- y limitado a un personal militar en particular implicado en una operación militar en particular, si ésto no es posible o si es contrario a los mejores intereses para los miembros militares implicados, la Secretaría de Defensa deberá primero requerir tal determinación por parte del Presidente, y dar fe y darle pruebas documentadas al Presidente de que los estándares y criterios contenidos en los Párrafos **-d.1-** y **-d.4-** de esta Sección han sido reunidos.

(i) El grado y fuerza de evidencia respecto de la seguridad y eficacia de las nuevas drogas de investigación en relación con el riesgo médico que podría ser encontrado durante una operación militar, es lo que da soporte a la administración de la droga como **NDI** (Nueva Droga de Investigación).

(ii) La operación militar representa un riesgo sustancial para el personal militar, donde éste puede estar sujeto a una exposición química, biológica, nuclear o de otro tipo, la que le produzca la muerte o serias lesiones o enfermedades, peligrosas para la vida.

(iii) No hay alternativa terapéutica satisfactoria o tratamiento preventivo, referente al uso previsto de nuevas drogas en investigación.

(iv) El uso condicionado de nuevas drogas en investigación con la participación voluntaria de cada miembro, podría significativamente poner en riesgo la seguridad y salud de alguno de los miembros en particular, la seguridad de otro personal militar y la realización de la misión militar, por lo que el individuo podría declinar su uso.

(v) Un Comité Examinador institucional debidamente constituido (**IRB**), establecido y funcionando de acuerdo con los requisitos de los Párrafos **-d.2-** y **-d.3-** de esta Sección, responsable de la revisión del estudio, ha revisado y aprobado el nuevo protocolo de investigación sobre drogas y la administración de nuevas drogas de investigación sin Consentimiento Informado. El requisito del Departamento de Defensa es el de incluir la documentación requerida por **§56.115.a.2** de este Capítulo.

(vi) El Departamento de Defensa ha explicado:

(**A**) El contexto en el cual cada droga de investigación será administrada; p. ej., el ajuste inicial de la droga, si ésta será autoadministrada o si será administrada por un profesional de salud.

(**B**) La naturaleza de la enfermedad o la condición, por la cual es propuesto el tratamiento preventivo o terapéutico.

(**C**) Hasta el punto de los datos o de la información existente disponible, información sobre las condiciones que podrían alterar los efectos de la droga de investigación.

(vii) El sistema de mantenimiento de registros del Departamento de Defensa es capaz de realizar el seguimiento y será utilizado para supervisar el tratamiento propuesto por el proveedor al receptor individual.

(viii) A cada miembro implicado en la operación militar, antes de la administración de la nueva droga en investigación, se le dará una hoja escrita con la información específica (incluyendo la información requerida por **10-USC-1107.d**) respecto de la nueva droga, los riesgos y beneficios de su uso, los potenciales efectos secundarios y demás información pertinente acerca del apropiado uso del producto.

(ix) Las historias clínicas de los miembros involucrados en la operación militar registrarán con precisión la recepción por parte de los miembros de la notificación requerida por el párrafo **-d.1.viii-** de esta Sección.

(x) Las historias clínicas de los miembros involucrados en la operación militar registrarán con precisión la recepción por parte de los miembros de cualquier nueva droga en investigación, de acuerdo con las regulaciones de la FDA, incluyendo la Sección **312** de este Capítulo.

(xi) El Departamento de Defensa proveerá el adecuado seguimiento, para determinar si hay consecuencias benéficas o adversas, que resulten del uso del producto en investigación.

(xii) El Departamento de Defensa, en una línea de tiempo, está persiguiendo el desarrollo de la droga y la aprobación de la comercialización, con la debida diligencia.

(xiii) La FDA ha llegado a la conclusión de que el nuevo protocolo de investigación sobre drogas puede resultar procedente en relación a la decisión del Presidente en la solicitud de renuncia al Consentimiento Informado.
(xiv) El Departamento de Defensa proporcionará el entrenamiento apropiado al personal médico y a los potenciales receptores de una específica nueva droga de investigación a ser administrada, antes de su uso.
(xv) El Departamento de Defensa ha establecido y justificado que el período de tiempo por el cual la renuncia es necesaria no exceda el año, a menos que sea renovado por separado, bajo estos estándares y criterios.
(xvi) El Departamento de Defensa tiene la obligación de continuamente reportar a la FDA y al Presidente, del cambio en cualquier circunstancia relacionada con estos estándares y criterios (incluyendo el período de tiempo referido en el párrafo **-d.1.xv-** de esta Sección) o aquello que pudiera afectar la determinación del uso de una nueva droga en investigación sin Consentimiento Informado.
(xvii) El Departamento de Defensa dará aviso público a través de la notificación en el Registro Federal, tan pronto como sea posible y en consonancia con los requerimientos de clasificación, describiendo cada determinación de renuncia de Consentimiento Informado, del resumen de la más reciente información científica actualizada respecto de los productos usados y de otras informaciones pertinentes.
(xviii) La utilización sin Consentimiento Informado de drogas en investigación se somete de otro modo a la ley de aplicación.

2) El Comité Examinador debidamente constituido, descrito en el párrafo **-d.1.v-** de esta Sección, debe incluir al menos tres miembros externos (no afiliados), que no serán empleados u oficiales del Gobierno Federal (...) los que serán requeridos para obtener algunas aclaraciones necesarias sobre seguridad. Un Comité Examinador institucional debidamente constituido, descrito en el párrafo **-d.1.v-** de esta Sección, debe incluir por lo menos tres (3) miembros no afiliados que no serán empleados u oficiales del gobierno federal, y que serán requeridos para obtener cualquier aclaración sobre la seguridad. Este Comité Examinador (**IRB**) revisará el protocolo propuesto sobre Nueva Drogas en Estudio (**IND**) en una reunión convocada donde la mayoría de los miembros esté presente, incluyendo al menos a un (1) miembro cuya principal actividad sea en áreas no científicas y, si fuera posible, incluyendo a una mayoría de miembros externos, no afiliados. La información solicitada por §**56.115.a.2** de este Capítulo será proporcionada a la Secretaría de Defensa para futuras revisiones.

3) El Comité Examinador institucional debidamente constituido, descrito en el párrafo **-d.1.v-** de esta Sección, debe revisar y aprobar:
(i) La hoja de información requerida
(ii) La adecuación del plan para diseminar la información, incluyendo la distribución de la hoja de información a los potenciales receptores, en el producto en investigación (p. ej., en formas distintas a la escrita).
(iii) La adecuación de la información y planes para su diseminación entre el personal a cargo del cuidado médico, incluyendo los efectos secundarios potenciales, las contraindicaciones, potenciales interacciones y otras consideraciones pertinentes.
(iv) un formulario de Consentimiento Informado será requerido por la Parte **50** de este Capítulo en aquellas circunstancias en las que el Departamento de Defensa determine que el Consentimiento Informado puede ser obtenido por alguna o todas las personas involucradas.

4) El Departamento de Defensa debe enviar a la FDA resúmenes de las reuniones institucionales del Comité Examinador, donde se ha repasado el protocolo propuesto.

5) Nada en estos criterios o estándares tiene la intención de apropiarse o limitar la autoridad u obligaciones de la FDA y del Departamento de Defensa, los que están bajo la aplicación de estatutos y regulaciones.

e.

1) En la obtención del Consentimiento Informado para los dispositivos de diagnóstico *in vitro* usados en investigación para identificar agentes químicos, biológicos, radiológicos o agentes nucleares, serán juzgados factibles, a menos que antes de usar del artículo de prueba el investigador (p. ej., director médico del laboratorio u otro individuo responsable) y un médico que no esté participando de otra forma en la investigación clínica, hagan las determinaciones y certifiquen de manera escrita todo lo siguiente:

(i) La persona está frente a una situación de riesgo de vida, precisando de la utilización del dispositivo de diagnóstico *in vitro* en investigación, para identificar a un agente químico, biológico, radiológico o nuclear, que sugeriría un evento terrorisrta u otra emergencia de salud pública.

(ii) El Consentimiento Informado no se puede obtener del sujeto porque:

(A) No había manera razonable para la persona que dirigía la toma de la muestra al momento en que la muestra fuera recogida de saber que habría necesidad de utilizar el dispositivo de diagnóstico *in vitro* en investigación en la muestra de ese sujeto.

(B) No existe el tiempo suficiente como para obtener el consentimiento del sujeto, sin arriesgar su vida.

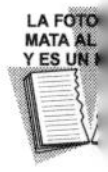

(iii) No existe el tiempo suficiente como para obtener el consentimiento por parte del representante legal del sujeto.

(iv) No hay un método diagnóstico alternativo disponible que haya sido descubierto o aprobado, para identificar el agente químico, biológico, radiológico o nuclear, que proporcione una probabilidad igual o mayor de salvar la vida del sujeto.

2) Si el uso del dispositivo de investigación, en la opinión del investigador (p. ej., director clínico del laboratorio u otra persona responsable), es necesario para preservar la vida del sujeto y el tiempo no es el suficiente como para obtener la determinación independiente requerida en el párrafo **e.1** de esta Sección, antes de usar el dispositivo en investigación, el investigador tomará la decisión y, dentro de los cinco (5) días hábiles siguientes al uso del dispositivo, será revisada y evaluada por escrito por un médico externo a la investigación clínica en curso.

3) El investigador debe enviar la documentación requerida en los párrafos **-e.1-** ó **-e.2-** de esta Sección, al Comité Examinador institucional dentro de cinco (5) días hábiles luego de la utilización del dispositivo.

4) El investigador debe hacer conocer el estatus del dispositivo en estudio y lo que se sepa sobre las características de su funcionamiento, en el informe al personal médico que trata al sujeto y en el informe a las autoridades públicas sanitarias. El investigador debe proveer al Comité Examinador institucional (IRB) la información requerida en §**50.25** (a excepción de la información descrita en §**50.25.a.8**) y los procedimientos que serán utilizados para proporcionar esta información a cada sujeto o al representante legal en ese entonces autorizado, los resultados del estudio se proporcionan al médico tratante y a las autoridades sanitarias públicas.

5) El Comité Examinador institucional es el responsable de asegurar la adecuada información requerida en la Sección §**50.25** (excepto la información descrita en §**50.25. a.8**) y de asegurarse de que se cuente con los procedimientos para proporcionar esta información a cada sujeto o a su representante legal.

6) Ningún Estado o sector político del Estado puede establecer o continuar practicando alguna ley, regla o regulación, sin que se cumpla el requisito de obtener el Consentimiento Informado antes de que un dispositivo de diagnóstico en investigación se pueda utilizar para identificar un agente químico, biológico, radiológico o nuclear, en acontecimientos sospechados del terrorismo y otras emergencias potenciales de la salud pública, si es de posterior aparición o diferente a los requisitos de esta regulación preexistente.

[46 FR 8951 del 27 de enero 1981, enmendado el 21 de diciembre de 1990 por 55 FR 52817; 64 FR 399 del 5 de enero de 1999; 64 FR 54188 del 5 de octubre de 1999; 71 FR 32833: 7 de junio de 2006]

Original en inglés en: < http://ecfr.gpoaccess.gov/cgi/t/text/text-idx?c=ecfr&sid=542928a3c6c59c26a8010f5ed84fdd27&rgn=div8&view=text&node=21:1.0.1.1.19.2.31.2&idno=21>

Última consulta: 5 de junio de 2008

Título 21 - Alimentos y Drogas
Capítulo I - Administración de Alimentos y Drogas
Departamento de Servicios Humanos y de Salud

Corpus Editorial

Subcapítulo A - General
Parte 50 - Protección de Personas
Subparte B - Consentimiento Informado de Personas

Sec. §50.24 Excepción al requerimiento de Consentimiento Informado en la investigación de emergencia

a. El Comité Examinador institucional responsable de la revisión, aprobación, y evaluación continua del estudio clínico descrito en esta Sección, puede aprobar tal investigación sin requerir que sea obtenido el Consentimiento Informado de todos los sujetos si (con la concurrencia de un médico matriculado miembro o consultor del Comité, y que no esté participando de alguna otra manera en la investigación clínica) encuentra y documenta cada uno de los siguientes puntos:

1) Es necesario para determinar la seguridad y la eficacia de intervenciones particulares: que las personas estén en una situación de peligro para su vida; que los tratamientos disponibles no hayan sido probados o sean insatisfactorios; y, la recolección de evidencia científica válida (la que podría incluir evidencia obtenida a través de investigaciones placebo-control seleccionadas al azar).

2) La obtención del Consentimiento Informado no es factible pues:

(i) Debido a su condición médica, los sujetos no serán capaces de dar su Consentimiento Informado.

(ii) El procedimiento sujeto a investigación debe ser administrado antes de que el consentimiento de los representantes legales sea factible, y

(iii) No hay modo razonable de identificar previamente a los individuos que pudieran llegar a ser los elegidos para participar del estudio clínico.

3) La participación en la investigación representa un beneficio para los sujetos pues:

(i) Los sujetos se encuentran ante tal situación de peligro para su vida que hace necesaria la intervención.

(ii) Se han conducido estudios apropiados tanto en animales como preclínicos, y la información devenida de estos estudios y la evidencia relacionada, apoyan la intervención, por proporcionar un beneficio directo a la persona.

(iii) Los riesgos asociados a la investigación son razonables en lo referente a lo conocido sobre la condición médica de los potenciales sujetos, los riesgos y beneficios de la terapia estándar si la hubiera, y lo que se sabe sobre los riesgos y beneficios de la intervención o de la actividad propuesta.

4) La investigación clínica no podría ser practicable sin la renuncia (al Consentimiento Informado).

5) El plan de investigación propuesto define la longitud de la ventana terapéutica potencial basada en evidencia científica, y el investigador se ha comprometido a tomar contacto con el representante legal del sujeto dentro de esa ventana de tiempo y, si fuera factible, a pedir el consentimiento al representante legal antes que proceder sin éste. El investigador hará una sinopsis descriptiva de los esfuerzos hechos para entrar en contacto con el representante legal y pondrá esta información a disposición del Comité Examinador institucional al momento de continuar con la evaluación.

6) El Comité Examinador institucional ha revisado y aprobado tanto los procederes del Consentimiento Informado como un documento de Consentimiento Informado acorde con §**50.25**. Estos procedimientos y el documento del Consentimiento Informado, deben ser utilizados con las personas o sus representantes legales en las situaciones donde el uso de tales procedimientos y documentos sea posible. El Comité Examinador institucional ha revisado y aprobado los procedimientos y la información que se utilizará a través del párrafo **-a.7.v-** de esta Sección cuando se le de al familiar de una persona sujeto de investigación la oportunidad de objetar la participación en la investigación clínica.

7) La protección adicional de los derechos y del bienestar de las personas será proporcionada incluyendo, por lo menos:

(i) Consulta (incluyendo, cuando sea apropiado, consulta realizada por el Comité Examinador institucional) con los representantes de las comunidades donde la investigación clínica se conducirá y de donde se seleccionarán los sujetos participantes del estudio.

(ii) Antes del inicio de la investigación clínica, difusión pública de los planes para la investigación y de los riegos y beneficios previstos, hacia las comunidades donde se conducirá dicha investigación clínica y de donde los sujetos serán seleccionados.

(iii) Una vez finalizada la investigación clínica, difusión pública de la información, para notificar tanto a la comunidad como a los investigadores del estudio, sobre los resultados del estudio, incluyendo las características demográficas de la población.

(iv) Establecimiento de un Comité de Monitoreo independiente, para la supervisión de la investigación clínica.

(v) Si la obtención del Consentimiento Informado no fuera factible y el representante legal no estuviera (razonablemente) disponible, el investigador se ha comprometido, si fuera posible, a procurar entrar en contacto -dentro del plazo de la ventana terapéutica- con un miembro de la familia del sujeto que no sea el representante legalmente autorizado, y a preguntarle a él o ella si objeta la participación del sujeto en la investigación clínica. El investigador detallará los esfuerzos hechos para entrar en contacto con los miembros de la familia y pondrá esta información a disposición el Comité Examinador institucional a la hora de la posterior evaluación.

b. El Comité Examinador institucional es el responsable de asegurar que los procedimientos estén disponibles para informar, lo antes posible, a cada sujeto -o si el sujeto permaneciera incapacitado- al representante legal, o si tal representante no estuviera razonablemente disponible, a un miembro de la familia, sobre: la inclusión del sujeto en la investigación clínica; los detalles de la investigación, u otra información contenida en el documento del Consentimiento Informado. El Comité Examinador institucional también se asegurará de que haya un protocolo para brindar la información a los sujetos o, si el sujeto permaneciera incapacitado, al representante legal o, si tal representante no estuviera razonablemente disponible, a un miembro de la familia, que puede disponer continuar o suspender la participación del sujeto en cualquier momento, sin sanción o pérdida de los beneficios a los que el sujeto tenga derecho de otra manera. Si se hubiera hablado con el representante legal o con un miembro de la familia acerca de la investigación clínica y la condición del sujeto mejorara, éste debe también ser informado tan pronto como sea posible. Si un sujeto se incorporara a una investigación clínica con consentimiento en exención y si muriera antes de que se pudiera contactar con un miembro de su familia o con su representante legal, en lo posible la información sobre la investigación clínica deberá ser proporcionada a un miembro de la familia o al representante legal del sujeto.

c. Las determinaciones del Comité Examinador institucional requeridas por el párrafo **-a-** de esta Sección y la documentación requerida por el párrafo **-e-** de esta Sección, deben ser conservadas por el Comité al menos por tres (3) años después de la finalización de la investigación clínica, y los registros serán accesibles para la inspección y copia por parte de la FDA, de acuerdo con §**56.115.b** de este Capítulo.

d. Los protocolos de esta Sección -respecto del uso de nuevas drogas en investigación (**IND**) o de dispositivos en investigación (**IDE**)- que impliquen una excepción a los requisitos del Consentimiento Informado, se deben realizar por separado, donde claramente se identifiquen protocolos que puedan incluir a sujetos que no sean capaces de consentir. Es requisito que la presentación de esos protocolos se haga por separado, aunque una nueva droga en investigación o el dispositivo en estudio ya existan. Los usos para las investigaciones bajo esta Sección no se pueden presentar como enmiendas bajo §**312.30** ó de §**812.35** de este Capítulo.

e. Si un Comité Examinador determina que no puede dar aprobación a una investigación clínica pues ésta no resuelve los criterios de excepción proporcionados bajo el párrafo **-a-** de esta Sección o por otras preocupaciones éticas relacionadas, el Comité debe documentar sus resultados y proporcionarlos por escrito tanto al investigador clínico como al patrocinador de la investigación clínica. El patrocinador de la investigación clínica debe divulgar puntualmente esta información a la FDA y a los investigadores clínicos que estén participando o se hayan convocado para participar en la investigación clínica o de otra sustancialmente equivalente del mismo patrocinador, y a otros comités que hayan evaluado el estudio, o una investigación sustancialmente equivalente de este patrocinador.

[61 FR 51528: 2 de octubre de 1996]

Original en inglés en: < http://ecfr.gpoaccess.gov/cgi/t/text/text-idx?c=ecfr&sid=542928a3c6c59c26a8010f5ed84fdd27&rgn=div8&view=text&node=21:1.0.1.1.19.2.31.3&idno=21>
Última consulta: 5 de junio de 2008

Título 21 - Alimentos y Drogas
Capítulo I - Administración de Alimentos y Drogas
Departamento de Servicios Humanos y de Salud

Subcapítulo A - General
Parte 50 - Protección de Personas
Subparte B - Disposiciones Generales

Sec. 50.25 Elementos del Consentimiento Informado

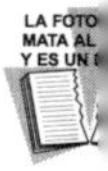

a. *Elementos básicos del Consentimiento Informado.* En la búsqueda de la obtención del Consentimiento Informado, se proporcionará a cada sujeto la siguiente información:

1) Una declaración de que el estudio implica una investigación, una explicación de los propósitos de la misma y de la duración prevista para la participación del sujeto, una descripción de los procedimientos a seguir y la identificación de cualquier procedimiento que sea experimental.

2) Una descripción de cualquier riesgo o malestar, razonablemente previsible para el sujeto.

3) Una descripción de cualquier beneficio para el sujeto o para terceros, que razonablemente se pueda esperar de la investigación.

4) El acceso a procedimientos alternativos o a los tratamientos apropiados, si los hay, que pudieran ser beneficiosos para el sujeto.

5) Una declaración que indique el grado de confidencialidad que se mantendrá sobre las historias clínicas de los sujetos y que acredite la posibilidad real de que la FDA inspeccione estos registros.

6) Para las investigaciones que impliquen un riesgo más allá del mínimo, una explicación sobre cómo se compensará al sujeto y, en caso de lesión, una explicación sobre los tratamientos médicos disponibles, en qué consisten éstos y dónde puede ser obtenida información adicional.

7) Una explicación que indique a quién hay que contactar para que de respuesta a las cuestiones pertinentes sobre la investigación y los derechos de las personas sujetas a investigación, y a quién contactar en el caso de que suceda una lesión al sujeto de la investigación.

8) Una declaración que indique que la participación es voluntaria, que la negación a participar no implicará sanción alguna ni pérdida de beneficios a los que el sujeto tuviere derecho por otra vía, y que el sujeto puede interrumpir su participación, sin sanciones o pérdida de beneficios a los que tuviera por otra vía.

b. *Consentimiento Informado Elementos adicionales.* Cuando sea apropiado, uno o más de los siguientes elementos de información también será proporcionado a cada sujeto:

1) Una declaración sobre que el procedimiento o el tratamiento en particular, puede implicar un riesgo para la sujeto (o el embrión o feto, si la sujeto está o se fuera a embarazar), lo que al momento actual no está previsto.

2) Las circunstancias bajo las cuales la participación del sujeto puede ser finalizada por anticipado por el investigador, sin atender al consentimiento del sujeto.

3) Cualquier coste adicional para el sujeto que pudiere resultar por causa de su participación en la investigación.

4) Las consecuencias de la decisión del sujeto de retirarse de la investigación y de los procedimientos conducentes a una finalización ordenada de su participación.

5) Se proveerá al sujeto de una declaración donde le serán informados los nuevos y significativos hallazgos desarrollados a lo largo de la investigación que pudieran relacionarse con su buena predisposición para continuar con su participación.

6) La cantidad aproximada de sujetos implicados en el estudio.

c. Los requerimientos de Consentimiento Informado de estas regulaciones no intentan reemplazar a ninguna ley federal, de los estados o local, que requiera que información adicional sea desplegada para que el Consentimiento Informado sea legalmente válido.

d. Nada de estas regulaciones pretende limitar la autoridad de un médico para proveer cuidados de urgencia, en la medida en que le esté permitido bajo las leyes federales, locales o de los estados.

Original en inglés en: < http://ecfr.gpoaccess.gov/cgi/t/text/text-idx?c=ecfr&sid=542928a3c6c59c26a8010f5ed84fdd27&rgn=div8&view=text&node=21:1.0.1.1.19.2.31.4&idno=21>

Última consulta: 5 de junio de 2008

Título 21 - Alimento y Drogas
Capítulo I - Administración de Alimentos y Drogas
Departamento de Servicios Humanos y de Salud

Subcapítulo A - General
Parte 50 - Protección de Personas
Subparte B - Disposiciones Generales

Sec. 50.27 Consentimiento informado Documentación

a. Excepto en lo previsto en §**56.109.c**, el Consentimiento Informado será documentado por un formulario escrito, aprobado por el Comité Institucional examinador, y firmado y fechado por el sujeto o representante legal del sujeto, al momento del consentimiento. Una copia será entregada a la persona que firme el formulario.

b. Excepto en lo previsto en §**56.109.c**, el formulario del consentimiento puede consistir en cualquiera de los siguientes:

1) Un Documento de Consentimiento por escrito, que incluya los elementos del Consentimiento Informado requerido por §**50.25**. Este formulario puede ser leído por el sujeto o su representante legal debidamente autorizado pero, en cualquier caso, el investigador le dará al sujeto o a su representante legal la oportunidad de leerlo antes de que sea firmado.

2) Un Formulario Abreviado de consentimiento, donde conste que los elementos de Consentimiento Informado requeridos por §**50.25** le han sido presentados de manera oral, al sujeto o a su representante legal debidamente autorizado. Cuando este método se utilice, deberá haber un testigo de la presentación oral. Además, el Comité Examinador institucional dará su aprobación a un resumen de lo dicho al sujeto o a su representante. El sujeto o su representante, sólo firmarán el formulario abreviado. De todas maneras, el testigo firmará tanto el formulario abreviado como una copia del resumen, la que además será firmada por la persona que esté gestionando la obtención del consentimiento. Una copia del resumen será entregada al sujeto o a su representante, junto con una copia del formulario abreviado.

[46 FR 8951: 27 de enero de 1981, enmendado por 61 FR 57280 del 5 de noviembre de 1996]

Original en inglés en: < http://ecfr.gpoaccess.gov/cgi/t/text/text-idx?c=ecfr&sid=542928a3c6c59c26a8010f5ed84fdd27&rgn=div8&view=text&node=21:1.0.1.1.19.2.31.5&idno=21>
Última consulta: 5 de junio de 2008

Título 21 - Alimentos y Drogas
Capítulo I - Administración de Alimentos y Drogas
Departamento de Servicios Humanos y de Salud

Subcapítulo A - General
Parte 50 - Protección de Personas
Subparte D - Garantías adicionales para Niños involucrados en Investigaciones Clínicas

Sec. §50.50 Deberes del Comité Examinador Institucional

Además de otras responsabilidades asignadas al Comité Examinador institucional por esta Sección y la **56** de este Capítulo, cada Comité debe revisar las investigaciones clínicas que involucren a niños como sujeto de investigación y que queden cubiertos por esta Subparte D, y aprobar sólo aquellas investigaciones clínicas que satisfagan los criterios descritos en §**50.51**, §**50.52**, ó §**50.53** y las condiciones del resto de las secciones aplicables de esta Subparte D.

Original en inglés en: < http://ecfr.gpoaccess.gov/cgi/t/text/text-idx?c=ecfr&sid=542928a3c6c59c26a8010f5ed84fdd27&rgn=div8&view=text&node=21:1.0.1.1.19.4.31.1&idno=21>
Última consulta: 5 de junio de 2008

Sec. §50.51 Investigaciones clínicas que no implican más que un riesgo mínimo

Cualquier investigación clínica dentro del alcance descrito en §**50.1** y §**56.101** de este Capítulo en la cual se presente un riesgo mínimo para los niños, puede involucrarlos como sujetos sólo si el Comité Examinador institucional encuentra y documenta que están realizadas las previsiones adecuadas para solicitar el consentimiento de los niños y el permiso de sus padres o tutores, según lo dispuesto en §**50.55**.

Original en inglés en: < http://ecfr.gpoaccess.gov/cgi/t/text/text-idx?c=ecfr&sid=542928a3c6c59c26a8010f5ed84fdd27&rgn=div8&view=text&node=21:1.0.1.1.19.4.31.2&idno=21>
Última consulta: 5 de junio de 2008

Sec. 50.52 Investigaciones clínicas que implican un riesgo mayor que el mínimo, pero que presentan la perspectiva de un beneficio directo para los individuos

Ninguna investigación clínica dentro del alcance descrito en §**50.1** y §**56.101** de este Capítulo, donde el riesgo por una intervención o procedimiento, sea mayor al mínimo, aunque implique la perspectiva de un directo beneficio para el individuo o un procedimiento de monitorio que contribuya al bienestar del sujeto, podrá implicar a niños, excepto si el Comité encuentra y documenta lo siguiente:

a. El riesgo está justificado, por los beneficios previstos para los sujetos.

b. La relación del beneficio previsto con el riesgo es por lo menos tan favorable para los sujetos como la presentada por las alternativas cercanas disponibles.

c. Se hacen las previsiones adecuadas para solicitar el consenso de los niños y del permiso de sus padres o tutores, según lo dispuesto en §**50.55**.

Original en inglés en: < http://ecfr.gpoaccess.gov/cgi/t/text/text-idx?c=ecfr&sid=542928a3c6c59c26a8010f5ed84fdd27&rgn=div8&view=text&node=21:1.0.1.1.19.4.31.3&idno=21>
Última consulta: 5 de junio de 2008

Sec. 50.53 Investigaciones clínicas que implican un riesgo mayor que el mínimo y ninguna perspectiva de beneficio directo para los sujetos, pero que probablemente otorgarán un conocimiento general en relación al desorden o condición de los sujetos

Ninguna investigación clínica dentro del alcance descrito en §**50.1** y §**56.101** de este Capítulo, donde el riesgo por una intervención, procedimiento o monitoreo de control que se lleve a cabo, sea mayor al mínimo, que no implique la perspectiva de un directo beneficio para el individuo o de un procedimiento de monitoreo que contribuya al bienestar del sujeto, podrá implicar a niños, excepto si el Comité encuentra y documenta lo siguiente:

a. El riesgo representa sólo un incremento menor por sobre el riesgo mínimo.

b. La intervención o el procedimiento, representa para los sujetos experiencias acordes con las inherentes a las situaciones médicas, dentales, psicológicas, sociales o educativas, actuales o ya previstas.

c. La intervención o el procedimiento, puede brindar un conocimiento sobre el desorden o condición de los sujetos, pasible de ser generalizado, o es de vital importancia para la comprensión o la mejoría de éste.

d. Son hechas las previsiones correspondientes para solicitar el consentimiento de los niños y el permiso de sus padres o tutores, según lo dispuesto en §**50.55**.

Original en inglés en: < http://ecfr.gpoaccess.gov/cgi/t/text/text-idx?c=ecfr&sid=542928a3c6c59c26a8010f5ed84fdd27&rgn=div8&view=text&node=21:1.0.1.1.19.4.31.4&idno=21>
Última consulta: 5 de junio de 2008

Sec. 50.54 Investigaciones clínicas que de otra manera no serían aprobadas pero que representan una oportunidad para entender, prevenir, o aliviar, un problema serio que afecta la salud o el bienestar de niños

Si un Comité Examinador institucional no cree que la investigación clínica -aun dentro del alcance descrito en §**50.1** y §**56.101** de este Capítulo e involucrando la participación de niños- resuelva los requisitos de §**50.51**, §**50.52** ó §**50.53**, la investigación puede proceder sólo si:

a. El Comité Examinador encuentra y documenta que la investigación clínica representa una oportunidad razonable para la futura comprensión, prevención o alivio, de un serio problema que afecte la salud o bienestar de los niños, y

b. La Comisión de Alimentos y de Drogas, con posterioridad a la consulta con un panel de expertos en las disciplinas pertinentes (p. ej., la Ciencia, la Medicina, la Educación, la Ética, la Ley) y la consecuente oportunidad para la revisión y el comentario público, además determina:

1) Que la investigación clínica de hecho satisface las condiciones de aplicabilidad dispuestas por §**50.51**, §**50.52**, ó §**50.53**, o:

2) Que se reúnen todas las siguientes condiciones:

- **(i)** La investigación clínica representa una razonable oportunidad para la futura comprensión, prevención o alivio, de un serio problema que afecta la salud o el bienestar de los niños.
- **(ii)** La investigación clínica será conducida de acuerdo con principios éticos.
- **(iii)** Se hacen las previsiones adecuadas para solicitar la conformidad de los niños y el permiso de sus padres o tutores, según lo dispuesto en §**50.55.**

Original en inglés en: < http://ecfr.gpoaccess.gov/cgi/t/text/text-idx?c=ecfr&sid=542928a3c6c59c26a8010f5ed84fdd27&rgn=div8&view=text&node=21:1.0.1.1.19.4.31.5&idno=21>
Última consulta: 5 de junio de 2008

Sec. 50.55 Requisitos para la autorización de los padres o tutores, y para el consentimiento de los niños

a. Además de las determinaciones requeridas por otras secciones aplicables de esta Subparte D, el Comité Examinador institucional debe determinar que las previsiones adecuadas para solicitar el consentimiento de los niños estén hechas, cuando en el entendimiento del Comité éstos sean capaces de consentir.

b. En la determinación sobre si los niños están en condiciones de consentir, el Comité debe tener en cuenta la edad, maduración y estado psicológico de los niños implicados. Este juicio puede ser hecho tanto para todos los niños que estén implicados en las investigaciones clínicas bajo protocolo como para cada niño en particular, lo que el Comité juzgue apropiado.

c. La conformidad de los niños no es una condición necesaria para proceder con la investigación clínica si es que el Comité Examinador institucional determina:

1) Que la capacidad de alguno o de todos los niños es tan limitada que no pueden ser razonablemente consultados, o

2) Que la intervención o el procedimiento implicado en la investigación clínica ofrece una perspectiva de beneficio directo de tanta importancia para la salud o el bienestar de los niños y que sólo está disponible en el contexto de la investigación clínica.

d. Incluso si el Comité determina que los sujetos son capaces de consentir, el Comité puede dilatar el requisito del consentimiento, si encuentra y documenta todo lo siguiente:

1) La investigación clínica implica no más que un riesgo mínimo para los sujetos.

2) La dilación no afectará adversamente los derechos y el bienestar de los sujetos.

3) La investigación clínica prácticamente no podría ser llevada adelante sin la dilación.

4) Posteriormente a la participación, cuando sea apropiado, a los sujetos se les proveerá de la información adicional pertinente.

e. Además de las determinaciones requeridas bajo otras secciones aplicables de esta Subparte D, el Comité Examinador debe determinar que la autorización de los padres o tutores de cada niño esté otorgada.

1) Para las investigaciones clínicas que sean conducidas según §**50.51** ó §**50.52**, donde la autorización paterna debe ser obtenida, el Comité puede determinar que es suficiente con el permiso de un solo padre, si esto se sujeta a las leyes del estado.

2) En las investigaciones clínicas reglamentadas por §**50.53** ó §**50.54**, y donde debe ser obtenido el permiso de los padres, ambos deben dar su consentimiento, excepto que uno de ellos haya fallecido, sea desconocido, incapaz o no esté (razonablemente) disponible, o cuando solo uno de los padres cargue con la responsabilidad del cuidado y custodia del menor, si esto se sujeta a las leyes del estado.

f. La autorización de los padres o tutores debe ser debidamente documentada, de acuerdo y en un todo con lo requerido por §**50.27.**

g. Cuando el Comité Examinador determina que se requiere el consentimiento, también debe determinar si y cómo éste debe documentarse.

Original en inglés en: < http://ecfr.gpoaccess.gov/cgi/t/text/text-idx?c=ecfr&sid=542928a3c6c59c26a8010f5ed84fdd27&rgn=div8&view=text&node=21:1.0.1.1.19.4.31.6&idno=21>

Última consulta: 5 de junio de 2008

Sec. 50.56 Tutorías (guardas)

a. Los niños que están bajo la tutoría del Estado o de cualquier otra agencia, institución o entidad, pueden ser incluidos en las investigaciones clínicas aprobadas en §**50.53** ó §**50.54,** sólo si tales investigaciones clínicas están:

1) Relacionadas al estatus de tutor

2) Conducido en escuelas, campamentos, hospitales, instituciones o lugares similares, en los que la mayoría de los niños involucrados no está bajo tutoría.

b. Si la investigación clínica está aprobada según el párrafo -**a**- de esta Sección, el Comité Examinador debe requerir el nombramiento de un abogado para cada niño que no esté bajo guarda.

1) El abogado cumplirá servicios de tutoría o *in loco parentis* (del latín: en lugar de los padres) en cualquier otra actuación particular a nombre del niño.

2) Un abogado puede prestar servicios a más de un niño.

3) El abogado debe ser una persona que tenga la formación y experiencia para actuar, y acuerda hacerlo en pos del mejor interés del menor en el transcurso de lo que dure la participación de éste en la investigación clínica.

4) El abogado no debe estar relacionado de ningún modo -excepto por su rol de abogado o miembro del Comité Examinador- con la investigación clínica, con el/los investigador/es, o con la entidad de guarda.

Original en inglés en: < http://ecfr.gpoaccess.gov/cgi/t/text/text-idx?c=ecfr&sid=542928a3c6c59c26a8010f5ed84fdd27&rgn=div8&view=text&node=21:1.0.1.1.19.4.31.7&idno=21>

Última consulta: 5 de junio de 2008

ACLARACIÓN

Con fecha 04/03/2008 fue publicada en el Boletín Oficial la Disposición 1067/2008 por la que se deroga la Disposición 2124/2005, incluyéndose la mayor parte de su contenido como modificaciones a la Disposición 5330/97. Se formularon, además, algunas precisiones en cuanto al manejo de las Reacciones Adversas Serias e Inesperadas (RAMSI). Para los que estén interesados, la versión actualizada de la Disposición 5330/97 puede descargarse de la página de la ANMAT: <http://www.anmat.gov.ar>

ÍNDICE ALFABÉTICO

A

B

C

D

I

K

L

M

N

O